アセスメントに役立つ！

検査値ガイド

編集
高木　康　昭和大学医学部 卒後臨床研修センター センター長
市川幾恵　昭和大学統括看護部 統括看護部長

総合医学社

序　文

　我が国は，世界に例のない高速で超高齢化社会に入りました．2025年には超高齢多死社会を迎え，その後も高齢化は進むと推測されています．国の政策では2015年6月に「地域における医療及び介護の総合的な確保を推進するための関係法律の整備等に関する法律」が成立しさまざまな対策が検討されています．これらは医療現場に制度や改革として入ってまいります．看護職の我々がすべきことは，これらの制度や改革を通して安全性を担保した効率的で効果的な医療の提供です．地域包括システムの構築やチーム医療の推進が刻々と進んでいます．医療チームを構成する医師，看護師に薬剤師，臨床工学技士，管理栄養士，理学療法士，臨床放射線技師，臨床検査技師，臨床心理士などの業務拡大が進み，医薬品の安全管理や医療機器の安全管理体制は2000年以降めざましく向上しました．病院では患者のベッドサイドに薬剤師や臨床工学技士，管理栄養士が存在していることが日常的になりました．今後は臨床心理士などもさらに活躍すると思われます．

　このような医療環境の変容において，看護師は役割を充分に果たしているでしょうか．医薬品管理における薬剤師と看護師の役割，人工呼吸器使用患者・輸液ポンプ使用患者における看護について，ターミナル期の患者に対する看護師の役割等について，多職種が協働している現場では絶えず自問することがあります．**看護職に必要とされる総合力（統合力）をつけましょう．**

　チーム医療を推進する要素として，①業務の標準化，②情報の共有化，③コミュニケーション，④チームマネジメントがあります．具体的には**患者さんの検査データ**や**身体データ**について**理解**し，**アセスメント**して，必要な**方策**がとれることが，**情報の共有化**や**コミュニケーション**です．看護師が受け持つ患者さんのデータを**理解**することは，チームメンバーとしての基本です．データを**アセスメント**することは，チームメンバーとのコミュニケーションとなり，患者・家族とのコミュニケーションとなることは臨床現場で確認できるでしょう．

今，看護師に求められている内容について本書を活用し，他職種や患者さんから信頼される仕事をしましょう．**統合力**をつけた看護師になることで，仕事の自信ややりがいとなり，看護師の仕事がさらに充実するでしょう．

2016 年 3 月

市川　幾恵

編集にあたって

「看護の統合力」「看護アセスメント」を身につけてください

　現在に求められている医療は**患者中心のチーム医療**であることは疑いのないことです．チーム医療はチームを構成している多職種（医師，歯科医師，看護師，薬剤師，臨床検査技師，放射線技師などのメディカルスタッフばかりでなく，事務職員や家族なども含む）が自身の専門的な知識・技能・態度を持ちより，患者中心の医療を行うのが目的です．ただし，専門的な知識をその専門職だけに任せるばかりでなく，他職種の専門的知識・業務を理解して精通し，自身の専門分野の業務に役立てることが大切です．この点では，現在の医療は専門職にとって厳しいが遣り甲斐のある時代となり，自身の専門職の知識・技術ばかりでなく，他職種の知識を修得するための日々の研鑽が必要となっています．

　一方，**臨床検査の医療における重要性**は益々大きくなっています．診断ばかりでなく，治療・看護の方針を決定する際には重要な情報を提供します．しかも，臨床検査のデータはデジタル表示であるため，異常となる病態を容易に推測することが可能です．しかし，特定の病態・疾患を必ずしも限定できるわけではなく，多数の病態・疾患が推測可能です．このため，病態・疾患を限定・特定するには種々の検査を組み合わせて，あるいは患者の状態や訴えを総合的に解釈する必要があります．**看護アセスメント**には患者の臨床検査などの客観的な情報と患者の訴えや観察項目を**総合的（統合的）に判断**する必要があります．

　本書は，客観的情報の一つである臨床検査値と，患者さんの訴えや観察項目などを組み合わせて適切な看護アセスメントを行う手助けとなるように企画・編集しました．単に臨床検査値の解釈ではなく，臨床検査値で知り得た情報を，「日常看護にいかに活かすか」「臨床検査値を考慮したケアをいかに実践するか」など看護師業務の一連の流れを解説しています．すなわち，まず臨床検査の基本として，①検体の採取・取り扱い・保存上の注意点，②何をみている？　どんなときに検査する？，③なぜ異常値となるか，④関連する検査項目と併せて解釈すべき検査項目を記載し，続いて検査結果をアセスメントするための，①患者の観察

項目，判読のポイント，②異常となる主な疾患・病態の臨床症状，③看護のポイント，④ピットフォールが記載してあります．前者は医師が，後者は実践的経験を踏まえて看護師に執筆していただきました．まずはその検査項目のポイントがわかり，それから導き出される病態・疾患を解釈する上で必要な**観察項目，臨床症状**を知ることが可能となります．そして，代表的な病態についての**看護のポイント**を知ることができる流れになっています．

　これらは自ら考えて行動できるようになる上では重要なことで，本書を熟読して**「統合力」**のある**「看護アセスメントができる」**看護師になっていただければ企画・編集した者としてこれに勝るものはありません．皆さまの看護・介護の座右の友として活用してください．また，皆さまからの忌憚ないご意見・叱責を頂ければ幸甚です．

2016年3月

高木　康

執筆者一覧

●編　集
高木　　康　　昭和大学医学部 卒後臨床研修センター センター長
市川　幾恵　　昭和大学統括看護部 統括看護部長

●章編集
立川　京子　　昭和大学横浜市北部病院 看護部 次長
大﨑千恵子　　昭和大学保健医療学部 看護学科 准教授
吉田　雅子　　昭和大学病院 看護部 次長

●執　筆（医師）
高木　　康　　昭和大学医学部 卒後臨床研修センター センター長
安原　　努　　昭和大学保健医療学部／大学院保健医療学研究科 准教授
伊與田雅之　　昭和大学医学部内科学講座 腎臓内科学部門 准教授
柴田　孝則　　昭和大学医学部内科学講座 腎臓内科学部門 教授
片岡　伸一　　昭和大学横浜市北部病院 消化器センター
工藤　進英　　昭和大学横浜市北部病院 消化器センター センター長
谷川　博人　　公立昭和病院 神経内科
河村　　満　　昭和大学病院附属東病院 院長
木村　　聡　　昭和大学横浜市北部病院 臨床病理診断科・感染管理室 教授
中牧　　剛　　昭和大学病院 血液内科 教授
森　　　啓　　昭和大学藤が丘病院 血液内科 教授
井上　和明　　昭和大学藤が丘病院 消化器内科 准教授
正司　　真　　昭和大学医学部内科学講座 循環器内科部門 助教
小林　洋一　　昭和大学医学部内科学講座 循環器内科部門 教授
林　　俊行　　昭和大学医学部内科学講座 糖尿病・代謝・内分泌内科学部門 助教
平野　　勉　　昭和大学医学部内科学講座 糖尿病・代謝・内分泌内科学部門 教授
福井　智康　　昭和大学医学部内科学講座 糖尿病・代謝・内分泌内科学部門 講師
和田　幸寛　　昭和大学医学部内科学講座 腎臓内科学部門 助教
原田　　拓　　昭和大学医学部内科学講座 総合内科（ER）部門 助教
斎藤　　司　　昭和大学医学部内科学講座 総合内科（ER）部門 准教授
大塚　史子　　昭和大学藤が丘病院 糖尿病・代謝・内分泌内科 講師
谷山　松雄　　昭和大学藤が丘病院 糖尿病・代謝・内分泌内科 客員教授
坂本　美和　　昭和大学医学部産婦人科学講座 助教
関沢　明彦　　昭和大学医学部産婦人科学講座 教授
相良　博典　　昭和大学医学部内科学講座 呼吸器・アレルギー内科学部門 教授
笠間　　毅　　昭和大学江東豊洲病院 副院長
小原　　信　　昭和大学医学部内科学講座 糖尿病・代謝・内分泌内科学部門 助教
佐藤尚太郎　　昭和大学藤が丘病院 糖尿病・代謝・内分泌内科 講師
福地　邦彦　　昭和大学大学院保健医療学研究科 教授
詫間　隆博　　昭和大学医学部内科学講座 臨床感染症学部門 講師
二木　芳人　　昭和大学医学部内科学講座 臨床感染症学部門 教授

末木　博彦　昭和大学医学部皮膚科学講座 教授
松橋　一彦　昭和大学医学部小児科学講座 助教
金田　聰門　昭和大学藤が丘病院 腫瘍内科 助教
佐々木康綱　昭和大学医学部内科学講座 腫瘍内科学部門 教授
小川　良雄　昭和大学医学部泌尿器科学講座 教授
金田　陽子　船橋市立医療センター乳腺外科 医長
中村　清吾　昭和大学外科学講座 乳腺外科学部門 教授
森岡　幹　昭和大学医学部産婦人科学講座 准教授
永井　隆士　昭和大学医学部整形外科学講座 講師
稲垣　克記　昭和大学医学部整形外科学講座 教授
九島　巳樹　昭和大学江東豊洲病院 臨床病理診断科 教授
瀧本　雅文　昭和大学医学部臨床病理診断学講座 教授
三浦　文宏　新横浜母の子の病院 小児科

● 執　筆（看護師）
戸室真紀子　昭和大学横浜市北部病院／集中ケア認定看護師
小松崎　渚　昭和大学横浜市北部病院／集中ケア認定看護師
百石　仁美　昭和大学江東豊洲病院
加藤　信明　昭和大学藤が丘病院／栄養サポートチーム（NST）専門療法士
篠原　大輔　昭和大学江東豊洲病院／救急看護認定看護師
志村みゆき　昭和大学藤が丘病院
白戸　信行　昭和大学藤が丘リハビリテーション病院
宮脇　智子　昭和大学藤が丘病院／糖尿病看護認定看護師
小林　恭代　昭和大学／救急看護認定看護師
笈沼　智子　昭和大学藤が丘病院／緩和ケア認定看護師
峯尾　アヤ　昭和大学江東豊洲病院
中根　香織　昭和大学病院／感染管理認定看護師
秋間　悦子　昭和大学病院附属東病院／感染管理認定看護師
柏崎　純子　日本赤十字北海道看護大学成人・老年看護学領域 准教授／
　　　　　　慢性疾患看護専門看護師
大井　祐美　昭和大学病院／感染管理認定看護師

● 執　筆―コラム
佐藤　陽子　昭和大学病院／母性看護専門看護師
大場　智洋　昭和大学医学部産婦人科学講座 助教
市塚　清健　昭和大学横浜市北部病院 産婦人科 准教授
関沢　明彦　昭和大学医学部産婦人科学講座 教授
三浦　文宏　新横浜母の子病院 小児科
新垣　達也　昭和大学医学部産婦人科学講座

目次

総論
- 臨床検査の考え方 …………………………………… 2
- 検体の採取と取り扱い方の注意点 ………………… 6
- 正しい検体の採取法 ………………………………… 10
- 妊婦と小児の基準値 ………………………………… 18

各論

●一般検査

尿検査
- pH ……………………………………………………… 22
- 比　重 ………………………………………………… 24
- 尿蛋白 / アルブミン ………………………………… 26
- 尿　糖 ………………………………………………… 28
- ウロビリノゲン / ビリルビン ……………………… 30
- ケトン体 ……………………………………………… 33
- 亜硝酸塩 ……………………………………………… 35
- 潜　血 ………………………………………………… 37
- 尿沈渣 ………………………………………………… 39
- α_1-ミクログロブリン / β_2-ミクログロブリン …… 42
- N-アセチル-β-D-グルコサミニダーゼ …………… 44

糞便検査
- 便潜血反応（FOBT） ………………………………… 46
- 寄生虫・虫卵 ………………………………………… 48

穿刺液検査
- 脳脊髄液検査（CSF） ………………………………… 50
- 胸　水 ………………………………………………… 54
- 腹　水 ………………………………………………… 57
- 心嚢液 ………………………………………………… 60
- 関節液 ………………………………………………… 61

●血液学検査

血球検査
- 赤血球検査（赤血球数，Hb，Ht，網赤血球数） …… 63
- 白血球検査（白血球数，白血球分類） ……………… 66
- 血小板数 ……………………………………………… 69
- 造血関連物質（エリスロポエチン，トロンボポエチン） …… 72
- 溶血に関連する検査（Coombs 試験，Ham 試験） …… 75
- 骨髄穿刺検査 ………………………………………… 77

止血・血栓検査
- 出血時間 …………………………………………………… 82
- PT/APTT …………………………………………………… 84
- フィブリノゲン …………………………………………… 87
- FDP/D ダイマー …………………………………………… 89
- 血小板系分子マーカー（β-TG，PF4，トロンボキサン）…… 91
- プロテイン C/ プロテイン S/ トロンボモジュリン …… 93
- 血液疾患の遺伝子検査 …………………………………… 96

●血液生化学検査
血清蛋白
- 血清総蛋白（TP）………………………………………… 99
- アルブミン（Alb）………………………………………… 101
- 血清蛋白分画 ……………………………………………… 103
- セルロプラスミン（Cp）………………………………… 105
- トランスフェリン（Tf）………………………………… 107
- ハプトグロビン（Hp）…………………………………… 109
- RTP〔トランスサイレチン（TTR），レチノール結合蛋白（RBP）〕… 111

窒素化合物
- 尿素窒素（BUN）………………………………………… 113
- クレアチニン（クレアチニンクリアランス，eGFR も含む）…… 115
- 尿 酸 ……………………………………………………… 118
- アンモニア（NH_3）……………………………………… 120

酵素と関連物質
- AST/ALT …………………………………………………… 123
- LD（アイソザイムも含む）……………………………… 125
- ALP（アイソザイムも含む）…………………………… 127
- γ-GT ………………………………………………………… 129
- コリンエステラーゼ（ChE）…………………………… 131
- アミラーゼ（アイソザイムも含む）…………………… 133
- CK（アイソザイムも含む）……………………………… 135
- トロポニン / ヒト心臓型脂肪酸結合蛋白 ……………… 137
- ミオグロビン ……………………………………………… 139
- ペプシノゲン ……………………………………………… 141

色 素
- ビリルビン ………………………………………………… 143

脂 質
- 総コレステロール（TC）………………………………… 145
- LDL/HDL コレステロール（LDL-C，HDL-C）………… 147

- ・その他の脂質関連物質〔リポ蛋白, small dense LDL, Lp（a）〕 … 149
- ・トリグリセリド（TG）……………………………………… 151

糖質と関連物質
- ・血糖値………………………………………………………… 153
- ・HbA1c/ グリコアルブミン（GA）, 1,5- アンヒドログルシトール（1,5AG） 156
- ・インスリン /C- ペプチド …………………………………… 159

電解質・金属
- ・ナトリウム（Na）/ カリウム（K）/ 塩素（Cl）………… 162
- ・カルシウム（Ca）/ 無機リン（IP）……………………… 165
- ・その他の微量元素…………………………………………… 168

ガス分析
- ・血清鉄（Fe）/ 総鉄結合能（TIBC）……………………… 171
- ・pH/ 塩基過剰（BE）………………………………………… 174
- ・血漿 HCO_3^- 濃度（血漿重炭酸イオン濃度）…………… 177
- ・動脈血 CO_2 分圧（$PaCO_2$）……………………………… 180
- ・動脈血 O_2 分圧（PaO_2）………………………………… 183
- ・経皮的動脈血 O_2 飽和度（SpO_2）……………………… 185

機能検査
- ・ICG/BSP 試験………………………………………………… 188
- ・Fishberg 濃縮試験…………………………………………… 190
- ・PSP 試験……………………………………………………… 192
- ・BT-PABA 試験………………………………………………… 195

●内分泌検査
下垂体ホルモン
- ・甲状腺刺激ホルモン（TSH）……………………………… 197
- ・副腎皮質刺激ホルモン（ACTH）………………………… 199
- ・黄体化ホルモン（LH）/ 卵胞刺激ホルモン（FSH）…… 202

甲状腺ホルモン
- ・甲状腺ホルモン（FT_3, FT_4）…………………………… 206

副腎皮質ホルモン
- ・コルチゾール………………………………………………… 209

生理活性物質
- ・心房性ナトリウム利尿ペプチド（ANP）………………… 212
- ・脳性ナトリウム利尿ペプチド（BNP）…………………… 214

●免疫血清検査
免疫グロブリンと関連物質
- ・免疫グロブリン E（IgE）…………………………………… 216

- ・免疫グロブリン A（IgA）……………………………… 218
- ・免疫グロブリン M（IgM）……………………………… 220
- ・免疫グロブリン G（IgG）……………………………… 223
- ・クリオグロブリン……………………………………… 226
- ・Bence Jones 蛋白（BJP）……………………………… 228
- ・補　体………………………………………………… 230

自己抗体
- ・リウマトイド因子（RF）……………………………… 232
- ・ANA（ds-DNA，ss-DNA）…………………………… 234
- ・抗ミトコンドリア抗体………………………………… 237
- ・抗カルジオリピン抗体 / ループスアンチコアグラント………… 239
- ・抗 GAD 抗体…………………………………………… 242
- ・抗 TSH 受容体抗体（TRAb）/ 甲状腺刺激抗体（TSAb）… 244
- ・抗サイログロブリン抗体 / 甲状腺抗ペルオキシダーゼ抗体…… 246

リンパ球と関連事項
- ・リンパ球サブセット…………………………………… 248
- ・HLA タイピング……………………………………… 250

血液型と輸血関連
- ・血液型検査……………………………………………… 252
- ・交差適合試験…………………………………………… 255
- ・不規則抗体検査………………………………………… 257

●感染症・炎症マーカー

一般細菌関連検査
- ・抗ストレプトリジン O 抗体(ASO)/抗ストレプトキナーゼ抗体(ASK) 259
- ・抗ヘリコバクター抗体 / 尿素呼気試験………………… 261
- ・真菌検査（β-D-グルカン, アスペルギルス抗原, クリプトコックス抗原）263
- ・梅毒血清反応…………………………………………… 265
- ・寒冷凝集反応…………………………………………… 268
- ・感染症の遺伝子検査…………………………………… 270

ウイルス
- ・A 型肝炎ウイルス（HAV）…………………………… 272
- ・B 型肝炎ウイルス（HBV）…………………………… 274
- ・C 型肝炎ウイルス（HCV）…………………………… 277
- ・抗 HIV 抗体…………………………………………… 279
- ・抗 HTLV-1 抗体……………………………………… 281
- ・サイトメガロウイルス（CMV）……………………… 283
- ・EBV……………………………………………………… 285
- ・風　疹………………………………………………… 288

- ・麻　疹 ……………………………………………………………… 290
- ・水痘・帯状疱疹 / 単純ヘルペス ………………………………… 292
- ・小児系ウイルス疾患（ロタ，RS，インフルエンザ） ………… 295
- ・エンドトキシン ……………………………………………………… 298

<u>炎症マーカー</u>
- ・赤血球沈降速度（赤沈または血沈）（ESR） ………………… 302
- ・C 反応性蛋白（CRP） …………………………………………… 304
- ・血清アミロイド A（SAA） ………………………………………… 306
- ・プロカルシトニン（PCT） ………………………………………… 309
- ・QFT，T-SPOT（インターフェロンγ遊離試験；IGRA） ……… 311

●腫瘍マーカー・線維化マーカー
- ・腫瘍マーカー概論 ………………………………………………… 313
- ・CEA（がん胎児性蛋白） ………………………………………… 316
- ・CA19-9 ……………………………………………………………… 317
- ・膵癌マーカー（DUPAN-2，Span-1） …………………………… 318
- ・α-フェト蛋白（AFP） ……………………………………………… 319
- ・PIVKA-Ⅱ …………………………………………………………… 320
- ・肝線維化マーカー（Ⅳ型コラーゲン，プロコラーゲンⅢペプチド）… 322
- ・肺癌マーカー ……………………………………………………… 324
- ・前立腺特異抗原（PSA） ………………………………………… 326
- ・乳癌マーカー ……………………………………………………… 328
- ・卵巣癌・子宮癌マーカー（CA125，CA72-4 など） …………… 330
- ・線維化マーカー（KL-6） ………………………………………… 332
- ・骨形成マーカー（OC，BAP，P1NP） …………………………… 334

●微生物学検査
- ・細菌塗抹染色検査 ………………………………………………… 336
- ・細菌培養・同定検査 ……………………………………………… 338
- ・感受性検査 ………………………………………………………… 340

●病理・細胞診検査
- ・細胞診 ……………………………………………………………… 342
- ・病理組織診断（組織診） ………………………………………… 344

●新生児のスクリーニング検査（総論） ────────── 346

■コラム

HBV・HCV　74/ 妊婦のヘモグロビン濃度，ヘマトクリットの基準値　80/ リスクのない児のルーチン血糖測定は必要？　176/GBS（Group B Streptococcus）　179/HPV　182/ 血液ガス：臍帯血での出生児の評価　187/ サイトメガロウイルス　201/ 抗HTLV-1抗体　217/MRSA・カンジダ　254/ 血液型〔ABO，Rho（D）〕不適合妊娠　258/2週間健診での黄疸　267/ 梅毒・風疹・単純ヘルペス・水痘　300/ パルボウイルスB19　321/ クラミジア・HIV・トキソプラズマ　355

総論

- 臨床検査の考え方……………………… 2
- 検体の採取と取り扱い方の注意点…… 6
- 正しい検体の採取法………………… 10
- 妊婦と小児の基準値………………… 18

臨床検査の考え方

臨床検査の有用性（特異度，感度，予測値，ROC 曲線）

- 患者に対して，医療面接，診察によって診断し，治療するのが診療の一般的な流れです．そして，しばしば臨床検査・画像診断が行われ，診断・治療に有効な情報が提供され，正確な診断と最良の治療が選択される補助となります．このように臨床検査は，健康状態かを知る（スクリーニング），異常の原因を調べる（病気の診断），治療方針の選択，治療状態の確認（治療効果判定，経過観察）など種々の目的で行われ，診療に活用されています．特に客観的なデジタル情報として提供されますので，種々の疾患の診断基準にも多く採用され，根拠に基づく医療（EBM）をはじめ，現在の医療には必要不可欠なものとなっています．
- 臨床検査の有用性，診断能力を論じる指標としては，感度，特異度および予測値があります．

> 感　度：「病気である」場合に，臨床検査が「異常」となる比率
> 特異度：「病気でない」場合に，臨床検査が「異常でない」となる比率
> 尤度比：「病気である」群で臨床検査が「異常」となる確率と「病気でない」群で臨床検査が「異常でない」となる確率の比率
> ・陽性尤度比：感度/（1－特異度）
> ・陰性尤度比：（1－感度）/特異度
> 予測値：臨床検査から「病気」もしくは「病気でない」ことを予測できる指標
> ・陽性予測値：臨床検査が「異常」である場合に，「病気」である確率
> ・陰性予測値：臨床検査が「異常でない」場合に，「病気でない」確率
> ROC 曲線：「異常」か「異常でない」かのカットオフ値を変更することで，「感度」と「特異度」は変動します．このときの「感度」を縦軸に，（1－「特異度」）を横軸にプロットした曲線を ROC 曲線といいます．異なる臨床検査の優劣の判定と診断能力の優れたカットオフ値の設定に有用です．

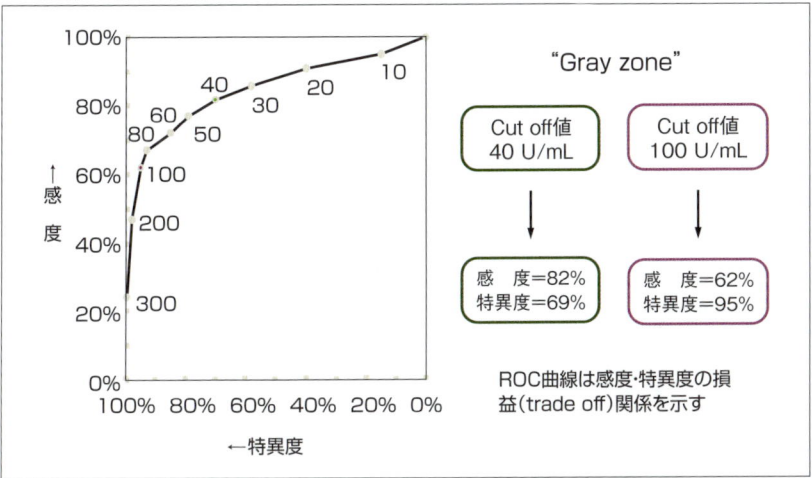

ROC曲線の実例（1）（血清CA19-9の膵癌に対する診断能）

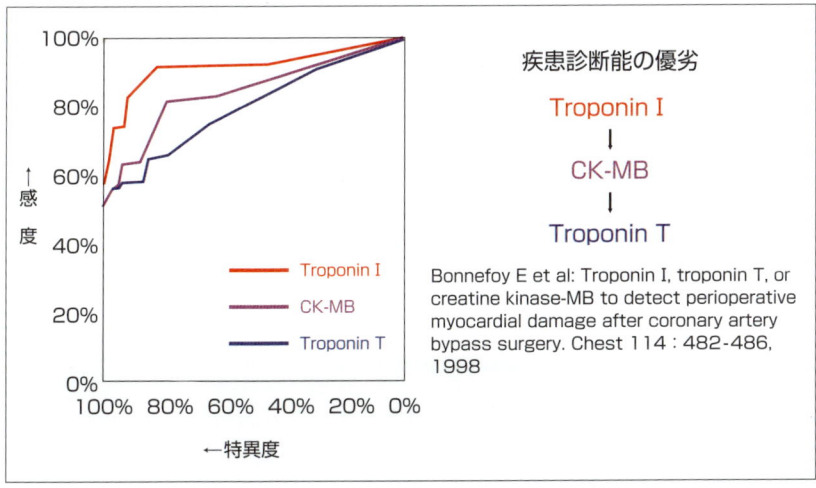

ROC曲線の実例（2）（急性心筋梗塞に対する診断能の比較）

基準範囲・基準値

- 従来用いられてきた「正常値」「健常参照値」は統計学的に算出されるため，約5％のヒトは「正常」「健常」であっても「異常」となります．
- 健常人から厳格に選定された個体（基準個体：例えば，BMIが22〜25のタバ

コを吸わない40歳代の男性）などの測定値（基準値）から平均値±2標準偏差（約95％）を基準範囲とします．
- 基準範囲は"ものさし"の意味を含んでいます．
- **個人の基準値と基準範囲**：個人の基準値は基準範囲の変動より小さいですが，基準範囲を外れる場合もあります．これら基準範囲は基準個体の95％範囲から算出されるためです．
- **生理的変動**：臨床検査値は個体間で大きく異なる項目があり，また生理的に個体内でも変動する項目があります．

臨床検査値の生理的変動

種類	変動因子	検査項目
個体間変動	性別	男性＞女性：赤血球，Hb，Ht，尿素窒素，クレアチニン，尿酸，血清鉄 女性＞男性：HDLコレステロール，赤血球沈降速度
	年齢	幼児＞成人：AST，ALT，コリンエステラーゼ，末梢血リンパ球 小児＞成人：ALP（骨型） 小児＜成人：血清蛋白，免疫グロブリン 閉経期高値（女性）：総コレステロール，中性脂肪
	生活環境	高脂肪食（高値）：総コレステロール，中性脂肪 飲酒（高値）：γ-GT，中性脂肪 高地移住（高値）：Hb
	血液型	B，O型（高値）：ALP（小腸型） Le(a+b−)（高値）：CA19-9
個体内変動	日内変動	朝＞夕方・夜：ACTH，コルチゾール，血清鉄 昼＞夜：総蛋白，尿酸，カリウム 夜＞昼：尿素窒素，アミラーゼ
	日差変動	中性脂肪，血清鉄
	食事	食後＞空腹時：中性脂肪，血糖 食後＜空腹時：遊離脂肪酸
	運動・体位	運動後＞運動前：CK，AST，LDH，遊離脂肪酸，血糖 立位＞臥位：総蛋白，アルブミン，総コレステロール，赤血球数

病態識別値，意思決定値，パニック値

- **病態識別値**：「病気であるか否か」を決定するための検査値であり，検査の感度や特異度，疫学的調査，あるいは専門医集団の勧告により決定されます．
- **意思決定値**：医師が独自に決定している判断基準値で，診療に用いています．病態識別値とは必ずしも一致しません．
- **パニック値**：治療・処置を開始しなければならない検査値であり，基準値とかけ離れています．緊急異常値として担当医師に報告し，適切な対応が必要です．パニック値が設定されているのは生体の緊急性を反映する検査であり，ナトリウム，カリウム，カルシウム，血糖，クレアチニン，白血球数，血小板数などであり，施設により若干異なります．

パニック値の例

項　目	下　限	上　限
ナトリウム (mEq/L)	120	160
カリウム (mEq/L)	2.5	6.5
カルシウム (mg/dL)	6.0	14.0
総ビリルビン (mg/dL)		20.0（新生児）
血糖 (mg/dL)	50	500
CRP (mg/dL)		10.0（小児）
ヘモグロビン (g/dL)	5.0	
血小板数 ($\times 10^4/\mu L$)	4.0	
血液培養	細菌陽性（初回）	
髄液グラム染色	細菌陽性	
抗酸菌染色	ガフキー陽性	

測定系概論

POCT（point of care testing）
- 診察室，ベッドサイド，手術室，ICU などケアの現場で行う検査です．
- 迅速かつ適切な診療・看護，疾病予防，健康管理など，医療の質，QOL および満足度の向上に資するための検査です．
- 糖尿病での治療モニター（血糖，HbA1c），急性心筋梗塞の診断・治療モニター（トロポニン，ミオグロビン，CK-MB，脂肪酸結合蛋白），妊娠の診断（HCG），感染症（インフルエンザ，ロタウイルス，肺炎球菌など）の診断など多くの疾患・病態が対象となります．

イムノクロマトグラフィ
- 抗体を感作した金コロイド粒子と抗原を反応させ，生成した抗原・抗体複合体を移動させ，あらかじめ固定化した抗体で捕捉する 2 抗体サンドイッチ法による抗原検出法です．
- インフルエンザでの簡易測定ばかりでなく，感染症や心筋マーカー，腫瘍マーカー，糖尿病マーカー，便潜血反応など多岐にわたる検査項目で開発されています．

〈高木　康〉

検体の採取と取り扱い方の注意点

採取のタイミング

- 検体の採取は種々のタイミングで行われますが，生体の生理的因子が測定値に大きく影響する検査項目があります．

血　液
日内変動の影響
- 多くの検査項目は少なからず日内変動があります．
- ホルモン：ACTHやコルチゾールは早朝高値で，深夜低値．一方，TSHは深夜に高値で，午前中は低値
- 血清鉄：午前中は高値で夕方には低値となり，この差は20〜50μg/dL．夕方の採血液での血清鉄値から鉄欠乏状態（貧血）と誤診する危険もあります．

月経周期の影響
- 女性では，エストロゲンやプロゲステロンなどの性ホルモンの影響を受けて大きく変動します．
- アルドステロンとレニン：排卵前に上昇
- 総コレステロール：排卵期に優位に低下

食事の影響
- 食事の内容にもよりますが，糖，脂質成分は食事により大きく変動します．
- 血糖値：摂食により上昇し，健常人では20〜60 mg/dL程度（160 mg/dLぐらいまで）上昇します．
- 中性脂肪：食後6時間程度まではカイロミクロンとして上昇します．上昇程度や持続時間は食事内容，個人のリパーゼ活性によって異なります．高脂肪食では3〜5倍に上昇して，食前値までに復するのに14時間以上を必要とする場合もあります．

筋肉運動の影響
- 運動によって起こる生体のホルモンバランスによる影響と，筋肉自身の反応による影響とがあります．
- 循環血液の濃縮により，エピネフリン，ノルエピネフリン，グルカゴン，コルチゾール，ACTHなどが増加し，インスリン濃度が低下します．
- ホルモン変動により白血球数が上昇し，血清グルコース濃度が上昇します．
- 筋肉の直接的な傷害により，クレアチンキナーゼ（CK），AST，LDH，ミオグロビンが上昇します．
- これらの変動は，筋肉量やトレーニングの程度により異なり，筋肉運動前に復するのは数日（2〜4日）を必要とします．

治療行為による影響

- 治療の効果あるいは副作用により生体内微量成分は大きく変動し，これらの変動により医師は治療の有効性や副作用を推測します．
- 輸液や輸血とカテーテルからの検体採取は，検査値に大きな影響を与えます．
- 血液製剤は保存による赤血球溶血のためカリウム（赤血球濃厚液で約 2 mEq/L）が多く含まれるため，輸血により高カリウム血症となり，抗凝固薬のクエン酸ナトリウムのために低カルシウム血症となります．
- カテーテルからの検体採取は避けるべきですが，やむをえず行う場合には，カテーテルを生理食塩水で洗浄し，最初の 5 mL 程度を破棄した後に採取します．

尿
- **筋肉運動の影響**：クレアチンやクレアチニン尿中排泄量が増加します．

感染症診断での病期と検体
- 感染症では，病期により病原体の検出率や検査材料が異なります．
- 急性感染症では，病原菌は急性期の検体中に存在します．
- 腸チフスでは，病初期には血液，その後は尿・便からの検出率が高くなります．
- 敗血症では，24 時間以内に数回採血しての検査が必要です．
- 化学療法を行う場合には，治療前に検体採取を行うのが原則ですが，困難な場合には 24 時間休薬して検査します．

採取時の条件

採血時の体位
- 採血時の姿勢・体位により，検査値が変動する項目があります．
- 仰臥位と立位を比較すると，立位では重力の影響で下肢の毛細血管圧が上昇し，その結果水分が血管内から間質・組織に移動し，血漿量は 10% 程度減少します．
- 細胞や蛋白質など分子量の大きな物質は，血管から間質へ移動しないため，血管内濃度は 10% 程度高値となります．イオンなどの低分子のものは水分と同時に間質へ移動するため，血管内濃度は変動しません．血中で蛋白質と結合している物質は影響を受けるのに対して，遊離した状態で存在する様式の物質は影響を受けません．すなわち，ほとんどの細胞成分と高分子蛋白では，立位（坐位）のほうが仰臥位と比較して 5 〜 15% 高値となります．そして，このような変化は浮腫が起こりやすい心不全や肝硬変ではさらに増強されます．

駆血帯の影響
- 静脈採血時に使用する駆血帯を絞めると静脈が怒張しますが，同時に血管内から間質へ水分や低分子物質が移動します．
- 高分子物質は移動しないため，これら高分子物質や細胞成分は血中濃度が高値となります．
- 5 〜 6 分程度の駆血では多くの低分子物質は 3% 以内で変動はほとんど影響はありませんが，高分子物質では 5% 以上変動する項目もあります．

- 静脈うっ血では乳酸は変化しませんが，ピルビン酸は20%程度低下します．

採取血液の種類
- **毛細管血と静脈血・動脈血**：毛細管血中の濃度は，多くの項目で静脈血と動脈血の中間です．
- 自己血糖測定（SMBG）で血糖をモニタリングしている患者で使用されている血液は毛細管血であり，診療所・病院では多くは静脈血です．このため，診療所・病院での血糖値はSMBGより10〜20 mg/dL程度低値です．
- 血清と血漿の差は，単にフィブリノゲンが含まれているか否かではありません．血液が凝固する際に赤血球や血小板中の成分が血清中に逸脱・出現するために，カリウムは血清のほうが0.2〜0.4 mEq/L程度高値です．

抗凝固剤の影響
- EDTA塩では多くの検査項目が変動します．
- ALPは活性中心のZn^{2+}がEDTAキレートにより除外されるため，活性がほとんど"ゼロ"となります．
- LAPはMn^{2+}を，アミラーゼはCa^{2+}を賦活剤とするため，EDTA塩血漿では活性が低下します．
- EDTA塩に特有な血小板抗体を有するヒトでは，採血後に採血管内で血小板が凝集するため，偽低値となります．クエン酸ナトリウムやヘパリン塩を抗凝固剤として血小板測定を行う必要があります．

尿検体
- 採尿のタイミングにより早朝尿，随時尿，蓄尿などに分類されます．
- **早朝尿**：就寝中は水分の摂取がないため，尿は濃縮され，呼吸数も少なくなり二酸化炭素が蓄積するため尿pHは酸性に傾き，尿中成分の変動も小さいです．このため，早朝尿は尿定性検査，定量検査に広く用いられ，細菌学的検査，尿沈渣，尿細胞診などにも適しています．
- **随時尿**：任意の時間に排泄された尿であり，外来や人間ドック，健診では随時尿のことが多いです．随時尿は早朝尿と比較して，活動時の生体の状態を反映しています．また，飲水などにより希釈されるため，化学成分，沈渣成分が少なくなることもあります．
- **初尿**：採尿の初めの部分で，男性のクラミジア尿道炎の検査に用いられます．
- **中間尿**：排尿の初めの部分と終わりの部分を捨てた中間の尿であり，外陰部や腟に由来する細胞成分や細菌の混入を防ぐ方法で，特に女性の尿沈渣や細菌学的検査に用いられます．

検体の保存
- 検体検査は検体採取後ただちに行うのが原則ですが，やむをえず検体を保存した場合に大きく変動する検査項目があることを知っておく必要があります．

血液
全血
- 血糖は著明に低下し，採血後室温放置 6 時間で 20 ～ 30 mg/dL，12 時間では 30 ～ 40 mg/dL 低下します．
- カリウムは冷蔵保存で著明に上昇し，3 時間で 0.4 ～ 0.6 mEq/L ほど高値となります．
- アンモニアは，赤血球からの遊離や蛋白質の分解により，全血で放置すると 30 分で 10 ～ 20 μg/dL 上昇します．このため，全血採取後はただちに試験管を氷水中に浸して検査室まで搬送します．保存が必要な場合は，血漿を冷蔵保存します．

血清
- 血清に分離し，冷蔵に保存することで多くの成分の変動を防ぐことができます．
- 特定健診では「◎採血後の採血管は，室温または 4 ～ 10℃下に静置後，12 時間以内に遠心分離を行って，血清分離をすること，◎血清は 4 ～ 10℃下に保存し，72 時間以内に測定すること」とされています．

血漿
- 凝固検査ではクエン酸ナトリウム血漿を用いますが，血液凝固因子のうち，第 Ⅶ，Ⅺ，Ⅻ因子は冷却すると活性化されるため，プロトロンビン時間は短縮します．また，第 Ⅴ，Ⅷ因子は不安定な凝固因子であり，特に第Ⅷ因子を強く反映する APTT では 6 時間以上の保存では延長するため，採血後ただちに 4℃で血漿分離し，凍結保存する必要があります．

尿
- 尿を放置すると，色調・混濁，有機成分の分解・変性，細菌の増殖などにより，大きく変動する項目があります．
- 細菌尿では，細菌による尿素分解により，pH はアルカリに傾き，糖は消費されて低下します．
- ケトン体は揮発性が高く，長時間の保存で偽低値となります．
- 特定健診では，「◎採尿後 4 時間以内に試験紙法で検査を行うことが望ましい，◎実施が困難な場合には，尿検体を専用の容器に移して，密栓し，室温保存の場合は 24 時間以内，4 ～ 10℃下保存の場合は 48 時間以内に検査すること」とされています．
- 尿培養では，淋菌は低温に弱いので，冷蔵保存は行わず，ただちに培養寒天に塗抹するか，37℃に保存する必要があります．

脳脊髄液
- 蛋白量が少なく低浸透圧のため，細胞検査は 1 時間以内に行う必要があります．
- 微生物検査を行う場合は，一般細菌，結核菌，真菌は冷蔵庫に保存し，ウイルス検査は冷凍保存が適しています．また，髄膜炎菌は低温で死滅するため，髄膜炎菌感染が疑われる場合には，髄液採取後 37℃で保存します．

(高木 康)

正しい検体の採取法

採 血

　臨床検査項目の多くは血液を対象としています．このため，採血は最も重要でかつ頻回に行う検体採取の方法です．

血 管
- 血管には動脈，毛細血管，静脈がありますが，動脈は周辺に神経が走行しており，採血のリスクが大きく，看護師などのコメディカルスタッフは静脈，毛細血管が血液採取の対象となります．
- 動脈からの血液採取は，動脈血ガス分析など限られた検査を対象として行われます．
- 毛細血管からの採取は侵襲も小さく，自己血糖測定（SMBG），診療所の簡易測定に利用されています．
- 静脈からの採血は最も一般的な血液採取血管で，採取部位としては肘窩の橈側皮静脈，正中皮静脈，および尺側皮静脈が使用されます．

採血法
- 採血法には，シリンジ採血と真空採血が用いられ，真空採血には採血針を用いる方法と翼状針を用いる方法があります．
- これらの採血法の主な特徴を表に示します．
- 採血針による真空採血では，真空採血管内部の針に血液が付着しないように，採血する腕をできるだけ立てて（アームダウン）採血し，ホルダーは採血ごとに交換する必要があります．

項目＼採血法	シリンジ採血	真空採血管 ＋採血針	真空採血管 ＋翼状針
採血本数	制限なし	原則６本まで	原則６本まで
血管刺入の確認	注射針への血液流入	採血管挿入時に確認	翼状針への血液流入
採血操作	吸引時の針の固定に注意が必要	採血管交換時に衝撃が直接針に伝わらないように針の固定が必要	翼状針の固定が必要
処理速度	真空採血管に比べて時間がかかる	最も短時間で行える	翼状針の固定に時間がかかる
針刺しのリスク	採血管の分注時にリスクが大きい	シリンジ採血より少ない	採血針よりリスクは大きい

（つづく）

血液逆流による感染のリスク	なし	ホルダーを単回使用しないと患者間の交差感染のリスクがある	デッドスペースがあるため採血針よりリスクは少ない
アームダウン	不要	望ましい	採血管を適切な位置に保持すれば不要
患者の痛みなどの不快感	データなし	翼状針を用いた場合より多い	採血針を用いた場合より少ない
デッドスペース	少ない	少ない	大きいため採血量が不足する場合もある

〔日本臨床検査標準協議会：標準採血ガイドライン（GP4-A2）.2011 を参考に作成〕

採血手順

- 真空採血管を用いる真空採血の手順は，①駆血帯をし，②採血針付ホルダーを血管に刺入します．③真空採血管をホルダーに刺し採血します．④最後の真空採血管をホルダーから確実に抜き取ります．そして，⑤駆血帯を外し，採血針付ホルダーを抜きます．
- 真空採血管での採血が不可能な場合は，シリンジ採血や翼状針を用いた真空採血を行います．
- 採血の詳細な手順は他の参考書を参照してください．
- 駆血帯の強さは2本の指（人差し指と中指）が軽く入る強さです．
- 駆血帯をあまりに強く締めると動脈まで駆血され，末梢の低酸素による検査項目の変動や手のしびれ，痛みなどが出現します．

採血管の順序

- 真空採血での採血管の順序は大切です．
- ①生化学・免疫検査用の採血管，②血液凝固検査用（3.2％クエン酸ナトリウム入り），③血球算定用（EDTA塩入り），④血糖用（フッ化ナトリウム入り），⑤その他，の順序が一般的です．
- シリンジ採血もほぼ同じですが，血液量の正確性が必要な，①血液凝固用，②赤沈用をはじめに分注し，③血球算定用，④血糖用，⑤生化学・免疫検査用，の順に分注するのが一般的です．

採血時の注意

- 検査を行うための静脈採血での注意点としては，駆血時間，溶血とクレンチングがあります．
- 駆血時間は1分以内とし，これ以上の駆血では低分子物質（電解質など）は血管壁を通過するために低濃度なり，高分子物質（アルブミンや血球など）は逆に高値となります．
- 溶血の原因として，①真空採血管で血液量が不足していることで，採血管の陰圧のための溶血，②シリンジ採血で細い注射針で急速に分注する際の機械的圧

力のための溶血，③採血後の採血管を泡立つほど激しく転倒混和のための溶血，などがあります．
- クレンチングは，採血時，血管が出にくいときに何度も手を握ったり開いたりを繰り返す行為であり，これによりカリウムは 0.5 ～ 1.0 mEq/L 程度高くなるとされています．

採尿

尿検査は体内の代謝を推察するのに優れた検査です．血液検査と異なり尿の採取にはほとんど侵襲を伴わないのも利点としてあげられます．また尿は腎臓でつくられているため腎臓の機能に大きく依存しています．このため腎機能障害があると異常値を呈します．

尿検体の種類

尿の種類の表

	随時尿検体	早朝尿検体	蓄尿検体
	活動時の生体状態を反映	夜間，睡眠後の尿で安静空腹時の生体状態を反映	24 時間の生体状態を反映
利点	いつでも測定できる	安静時に排泄された尿で濃縮も強く，尿成分も安定している	正確な尿への排泄量を計測できる
欠点	生体活動の影響を受ける．飲水の影響で尿が希釈傾向	採取できるタイミングが決まっている	時間の経過による細胞成分の変性や，細菌の繁殖に注意が必要

随時尿検体
- 健康診断や外来診療でその都度採尿して検査を実施する尿検体は随時尿とよばれ，スクリーニグの意味においては有効な検査で，手軽にできる検査のため臨床現場では実施回数が多い検査です．
- 随時尿では，そのときの摂取水分量や体内の水分量に依存して尿量が変動するため，検査時の飲水は尿の希釈を認めます．

早朝尿検体
- 随時尿は食事の影響や運動の影響でも尿組成に影響が出てしまうこともあります．したがって最も良好な検査には睡眠安静時に生成された尿で飲食前の空腹時早朝尿が望ましいとされています．

蓄尿検体
- 院内感染の観点から最近は敬遠されているのが蓄尿検査です．尿量や尿の成分は 1 日の中で変動があるため，随時尿では正確な体内動態がわかりません．そこで 1 日の尿を蓄尿することで 1 日の中でどれだけの成分が排泄され，尿が 1 日でどれだけつくられているのかがより正確に計測することができます．

採尿方法

採尿法の種類

	中間尿	分杯尿	蓄尿	導尿
採取方法	最初の尿を破棄し中間の尿を採取する	尿を前半と後半に分けて採尿する	開始時間の前に排尿し，開始時間から蓄尿を行う．24時間後に最終排尿をとる	尿道からカテーテルを挿入し膀胱から直接採尿する
特徴	最もよく行われる採尿法である 排尿初期に混入しやすい上皮や常在菌を破棄する	肉眼的血尿を呈するときに，出血部位の推定に使われる	1日の正確な尿組成を計測するのに有効	直接膀胱内の尿を採取できるので，尿路感染原因菌の同定に有効 排尿困難者からの採尿にも有効
注意点	女性は排尿前に脱脂綿で清拭してから行う	2回に分けて採尿するため，手技がやや複雑	多剤耐性菌や院内感染の温床になることがある	他の方法に比べ侵襲性が高い

中間尿
- 中間尿では排尿時の最初の尿を破棄し，中間の尿を採尿コップに採取します．排尿初期の尿には上皮などの細胞成分や常在菌の混入が多くなるため排泄し，それらの影響を排除した中間尿を使用します．
- 女性の場合は排尿前に脱脂綿などで清拭してから採尿すると，より正確に検査を実施できます．
- 正確に尿沈渣検査を実施するためにも10 mLの採取を基本としています．

分杯尿
- 分杯尿は肉眼的血尿を呈している場合に出血部位を推定するときに使用されます．尿を前半と後半の2回に分けて採尿する方法で，前半と後半の色調変化を調べます．前半部分に出血を認める場合は尿道前部からの出血が，後半部分からの出血では尿道後部から膀胱頸部の出血，全体的に出血している場合はそれより上流の尿管や腎臓からの出血が考えられます．

蓄尿
- 蓄尿は1日の正確な尿組成を調べるのに有効な検査です．通常は24時間の蓄尿が行われますが，半日や6時間で蓄尿する方法もあります．
- 蓄尿瓶に排尿のたびに尿を溜めて行います．早朝から開始する場合の注意点として初日の早朝尿は検査前日に腎臓でつくられた尿であるため，1回目のこの尿は破棄し2回目から蓄尿していき，次の日の早朝尿を溜めて終了になります．
- 尿成分が沈殿しているため蓄尿瓶をよく撹拌し，そこから必要量を採取し提出します．
- 蓄尿検体では細菌が繁殖しやすく，その影響により尿組成が変化します．このため冷暗所で保存する必要があり，保存剤を添加して尿を溜める必要がありま

す．この場合には，検査項目に合った保存剤を使用する必要があります．

蓄尿時に使用する保存剤

保存剤	検査項目
トルエン，キシレン	尿化学検査（糖，蛋白*）
塩酸（酸性蓄尿）	カテコラミン，VMA
中性ホルマリン	尿沈渣，細胞診

*6時間までの蓄尿であれば，保存剤がなくても検査に大きな影響がないため冷暗所の保存だけで可能です．

導　尿

- 導尿検査は尿道からカテーテルを挿入し直接膀胱から尿を採取する方法です．清潔な中間尿の採取が困難な場合や，正確な尿路感染症の原因菌の検出に行われます．
- 尿道周辺をよく清拭した後，カテーテル先端にキシロカイン®ゼリーを塗布してゆっくりと尿道から挿入して採尿をします．尿道損傷には注意が必要です．他の採取法に比べると侵襲があるので，必要に応じて実施する必要があります．

＊

尿検体は生ものでもあり時間の経過とともに細胞成分の分解，細菌の繁殖など尿の組成が変化します．このため採尿後すぐに検査を実施することが重要です．

穿刺液

　人間の身体の中には複数の体腔とよばれる空間が存在しており，また内腔が擦れないように少量の体液が内部に存在しています．健常人では，胸水，腹水，心嚢水は少量しか存在しないため穿刺は非常に困難ですが，病的に増加してくると穿刺も容易になってきます．血液は全身を巡っているため全身の状態を反映する検査に対して，穿刺液で採取された体液は全身の影響も関与しますが，局所の影響を強く受け，その組成を変化させるため，より詳細に病状を把握することが可能です．

採取時のポイント

- 体腔内は血管と異なり内部の体液の還流は乏しく感染症に注意が必要なため，無菌的に操作を実施する必要があり，ポビドンヨードなどの消毒液で消毒します．
- 関節液，髄液は健常時でもある程度液量があるため，液量の増加，性状の変化を検査します．

体液の種類	胸水	腹水	心嚢水	関節液	髄液
穿刺部位	横臥位や仰臥位でも実施されるが，通常は坐位にて軽度前屈姿勢で穿刺する	仰臥位で超音波のガイド下に穿刺（確認できない場合は，安全な臍と上前腸骨棘を結ぶ線の外側1/3を穿刺部位にします）	30°の半坐位で剣状突起左縁と左肋骨弓が交差する点の少し下を穿刺点（超音波のガイドライン下で行うと安全）とする	部位により穿刺部位は異なるが，屈曲部には神経や血管が配置されていることが多く，伸展部の側面から穿刺することが多い	脳脊髄神経に最も影響が少ない第3～4腰椎間腔に穿刺する腰椎穿刺が一般的
疾患	心不全，胸膜炎，がん性胸膜炎	肝硬変，腹膜炎	心タンポナーデ，心膜炎，うっ血性心不全	関節炎，関節出血	髄膜炎，脳炎
注意点	・肺を傷つけないように胸部X線，超音波で胸水量を把握 ・咳や体動で肺を傷つけないように処置中は協力が必要	・腸管を傷つけないように腹部CT，超音波で腹水量を把握 ・腸管を傷つけた場合は腹膜炎に注意する ・大量に採取する場合は循環動態に注意する	・穿刺後心嚢内に血腫が溜る心タンポナーデの合併症に注意	・日常生活で荷重や可動域が大きいため出血傾向がある場合には穿刺は推奨されない ・骨や関節では感染により慢性に推移することが多く，感染症や発疹がある部位からの穿刺は危険	・馬尾症候群に注意 ・穿刺後は髄液量が減少しているので，しばらくは立位や坐位で頭痛やめまいをきたしやすい
健常人の容量	10～20 mL	30～50 mL	10～50 mL	少量	100～140 mL

髄液穿刺の手技

- 髄液は脳室内の脈絡叢で500 mLほど1日に産生され，脳，脊髄の表面を循環し，くも膜顆粒から静脈へと流れています．
- 穿刺部位として脳脊髄神経に最も影響が少ない第3～4腰椎間腔が用いられます．患者に横臥位の体位で寝てもらい穿刺部位を決定して，穿刺点の周囲をポビドンヨードで十分に消毒を行います．

ポイント
- 消毒液が下に垂れてくるため，下部から消毒を始めると穿刺点を十分に消毒できないことがあるので注意
- 穿刺部位は左右の腸骨稜の最高点を結んだ線が第4腰椎にあたり，これを目安に穿刺部位を決めます．脊髄は第1～2腰椎のあたりまでしかきていないので，これより下位であれば比較的安全に穿刺が可能です．しかし，ここには馬尾神経が走行し，この損傷や圧迫による馬尾症候群には注意が必要です．
- 清潔な穴あきの布をかけ穿刺点に垂直に針を挿入します．髄液の漏出を認めたら必要量の髄液を自然滴下で採取を行います．

- 採取後は穿刺針を抜去し圧迫止血を行い，さらに厚めのガーゼと弾性テープで圧迫止血を行います．
- 採取後は髄液の減少をきたしているので立位や坐位では頭痛やめまいを起こすことがあるため，しばらく仰臥位で安静にします．

馬尾症候群
- 腰痛や臀部から大腿部にかけての感覚の低下，その他に尿閉，尿失禁，便失禁，足首の反射の喪失などの症状もあり，男性では勃起障害も起きます．

喀痰

　ガス交換を行う肺胞は気道を介して外界とつながっており，そのためいろいろな異物が気道内に入ってきます．通常気道では粘液を分泌しており，ここに異物をからめ捕り肺胞への侵入を防いでいます．この気道の粘液とからめ捕った異物が線毛の働きにより口側に運ばれ外に喀出されたものが喀痰です．
- 喀痰検査は喀出されたものの組成やそこに含まれる病原菌の検出を行う検査で，呼吸器系の検査では侵襲が少なく，検査頻度の多い検査です．しかし，いかに良好な喀痰を採取できるかで検査の精度が決まってきます．

採取時のポイント
- 口腔内の唾液や雑菌を少なくし気道からの採取を行うことです．口腔内の常在菌や食物残渣があると検査の精度が落ちてしまうため，数回のうがいや歯ブラシで洗浄を行い，口腔内の雑菌を減少させることが必要です．
- ポビドンヨードや歯磨き粉を使用した洗浄では，喀痰中の菌が減少してしまうこともあるので，水道水などで行います．
- 口腔洗浄後，喀痰の排出を行いますが，良質な喀痰を喀出してもらうためにも，なるべく深部から出せるよう，深呼吸し強い咳をして喀出する必要があります．

体位によるドレナージ	超音波ドレナージ
・喀痰が溜まっていそうな部位を上に向ける体位で喀出を促す ・タッピングやバイブレーションを加え，外部からの振動で咳嗽反射を誘発させる ・振動は末梢から中枢，外側から内側に向けて衝撃を与える	・加湿を加えることによって喀痰を軟化させて喀出を促進させる ・3％に調整した高張食塩水で行うことにより気道が刺激され咳嗽を誘発しやすい（高張食塩水を利用する場合は，気道収縮が刺激され喘息発作が誘発されることもあるので注意が必要）

- 喀痰が増加しているような疾患では喀出は容易ですが，喀痰が切れにくい場合などは唾液が中心となり良好な検体とはなりません．喀出困難例では以下のような方法で促進させます．
- 意識のない患者や呼吸器を使用している場合は，挿管チューブから直接吸引することで口腔の影響を通り越して採取が可能です．

喀痰の性状

- 採取された喀痰の性状は肉眼的に分類され Miller & Jones の分類で 5 段階に分類されます．この肉眼的に実施できる喀痰の分類は，なるべく深部から良好な喀痰を採取し，正確な検査を行うことが有益な検査を実施するためにも必要であり，P1 〜 P3 の喀痰を採取するために利用されています．

Miller & Jones の分類

P1	膿性部分が全体の 1/3 以下	
P2	膿性部分が全体の 2/3 以下	膿性痰の量の大小はあるが，検体としては有効
P3	膿性部分が全体の 2/3 以上	
M1	唾液のみや完全な粘性痰	検体としては不十分で，再提出が推奨される
M2	粘性痰に少量の膿性痰を含む	検体としては不十分

（安原　努）

妊婦と小児の基準値

妊婦の基準値

　妊婦は胎児の発育のために必要な環境の維持や出産の準備のため体内の環境が大きく変化し，成人の基準値とは異なる値を示します．

血算
- 妊娠時には循環血液量が非妊娠時に比べ40～50％ほど増加します．
- 赤血球は20％ほど，血漿は40％ほど増加し，生理的水血症状態となっています．
- このため赤血球，ヘモグロビン，ヘマトクリットが非妊娠時に比べ低下しています．
- 鉄の需要が増加するため血清鉄，フェリチンなどが低下します．
- 白血球は妊娠初期から軽度漸増していることが多いです．
- 血小板は体積の増加が報告されていますが，その数は妊娠期間中に大きな変化は認めません．

凝固
- 妊娠期間中凝固系は亢進して，XIII因子を除いて1.5～2倍に増加，また線溶系は抑制されているため止血しやすい状態になっています．これは出産に伴う大量出血には非常に有利に働く一方，血栓症をきたしやすく，止血機序の亢進による播種性血管内凝固症候群（DIC）などが発症しやすい問題点があります．

生化学

減少傾向のもの	増加傾向のもの	あまり変化しないもの
BUN，Cr Alb，TP	GLU，TG，コレステロール，リン脂質	電解質（Na，K，Cl）

減少傾向
- 循環血液量の増加や末梢血管抵抗の低下に伴い，腎臓への血液量が増加し腎血漿流量（RPF）が増加します．このため糸球体への血流量が増加するため糸球体濾過値（GFR）も50％ほど増加しており，濾過量が増加したためBUN，Crは減少傾向になります．尿酸は再吸収の低下もかかわっています．
- アルブミンや総蛋白は水血症の影響で希釈され低下しています．

増加傾向
- 血糖の増加は胎児へのグルコースの供給を増やすためには非常に有利に働きます．妊娠期間中は基礎代謝が増加するため，糖の需要が増加しインスリン分泌も増加を認めますが，胎盤でのインスリンの分解やTNF-αなどのインスリン抵抗物質が増加するため，高血糖傾向を示します．
- 脂質はコレステロールで50％，リン脂質で70％，中性脂肪で150～300％の

増加を認めます．この生理的な高脂血症の状態は分娩後 2 ヵ月ほどで非妊娠時の基準値に戻ります．

変化なし
- 電解質は妊娠期間中も比較的恒常性が保たれ大きな変化は認めませんが，血清カリウムは軽度増加していることが多いです．特に高齢になるほどその増加傾向になるとの報告もあります．

ホルモン
- ヒト絨毛性ゴナドトロピン（hCG）は甲状腺の刺激作用があるため妊娠期間中は甲状腺機能亢進と甲状腺の腫大を認めます．このため甲状腺ホルモンの T_3, T_4 が増加し基礎代謝も 10〜30％ほど増加しています．しかし，プロゲステロン，エストロゲンの影響で甲状腺ホルモン結合蛋白（TBG）も増加するため遊離甲状腺ホルモンは増加せず妊娠後期では非妊娠時と大きな変化はなくなります．

＊

妊婦は妊娠期間中 10 Kg 近くの体重増加もあり，出産への準備と胎児の発育のために体内の環境が大きく変わります．基準値も変化しますが，妊娠糖尿病や高血圧など妊娠を契機に発症する疾患もあり，正常と疾患の境界線はあいまいで判断に難渋します．このため経過をみながら検査結果を慎重にみていく必要があります．

小児の基準値

人は母親の胎内にいる胎児期から出生し，次第に大きくなり一人前の成人として成長をします．その間に体内では大きな変化が起きています．このため成人と異なり検査の基準値も大きく変化するものがあります．基準値を①変化のないもの，②増加するもの，③低下するもの，④特殊な変化をするものに分けて解説します．

小児期に変化する検査

	変化のないもの	増加するもの	低下するもの	特殊な変化をするもの
項目	Na, K, Cl, Mg, HDL-Cho BUN, UA, NH_3（少し低値），Ca（少し高値）	Alb, Cho, Cero, TP, Cr, AMY	HbF, AFP, NSE, γ-GTP, LAP, P	Bil, ALP
特徴	成人と同じく恒常性が保たれている項目です 生物として生存するために変化しては困る項目	成長に伴って必要量が増加するものや，産生臓器の成長に伴い増加するもの	乳児期や胎児期に特有の蛋白は成長に伴いその役割を終えて漸減するもの	胎児から乳児，学童と大きく体内動態の変化に伴い変化するもの

変化のないもの
- 代謝産物である尿素窒素（BUN），尿酸，アンモニアは出生時には低値ですが，大きな変化はない項目です．
- 血清カルシウムは新生児期には1.1倍程度高い時期もありますが，成人の基準値と大きな変化は少ない項目です．

増加するもの
- 多くの蛋白は肝臓で産生されており，肝臓の成長と必要量の増加に伴い，その産生量を増やしてきます．その総量である総蛋白も増加してきます．
- 筋肉は成長に伴い筋肉量が増加し，そこから分泌されているクレアチニン（Cr）は増加してきます．
- 乳児期は唾液も多く唾液腺の成長が活発なため，唾液腺由来の血清アミラーゼ（S-AMY）は5歳ごろから成人値に近づきます．膵由来の膵型アミラーゼ（P-AMY）は15歳ごろから成人値に近づきます．

低下するもの
- ヘモグロビンF（HbF），αフェトプロテイン（AFP）などは出生後に急速に減少し，成人ではほとんど検出されなくなります．通常成人で検出された場合は，異常な細胞や退行現象として出てくることがあり，腫瘍マーカーとして使われています．
- 小児期には成長が盛んで成人になると減少してくる臓器として脳があり，神経特異性エノラーゼ（NSE）など神経細胞に関連した蛋白は成人に比べると小児期に高く，成長に伴い漸減してきます．
- その他に小児期に高いγ-GTP，ロイシルアミノペプチダーゼ（LAP）などは1歳から，リン（P）は思春期ごろから成人の基準値になります．

特殊な変化をするもの
- 胎児期には低酸素下でも効率よく酸素の運搬ができる胎児性のヘモグロビンが産生されていますが，出生に伴い酸素濃度の高い環境に変化すると成人のヘモグロビンに入れ替わります．この生理的な溶血に伴い新生児では血清カリウム，アスパラギン酸アミノトランスフェラーゼ（AST），乳酸脱水素酵素（LDH）が増加しています．また，この溶血の影響でハプトグロビンも低値を示し，3ヵ月ごろから次第に増加してきます．
- ヘモグロビンの代謝産物であるビリルビンも増加してきます．肝臓の処理が追いつかず間接ビリルビンの増加も認められます．
- 血清アルカリホスファターゼ（ALP）も小児期には非常に増加している項目です．小児期は骨が著しく成長するため骨代謝に伴うALPが大量に血中に検出され，成人の基準値の数倍まで増加していることもあります．ピークは2峰性で出生後4ヵ月の乳児期に3〜4倍に，思春期に4〜6倍にまで増加します．

（安原　努）

各 論

- ●一般検査……………………………… 22
- ●血液学検査…………………………… 63
- ●血液生化学検査……………………… 99
- ●内分泌検査……………………………197
- ●免疫血清検査…………………………216
- ●感染症・炎症マーカー………………259
- ●腫瘍マーカー・線維化マーカー……313
- ●微生物学検査…………………………336
- ●病理・細胞診検査……………………342
- ●新生児スクリーニング検査(総論)…346

pH

urine pH

> **検査のポイント**
> - ☑ 尿は通常弱酸性（pH 6.0 程度）であるが，pH 4.5～8.0 の幅で変動する．
> - ☑ 腎臓では尿細管からの酸排泄（尿の酸性化）により，血液 pH の調節が行われる．
> - ☑ 尿 pH は食事内容によっても変動する．

	主な疾患	その他の疾患
高	代謝性アルカローシス：嘔吐,胃液の吸引,利尿薬 呼吸性アルカローシス：過換気症候群	植物性食品摂取, 尿路感染症,腎不全
基準値	6.0～6.5	
低	代謝性アシドーシス：糖尿病，飢餓，発熱，脱水，下痢． 呼吸性アシドーシス：慢性閉塞性肺疾患	動物性食品摂取， 痛風

検体の採取・取り扱い・保存上の注意点　〈検査をするまえに考えること〉

- 新鮮尿で実施しましょう．
- 長時間の放置により細菌が繁殖し，尿素を分解することによりアンモニアが発生します．これにより尿はアルカリ性に傾きます．

何をみている？ どんなときに検査する？　〈検査の根拠を考えよう！〉

- 尿が酸性かアルカリ性であるかを調べる検査です．
- 酸塩基平衡異常を疑うとき，各種疾患治療のための pH コントロールなどのために検査します．

なぜ異常値になるか？（異常値が出るメカニズム）　〈総合力をつけよう!!〉

- 肺での換気量低下では，二酸化炭素が蓄積し，尿は酸性に傾きます．過換気では逆に尿はアルカリ性に傾きます．
- 体内の酸産生が多い場合，尿は酸性に傾きます．
- 尿路感染症では尿中細菌が産生するウレアーゼが尿素を分解し，アンモニアを産生するので尿はアルカリ性に傾きます．
- 腎不全では，尿細管での尿酸性化ができずに尿はアルカリ性に傾きます．

関連する検査項目と併せて解釈すべき検査項目

- 腎機能検査，尿中 N-アセチル-β-D-グルコサミニダーゼ（NAG），$β_2$-ミクログロブリン（$β_2$-MG）などの測定により，腎不全または尿細管機能障害によるかを知ることができます．
- 血液ガス分析により酸塩基平衡障害を把握し，鑑別診断に役立てることができます．
- 尿沈渣や尿細菌培養により，尿路感染症による高値かを知ることができます．

（伊與田雅之，柴田孝則）

検査結果をアセスメントする　情報を分析・評価して実践しよう！

- 尿 pH は，尿がアルカリ性か酸性かを調べる検査で，体内の酸塩基平衡をある程度把握することができます．健常であれば尿 pH は弱酸性ですが，摂取した食物や運動などによって大きく変動します．

◆患者の観察項目，判読のポイント

- 尿路感染の有無，服用薬剤（アルカリ尿ではビタミン B_2，造影剤，酸性尿では胃薬などの酸性薬品）の把握，発熱の有無，激しい運動の有無，動物性食品や植物性食品の摂取状況
- 身体の pH を司る臓器は腎臓と肺であるため，アシドーシスやアルカローシスの際に，その原因を調べるために腎臓の尿酸性化能と呼吸状態を同時に評価します．

◆臨床症状

- 発熱，運動などの代謝の亢進，呼吸状態，脱水症，下痢

◆看護のポイント

酸性尿

①痛風の場合には食事指導を行います．②安静を保持し，発熱に対する援助を行い，代謝亢進を抑えます．③薬物療法（炭酸水素ナトリウム注射など）が行われる場合には，確実に投与します．

アルカリ尿

①悪心・嘔吐がある場合には，電解質補正が行われるので，水分出納の管理を行います．②尿路感染症が疑われた場合には，水分摂取を促し，尿路の清浄化をはかります．③呼吸状態（気道の確保や体位）を整えて，低酸素状態の改善をはかります．④植物性食品の摂取を制限します．

◆ピットフォール

- アセスメントをする際には，動脈血ガス分析，尿電解質（Na，K，Cl など）と併せて病態生理を推測しましょう．

（戸室真紀子）

比 重

urine specific gravity

> **検査のポイント**
> - ☑ 1.020以上を高比重尿（濃縮尿），1.005以下を低比重尿（希釈尿），1.010を等張尿という．
> - ☑ 尿中の溶質濃度を示し，腎臓で調節される尿量と，最終的に尿中に排泄される溶質量で決まる．
> - ☑ 尿浸透圧とともに尿濃縮の指標となる．

高 ↑

主な疾患
脱水：下痢，嘔吐，発熱

その他の疾患
尿中への高比重物質漏出：造影剤使用後，糖尿病，ネフローゼ症候群

基準値　1.005 ～ 1.020

低 ↓

尿濃縮力低下：尿崩症

輸液療法中，利尿薬使用中

検体の採取・取り扱い・保存上の注意点　〈検査をするまえに考えること〉
- 長時間の放置により濃縮され，高比重になります．新鮮尿で実施しましょう．

何をみている？ どんなときに検査する？　〈検査の根拠を考えよう！〉
- 尿中含有成分と水分の割合を評価します．
- 腎での尿の濃縮力を知るために有用です．

なぜ異常値になるか？（異常値が出るメカニズム）　〈統合力をつけよう!!〉
- 尿中への水分の排泄が多い場合（尿崩症など）は低比重，少ない場合（脱水など）は高比重になります．
- 尿に糖や蛋白，造影剤などが混入する場合は高比重になります．
- 腎不全で尿濃縮力障害が起こると，血漿浸透圧に近い比重の尿（等張尿）になります．

関連する検査項目と併せて解釈すべき検査項目
- FENa（尿Na分画排泄率，ナトリウムクリアランスとクレアチニンクリアランスの割合）測定により，脱水による高値かを評価できます．

- 腎機能検査により腎不全の有無を確認することは重要です．
- 尿蛋白や尿糖測定により，高比重の鑑別に役立てることができます．
- 低比重で尿量が 3,000 mL/日以上の場合は，尿崩症の鑑別が必要です．

（伊與田雅之，柴田孝則）

検査結果をアセスメントする
情報を分析・評価して実践しよう！

- 尿比重とは，尿中の水と水以外の割合を示したものであり，尿中には老廃物が含まれているため，その比重は水よりもやや高値となります．そのため，尿中における水分と水分以外の割合である尿比重を調べることで腎機能などの状態を推測することができます．

◆患者の観察項目，判読のポイント
- 脱水状態にあるか否か，または，腎の希釈・濃縮力の評価をしたいときに行います．
- 尿の仕事は，①老廃物の排泄と②体内の過剰水分の排泄であり，①の機能が尿比重に反映されます．

◆臨床症状
高比重尿
- 脱水時は下痢，嘔吐，発汗
- 心不全では，浮腫，乏尿，呼吸困難
- 糖尿病では，多飲，多尿，体重減少，全身倦怠感

低比重尿
- 尿崩症では多尿
- 利尿薬投与時
- 重度腎不全，慢性腎盂腎炎の症状

◆看護のポイント
- 水分出納の管理：水分摂取量と排尿量のバランスを確認しましょう．適切な水分量が摂取できるように促したり，経口摂取が困難な場合には輸液投与を行い，水分の喪失に見合った水分補給ができているかを確認します．
- 環境調整：室温，湿度の調整や衣類などにより体温調整を行い，脱水予防を行います．

◆ピットフォール
- 例えば，尿量が異常に少なくても尿比重が高ければ，脱水によって腎が尿を最大に濃くし，自由水が必要以上に排出されないように対処していると判断できるため，必ず尿量との関連をみながら判断しましょう．

（戸室真紀子）

一般検査

尿蛋白/アルブミン

urine protein/albumin, urine

検査のポイント
- ☑ 健常人でも尿中に蛋白は排泄されているが，試験紙法で検出できないほど微量である（150 mg/日以下）．
- ☑ 試験紙法はアルブミンに最も鋭敏であるが，ヘモグロビン，ミオグロビンなど他の蛋白も検出する．
- ☑ 原因疾患により尿蛋白の主成分が異なる．
- ☑ 尿蛋白陽性の原因疾患で最も多いのは糸球体疾患である．

陽性 ↑

主な疾患
- **糸球体疾患**：糸球体腎炎，ネフローゼ症候群
- **尿細管疾患**：急性尿細管壊死，尿細管間質性腎炎
- **尿路疾患**：尿路結石，前立腺疾患，尿路腫瘍
- **低分子蛋白増加**：溶血性貧血，横紋筋融解症，多発性骨髄腫

その他の疾患
- **生理的蛋白尿**：熱性蛋白尿，起立性蛋白尿

基準値　　陰性（−）

検体の採取・取り扱い・保存上の注意点　〈検査をするまえに考えること〉
- 中間尿採取により，精液や腟分泌液の混入を防ぐことができます．
- 試験紙法ではアルカリ尿（pH 8.0 以上）で偽陽性，酸性尿（pH 3.0 以下）やアルブミン以外の蛋白で偽陰性になることがあります．

何をみている？ どんなときに検査する？　〈検査の根拠を考えよう！〉
- 尿中の蛋白を検出しています．
- 腎障害の有無や程度，尿路の異常を知るために必要な検査です．したがって，何らかの腎尿路疾患を疑うときに検査します．

なぜ異常値になるか？（異常値が出るメカニズム）　〈統合力をつけよう!!〉
- 糸球体や尿細管が障害されると，蛋白に対するバリア機構，再吸収能力が低下するため，尿蛋白が検出されます．
- 低分子蛋白の中に増加して，尿細管での再吸収能力を超えると，尿蛋白が検出されます．
- 糸球体疾患ではアルブミン，尿細管疾患では$β_2$-ミクログロブリン（$β_2$-MG）な

ど，尿路疾患ではムコ蛋白，溶血性貧血ではヘモグロビン，横紋筋融解症ではミオグロビン，多発性骨髄腫では Bence Jones 蛋白が尿蛋白の主成分です．

← 関連する検査項目と併せて解釈すべき検査項目

- 腎機能検査により腎障害の程度を確認することは重要です．
- 尿蛋白定量法では，アルブミン以外のグロブリン，ムコ蛋白，Bence Jones 蛋白などの蛋白も等しく定量化できます．
- 尿沈渣で赤血球円柱，顆粒円柱などの円柱がみられれば糸球体疾患を考えます．

(伊與田雅之，柴田孝則)

検査結果をアセスメントする　情報を分析・評価して実践しよう！

- 尿蛋白のほとんどが糸球体で濾過され，尿細管で再吸収されるため，尿中にはごく微量にしか出現しませんが，疾患などによっては尿中に蛋白が漏れ出ることがあります．検出される蛋白によって疑われる疾患が異なります．

◆患者の観察項目，判読のポイント
- 尿蛋白が認められたときから現在までの経過，糖尿病，低蛋白血症，貧血の既往，浮腫，体重・腹囲の変化，皮膚，倦怠感，水分出納などの全身状態
- 口渇，多飲，多尿，倦怠感などの糖尿病症状
- 腎疾患や尿管などに異常があると尿蛋白が出現するため，重要な指標となります．また，蛋白には運動性蛋白尿，起立性蛋白尿，生理的（過度な運動や妊娠など）蛋白尿など，病的ではない一過性の尿蛋白があることに留意します．

◆臨床症状
- 腹痛，血尿，浮腫，倦怠感，腹部膨満，食欲不振，呼吸困難，関節痛，顔面紅潮

◆看護のポイント
- 尿蛋白が 1 g/日以上の場合には，安静を保持し，疲労感や倦怠感への援助を行います．
- 病態により，蛋白質の制限や塩分制限，高エネルギー食を提供し，食事療法の援助を行います．
- グロブリン蛋白の減少により抵抗力が減退し感染しやすいので，皮膚や口腔内，陰部の清潔を保持します．

◆ピットフォール
- 尿蛋白の定性検査はアルブミンとの特異的な反応を利用しているため，アルブミン以外が原因で生じる多発性骨髄腫や尿細管性の蛋白尿では，尿定性検査は陰性となるため注意が必要です．定性検査が陽性であれば，必ず定量検査を実施し確認します．

(戸室真紀子)

尿蛋白/アルブミン　27

尿糖

urine glucose

検査のポイント

- ☑ ブドウ糖は糸球体を通過するが，すべて近位尿細管で再吸収される．
- ☑ 主に高血糖（160〜180 mg/dL 以上）や腎障害で陽性となる．
- ☑ 尿糖陽性の原因疾患は糖尿病が多い．
- ☑ 糖尿病以外にも高血糖をきたす疾患があり注意を要する．
- ☑ ビタミンC摂取による偽陰性に注意する．

陽性 ↑

主な疾患

高血糖をきたす疾患：糖尿病，甲状腺機能亢進症，慢性膵炎，Cushing症候群，胃切除後，ストレス状態の持続

腎疾患：慢性腎不全，間質性腎炎など

その他の疾患

腎性糖尿，妊娠

基準値　陰性（−）

検体の採取・取り扱い・保存上の注意点 — 検査をするまえに考えること

- 大量のビタミンC（アスコルビン酸）摂取で偽陰性になることがあります．
- 高比重尿やケトン体の存在で偽陽性になることがあります．
- 酸化物の存在で偽陽性になることがあります．

何をみている？ どんなときに検査する？ — 検査の根拠を考えよう！

- 尿のスクリーニング検査として行います．
- 尿中に糖が存在するかを調べる検査です．
- 糖尿病を疑う場合や，その経過観察のために有用です．

なぜ異常値になるか？（異常値が出るメカニズム） — 統合力をつけよう!!

- 高血糖（160〜180 mg/dL 以上）では尿細管での再吸収閾値を超えるため，尿糖が検出されます．
- 腎障害では糖の再吸収障害のため，尿糖が検出されます．
- 腎性糖尿は，近位尿細管でのグルコース再吸収障害が存在し，血糖が正常にもかかわらず尿中に糖が出現します．
- 妊娠時には，糸球体濾過量の増加により，尿糖が陽性となりやすくなります．

関連する検査項目と併せて解釈すべき検査項目

- 腎機能検査，尿中 N-アセチル-β-D-グルコサミニダーゼ（NAG），$β_2$-ミクログロブリン（$β_2$-MG）などの測定により慢性腎不全，間質性腎炎の存在を確認することは重要です．
- 空腹時血糖，HbA1c，グリコアルブミンなどで糖尿病の存在を確認する必要があります．

（伊與田雅之，柴田孝則）

検査結果をアセスメントする
情報を分析・評価して実践しよう！

- 尿糖とは，尿中に出現する糖のことをいいます．糖のほとんどを占めているのがブドウ糖ですが，ブドウ糖は健常人でも尿中にごく微量に存在するものの，糸球体で濾過された糖はほぼ100％近位尿細管で再吸収されることから，尿定性試験の結果も陰性となります．しかし，血中のブドウ糖量が増え，血糖値が160〜180 mg/dL以上になると，近位尿細管でのブドウ糖吸収閾値を上回るため，尿糖が陽性になります．

◆患者の観察項目，判読のポイント
- 糖尿病のスクリーニング検査として実施されることが多いため，血糖値などと関連してみていきましょう．

◆臨床症状
- 排泄状態：尿量・尿回数
- 尿検査値の情報収集：尿の性状（尿比重，尿pH），尿ケトン体
- 糖尿病の随伴症状：口渇，多飲，多尿，浮腫，体重減少，全身倦怠感，皮膚乾燥，易感染状態など

◆看護のポイント
糖尿病の場合
- 食事療法への援助：規則正しく摂取し，栄養バランスを考え，過剰摂取防止を行います．
- 運動療法への援助：適度な運動を継続して行います．
- 薬物療法への援助：経口糖尿病薬やインスリンの自己管理が行えるよう援助します．
- ストレス予防に対する援助：治療継続ができるよう，それに伴うストレスが生じないように予防します．
- 感染予防：皮膚や粘膜の傷を予防し，清潔を保持します．

◆ピットフォール
- 腎性糖尿では血糖値は正常にもかかわらず尿糖が陽性となります．腎性糖尿は，糖尿病ではないため，尿糖単独の異常では病的意義は少ないです．

（戸室真紀子）

ウロビリノゲン/ビリルビン

urine urobilinogen/urine bilirubin

検査のポイント

- ☑ ウロビリノゲンはビリルビンが腸内細菌により変化したもので，便中に排泄されるが，一部は腸管から吸収され，肝臓でビリルビンに再変換，その一部は尿中に排泄される．
- ☑ ビリルビンはヘモグロビンの最終代謝産物であり，蛋白と結合し（間接ビリルビン），肝臓でグルクロン酸抱合を受け（直接ビリルビン），胆汁中に排泄される．
- ☑ ビリルビンが病的に尿中に排泄される場合は直接ビリルビンであり，蛋白と結合している間接ビリルビンは糸球体を通過できない．
- ☑ 主に肝疾患で尿中ウロビリノゲン，ビリルビンともに陽性になる．

主な疾患

高

ウロビリノゲン陽性
- 肝疾患：肝炎，肝硬変
- 溶血性疾患：溶血性貧血，腸閉塞

ビリルビン陽性
- 肝疾患：肝炎，肝硬変
- 胆道閉塞：胆石，悪性腫瘍による胆管閉塞など

その他の疾患

ウロビリノゲン陽性
- 過度の便秘

ビリルビン陽性
- 体質性黄疸：Dubin-Johnson症候群，Rotor症候群

基準値　ウロビリノゲン：弱陽性（＋/−），ビリルビン：陰性（−）

ウロビリノゲン陰性
- 胆道閉塞：胆石，悪性腫瘍による胆管閉塞など

ウロビリノゲン陰性
- 下痢，抗生剤の長期使用，腎機能障害

低

検体の採取・取り扱い・保存上の注意点　検査をするまえに考えること

- 長時間の放置により，ウロビリノゲンは酸化されてウロビリンに，ビリルビンはビリベルジンに変化するため新鮮尿を使用します．
- ウロビリノゲンは，試験紙法で陽性を判断することはできますが，陰性を判断することはできません．
- ビリルビンは，ビタミンCで偽陰性になることがあります．
- ビリルビンは光で分解されるため，家庭で尿を採取して提出する場合などは遮光する必要があります．

何をみている？どんなときに検査する？　検査の根拠を考えよう！

- 尿のスクリーニング検査として行います．
- 肝障害や胆道系疾患を疑うときに検査します．

なぜ異常値になるか？（異常値が出るメカニズム）　統合力をつけよう!!

- 肝障害では，腸管より吸収されたウロビリノゲンが，ビリルビンに変換されず尿中に排泄されるため陽性に，直接ビリルビンの胆汁排泄障害により血中濃度が上昇，尿中ビリルビンが陽性となります．
- 溶血性疾患では間接ビリルビンの量が増え，ウロビリノゲンが処理しきれず，尿中に排泄され陽性になります．
- 胆道が閉塞され，ビリルビンを含む胆汁が腸に排泄されないためウロビリノゲンは陰性となります．血中直接ビリルビンが増加し，尿中ビリルビンが陽性になります．
- 長期間の抗菌薬使用により，腸内細菌が死滅し，ビリルビンからウロビリノゲンに変換されないためウロビリノゲン陰性となります．
- 便秘によりウロビリノゲンの吸収量が増大し陽性に，下痢により腸内細菌によるウロビリノゲン変換量が減少し陰性になります．

関連する検査項目と併せて解釈すべき検査項目

- 肝機能検査，各種画像検査を行い，肝障害や胆道系疾患によるウロビリノゲン，ビリルビン陽性かを知ることができます．
- 血清LDH，間接ビリルビン濃度上昇，血清ハプトグロビン低下により血管内溶血によるウロビリノゲン陽性かを知ることができます．　　（伊與田雅之，柴田孝則）

検査結果をアセスメントする　情報を分析・評価して実践しよう！

- ビリルビンは胆汁色素の主成分です．血清ビリルビンが2～3 mg/dL以上で尿中のビリルビンが陽性となります．
- ウロビリノゲンは腸でビリルビンが腸内細菌によって還元された無色の物質です．ウロビリノゲンの大部分は便によって排泄されますが（40～280 mg/日），少量（0.5～2.0 mg/日）は腎臓を経て尿中に排泄されます．
- ビリルビン陽性，ウロビリノゲンの増加および低下により肝・胆道系障害の有無を調べます．

◆患者の観察項目，判読のポイント
- 黄疸の有無，眼球結膜の黄染，倦怠感，掻痒感，発熱，食欲不振，便や尿の性状
- 黄疸をきたす疾患の鑑別や経過判定の参考にします．また，肝機能の評価として，

血液検査でAST，ALT，ALP，γ-GTなど，肝・胆道系酵素の測定を行います．

◆臨床症状
- 黄疸，眼球結膜の黄染，腹部膨満，悪心・嘔吐，食欲不振，倦怠感，掻痒感，発熱など

◆看護のポイント
- 肝臓の血流を増加させ，肝細胞の修復と庇護のために安静を保持し，ADL制限に対する援助を行います．
- 食事援助として，消化吸収がよく，ビタミンが豊富で，良質の蛋白質，低脂肪食を提供します．
- 皮膚の乾燥を避け，掻痒感が軽減できるよう清潔を保持します．
- 部屋の温度や湿度の管理を行い，不快感を緩和します．
- 便秘はビリルビンの再吸収を促進させ，またアンモニア生成や吸収を助長するので排便コントロールに努めます．

◆ピットフォール
- ウロビリノゲンは日内変動が大きいのが特徴です．夜間と午前中は少なく，午後2〜4時ごろに最も高くなるため，採取する時間を一定にする必要があります．

（戸室真紀子）

一般検査

ケトン体

urine ketone bodies

検査のポイント
- ☑ ケトン体は，脂肪分解時の中間代謝産物（アセト酢酸，β-ヒドロキシ酪酸，アセトン）の総称である．
- ☑ 糖質不足・代謝障害により，体内では脂質をエネルギー源とする結果，ケトン体が産生され，その一部は尿中に排泄される．
- ☑ 尿中ケトン体陽性となる代表的病態はコントロール不良の糖尿病である．

陽性 ↑

主な疾患
糖尿病

その他の疾患
エネルギー不足：過度のダイエット，下痢，嘔吐，妊娠悪阻

基準値　陰性（−）

検体の採取・取り扱い・保存上の注意点　検査をするまえに考えること
- ケトン体は揮発性で，細菌により分解されやすいので，新鮮尿を使用します．

何をみている？ どんなときに検査する？　検査の根拠を考えよう！
- 尿のスクリーニング検査として行います．
- 糖代謝異常や，糖の摂取・利用障害の有無を調べるために検査します．

なぜ異常値になるか？（異常値が出るメカニズム）　総合力をつけよう!!
- 糖尿病におけるインスリン不足やインスリン感受性低下により，エネルギー源として脂肪が利用されるため陽性になります．
- 過度のダイエット，下痢，嘔吐，妊娠悪阻などエネルギー不足をきたす状態では，エネルギー源として脂肪が利用されるため陽性になります．

関連する検査項目と併せて解釈すべき検査項目
- 空腹時血糖値，HbA1c，グリコアルブミンなどの測定で，糖尿病による陽性かを知ることができます．
- 血液ガス分析により，糖尿病性ケトアシドーシスの存在を確認することは重要です．

（伊與田雅之，柴田孝則）

検査結果をアセスメントする　情報を分析・評価して実践しよう！

- 糖分はエネルギー源として欠かせませんが，何らかの異常によって糖分を正しく消費できなくなると，糖の代用品として肝臓から産生されるのがケトン体です．ケトン体が存在することは何らかの疾患があることを意味し，その代表的疾患が糖尿病です．

◆患者の観察項目，判読のポイント
- 既往歴，薬剤の服用，インスリンの使用の有無，意識レベル，頭痛，腹痛，筋肉痛，下痢，嘔吐，疲労，無気力，興奮，水分出納，口渇，多飲，多尿，脱水，血糖値，酸塩基平衡など
- 尿中ケトン体は，手術後や発熱時，長期絶食後や激しい運動後，脂肪の過剰摂取や摂食障害でも陽性を示すことがあるため，患者の背景を把握しながら判読していきます．

◆臨床症状
- 糖尿病：意識低下，口渇，多飲，多尿，脱水，頻脈や血圧低下，高血糖
- 消化吸収障害・脱水・飢餓：食事摂取状況，腹痛，悪心・嘔吐，下痢，乏尿，るいそう

◆看護のポイント
ケトアシドーシス時のケア
- 安静：安静臥床を促します．
- 薬物療法：インスリン投与と副作用症状の観察，水・電解質の補給管理を行います．
- バイタルサイン，水分出納，意識状態，血糖値，検査データ（電解質，血液ガス）などの観察：全身状態を把握します．
- 患者家族への援助：不安の除去に努めます．

◆ピットフォール
- 糖尿病性ケトアシドーシスは緊急性が高く，致死的な状態になりうるため注意が必要です．糖尿病性ケトアシドーシスを疑った場合は，動脈血ガス分析にて代謝性アシドーシスの有無を確認しましょう．

（戸室真紀子）

一般検査

亜硝酸塩

nitrite

> **検査のポイント**
> - ☑ 食物に含まれる硝酸塩は消化管上部から吸収され，尿中に排泄される．
> - ☑ 硝酸塩は細菌（大腸菌などの腸内細菌に特異度が高い）により還元され亜硝酸塩となる．
> - ☑ 尿中亜硝酸塩は尿路感染症で陽性となる．

陽性 ↑

主な疾患
尿路感染症

基準値　陰性（−）

検体の採取・取り扱い・保存上の注意点　検査をするまえに考えること

- 尿放置により，細菌が増殖して偽陽性になることがあります．
- ビタミンCを多量に摂取すると偽陰性になることがあります．
- 硝酸塩が細菌により還元され亜硝酸塩になるには時間を要すため，早朝尿が望ましいです．

何をみている？ どんなときに検査する？　検査の根拠を考えよう！

- 尿のスクリーニング検査として行います．
- 膀胱炎などの尿路感染を疑うときに検査します．

なぜ異常値になるか？（異常値が出るメカニズム）　統合力をつけよう‼

- 硝酸塩は，細菌により還元され亜硝酸塩となるため，尿路感染症では陽性となります．
- 嘔吐やダイエットにより硝酸塩の摂取不足があると，尿路感染が存在していても陰性になることがあります．

関連する検査項目と併せて解釈すべき検査項目

- 尿中白血球や尿沈渣測定にて尿路感染症による陽性かを知ることができます．

（伊與田雅之，柴田孝則）

検査結果をアセスメントする　　情報を分析・評価して実践しよう！

- 食物（主に野菜）から硝酸塩とよばれる物質を摂取しています．この硝酸塩は主に消化管の上部から体内に吸収され，一部は唾液中に分泌されますが，ほとんどは腎臓から尿として排泄されます．膀胱炎などの尿路感染症のように尿中に細菌が繁殖していると，硝酸塩は細菌によって還元されて亜硝酸塩へと変化します．健常人の尿から亜硝酸塩は検出されません．

◆患者の観察項目，判読のポイント
- 尿中の亜硝酸塩の有無を調べることにより，尿路感染症であるかどうかがわかります．ただし，すべての細菌が，硝酸塩を亜硝酸塩に還元できるわけではないので，尿中の白血球や尿沈渣の結果と併せて判断します．
- 細菌が硝酸塩を亜硝酸塩に還元するためには4時間以上が必要なため，膀胱炎で頻尿などがあったり，膀胱内に尿が停滞している時間が短いと，亜硝酸塩に還元する時間が不十分のため，尿中に細菌が繁殖していても陰性を示すことがあります．

◆臨床症状
尿路感染症の場合
　発熱，腰背部痛，頻尿，排尿時痛，血尿，尿の混濁など

◆看護のポイント
尿路感染症の場合
- 水分制限がない限り，水分摂取を促し，排尿による尿路の清浄化をはかります．
- 外陰部の清潔を保持します．
- 腹痛や排尿時痛などの疼痛緩和をはかります．
- 抗菌薬投与を確実に行います．

◆ピットフォール
- ビタミンCが尿中に多量に存在すると，亜硝酸塩が尿中に存在していても，反応が阻害され偽陰性になるため，ビタミンCを多く含む食品の摂取がなかったか患者背景を確認しましょう．

（戸室真紀子）

潜　血

urine occult blood

> **検査のポイント**
> - ☑ 血尿，ヘモグロビン尿，ミオグロビン尿で陽性になる．
> - ☑ 尿潜血陽性の原因疾患として，糸球体腎炎，尿管結石などが多い．
> - ☑ 肉眼で血尿と判別可能なものを肉眼的血尿という．
> - ☑ 肉眼では判別不能だが鏡検で赤血球5個/1視野（×400）以上ある場合に顕微鏡的血尿という．

陽性

主な疾患
- **糸球体性**：糸球体腎炎，良性家族性血尿など
- **非糸球体性**：腎結石，腎癌など
- **尿路系**：尿路腫瘍，尿管結石，膀胱炎，前立腺炎など

その他の疾患
- **ヘモグロビン尿**：溶血性貧血，熱傷
- **ミオグロビン尿**：横紋筋融解症，手術後，ナットクラッカー症候群

基準値　陰性（−）

検体の採取・取り扱い・保存上の注意点　検査をするまえに考えること

- 月経中や月経終了数日後までは陽性になることがあるので，検査を避けるべきです．
- ビタミンCが多量に存在すると偽陰性になることがあります．

何をみている？ どんなときに検査する？　検査の根拠を考えよう！

- 尿のスクリーニング検査として行います．
- 腎疾患，泌尿器疾患を疑う場合，またはその経過観察のために検査します．

なぜ異常値になるか？（異常値が出るメカニズム）　統合力をつけよう!!

- 試験紙法にて赤血球中のヘモグロビンを検知し，尿潜血陽性となります．
- ミオグロビンも検知し，尿潜血陽性となります．
- ナットクラッカー症候群は左腎静脈が腹部大動脈と上腸間膜動脈に挟まれ内圧上昇の結果，血尿をきたす疾患です．
- 良性家族性血尿（菲薄基底膜症候群）は，糸球体基底膜の菲薄化のため血尿をきたす遺伝性疾患です．

関連する検査項目と併せて解釈すべき検査項目

- 尿沈渣で赤血球尿であるかを確認する必要があります．
- 潜血陽性で，沈渣で有意な赤血球数増加を認めない場合は，ヘモグロビン尿，ミオグロビン尿の可能性があります．
- 尿中赤血球変形率をみることで，糸球体性血尿（変形率高い），非糸球体性血尿（変形率低い）を判別できます．
- 尿沈渣で赤血球円柱，顆粒円柱などの円柱がみられれば糸球体疾患を考えます．

（伊與田雅之，柴田孝則）

検査結果をアセスメントする　　情報を分析・評価して実践しよう！

- 腎臓や尿管，膀胱に異常がある場合，尿中に赤血球が混入するため，その量により異常を判断します．
- 尿潜血検査は尿中に存在する赤血球，ヘモグロビン，ミオグロビンを検出します．

◆患者の観察項目，判読のポイント

- 血尿の有無と量，血尿の発現期と経過，および排泄のタイミング，排泄状態の把握，腹痛，排尿困難，発熱の有無，尿沈渣や血中クレアチンキナーゼ（CK）など他の検査との関連について情報収集します．
- 慢性腎臓病患者では，尿定性，尿沈渣を検査します．蛋白尿＋血尿であれば，糸球体腎炎の可能性が高くなります．
- 腎疾患以外で尿潜血陽性となる場合は，尿路結石，悪性腫瘍を考え，尿細胞診検査などの精査を検討します．

◆臨床症状

- 血尿，疼痛，排尿困難感，排尿時痛，残尿感，発熱

◆看護のポイント

- 安静や保温を行い血液循環速度を緩徐にして止血を促進させます．
- 刺激物やアルコールは出血を助長させるため禁止します．
- 炎症症状がある場合は，水分摂取を促し，排尿による尿路の清浄化をはかります．
- 外陰部の清潔を保ちます．
- 血尿が強い場合には，凝血による膀胱タンポナーデを起こし尿閉となりやすいのでカテーテルを留置し，指示により膀胱洗浄を行います．
- 尿路結石の場合には，排石状態を確認するために尿漉しを行います．

◆ピットフォール

- ビタミンCやテトラサイクリン系の抗菌薬の摂取では，出血があっても偽陰性になることがあるため，患者にこうした背景がないか確認しておく必要があります．

（戸室真紀子）

一般検査

尿沈渣

urinary sediment

検査のポイント

- ☑ 尿中に含まれる細胞成分や結晶を顕微鏡下に観察する.
- ☑ 糸球体,尿細管,膀胱の炎症により細胞成分が増加する.
- ☑ 代謝異常や尿管結石の原因となる成分の析出により結晶が出現する.
- ☑ 尿細管や集合管でゲル状の成分からなる円柱が出現する.
- ☑ 尿路感染症では膿尿が出現し,感染原因菌を観察することができる.

主な疾患（高）

赤血球（RBC）,白血球（WBC）の増加
 腎糸球体疾患：急性糸球体腎炎,急速進行性糸球体腎炎（RPGN）,ネフローゼ症候群
尿細管上皮や移行上皮の増加
 膀胱炎
顆粒円柱,赤血球円柱
 腎不全
細菌,炎症細胞,尿上皮の増加
 尿路感染症

基準値 RBC：1/HPF,WBC：5/HPF
 上皮細胞：1/HPF,硝子円柱：5/WF

検体の採取・取り扱い・保存上の注意点　〈検査をするまえに考えること〉

- 尿検体は時間経過とともに雑菌が増加します.
- なるべく採取後すぐの新鮮な状態で検査を実施します.
- 保存する場合は冷蔵保存とします.

何をみている？ どんなときに検査する？　〈検査の根拠を考えよう！〉

- 腎糸球体障害や尿路系に異常が考えられるときに尿によって運ばれた異常成分を検出することができ,尿路系を総合的に観察することができます.
- 代謝疾患などで体内に増加した成分が尿中に排泄されることで検出ができます.

なぜ異常値になるか？（異常値が出るメカニズム）　〈統合力をつけよう!!〉

- 尿路系に炎症反応があると炎症細胞の増加や上皮の剥離から尿中に増加します.

炎症が強く深部に起きるほど，小さな細胞や移行上皮の検出が増えてきます．
- 感染症があれば原因菌の検出ができます．
- 微量成分も尿の産生過程で濃縮され，量の増加により結晶成分などが析出してきます．
- 尿細管での分泌蛋白によるゲル状成分が尿圧により，円柱として尿中に検出されます．円柱の形成過程で尿中の成分が入り込み，赤血球円柱や顆粒円柱などとして検出されます．

関連する検査項目と併せて解釈すべき検査項目

- 簡便に検査ができる尿試験紙法検査と併せて実施することで迅速で詳細な検査ができます．
- 鏡検上検出ができなかった細菌も尿の培養検査を行うことで検出されることがあります．
- 血清尿素窒素（BUN）やクレアチニン（Cr）と併せて糸球体障害や腎機能検査を実施することで腎機能の状態を把握することができます．
- 血清アルブミン（Alb），血清総蛋白（TP）や尿中の蛋白を測定することでネフローゼ症候群の有無がわかります．
- 結晶が検出されたときには関連した血清検査を実施することで代謝異常や，増加している成分を判定することができます．

（安原　努）

検査結果をアセスメントする　　情報を分析・評価して実践しよう！

- 尿に含まれる固形成分を400倍率の顕微鏡で調べ，腎臓-尿路系の異常を判断します．沈渣の成分によって疑われる疾患が異なります．

◆患者の観察項目
- 他の尿検査（尿蛋白，尿潜血）の検査値を把握します．尿中に結晶がみられる場合があるので，服用している薬剤名を確認します．

◆判読のポイント
- 赤血球：赤血球の出現の原因として最も多いのは結石です．見逃してはならないのは悪性腫瘍などによる尿路系病変のため，尿路結石を疑う場合は，X線などの画像検査を行います．糸球体性血尿でないと判断した場合は，尿細胞診などにより泌尿器科的な検索を行います．
- 白血球：膿尿や白血球円柱の存在は，尿路の感染，炎症を示唆します．
- 円柱：円柱は，尿流の停滞や尿細管の閉塞により，血球や細胞成分が閉じ込められ蛋白がゲル状に排泄されたもので，腎実質の障害を示唆します．
- 上皮細胞：遠位尿細管より尿細管細胞が脱落したことを意味し，膀胱炎や腎盂腎炎など急性尿細管壊死の状態を示唆します．

- 結晶：シュウ酸塩，尿酸塩，リン酸塩，シスチン，アミノ酸，ビリルビンなどの結晶成分が尿中に排泄され，腎結石，急性肝炎，痛風などを示唆します．

◆**臨床症状**
- 腎・尿路疾患に伴う症状：叩打痛，排尿困難，排尿時痛，残尿感，発熱，腹部膨満，浮腫など

◆**看護のポイント**
- 炎症状がある場合には，水分摂取を促し，排尿による尿路の清浄化をはかり，尿路感染予防を行います．
- 結石が疑われる場合には，排石を確認するために尿漉しを行います．
- 尿の性状や量を確認し，経過を観察します．
- 食事内容を検討します．

（戸室真紀子）

一般検査

α_1-ミクログロブリン/β_2-ミクログロブリン

α_1-microglobulin/β_2-microglobulin

検査のポイント

- ☑ α_1-ミクログロブリン（α_1-MG）や β_2-ミクログロブリン（β_2-MG）は，アルブミンより小さな低分子蛋白である．
- ☑ 尿細管機能の低下により尿中に増加する．
- ☑ β_2-MG は組織適合性抗原（HLA）クラスⅠ抗原のL鎖として有核細胞に分布している．

主な疾患

尿細管機能障害が起きる疾患：尿細管性アシドーシス，多発性骨髄腫，ネフローゼ症候群，薬剤（抗菌薬など）や重金属（カドミウム，水銀，鉛など）による尿細管障害

基準値

α_1-MG：5 mg/日以下
β_2-MG：0.1 mg/日以下

検体の採取・取り扱い・保存上の注意点　検査をするまえに考えること

- β_2-MG は酸性尿下（pH 6.0 以下）で室温に放置すると減少します．
- α_1-MG は酸性尿下でも比較的安定しています．
- 保存する場合は－20℃に冷凍保存します．
- 中性にして保存できる場合は 4℃でも 2～3 日は保存することはできます．

何をみている？　どんなときに検査する？　検査の根拠を考えよう！

- 尿細管機能を推定できる検査です．尿細管機能障害が疑われるときに実施します．
- リンパ球や単球など免疫関連細胞には多く分布しているため，炎症や白血球の増加する疾患では，血液中の β_2-MG が増加します．

なぜ異常値になるか？（異常値が出るメカニズム）　統合力をつけよう!!

- 低分子蛋白なので，糸球体基底膜を容易に通過することができます．約 95％は尿細管で再吸収されるため，正常では尿中にはほとんど検出されません．
- 尿細管の再吸収障害が起きると尿中に増加します．
- 血液中に β_2-MG が増加すると糸球体に通過する量が増え，再吸収しきれなかった部分が尿中に出現・増加します．

← 関連する検査項目と併せて解釈すべき検査項目

- 血清 β_2-MG も測定することで免疫細胞の増加による尿中へのオーバーフローによるものとの鑑別ができます．
- β_2-MG とアルブミンのクリアランスの比を求めることで，糸球体性蛋白尿か尿細管性蛋白尿か判別することができます．

（安原　努）

検査結果をアセスメントする　　情報を分析・評価して実践しよう！

- α_1-MG と β_2-MG はいずれも低分子蛋白で，α_1-MG は主にリンパ球・肝臓で，β_2-MG は主に全身の細胞でつくられています．これらは，低分子のため腎糸球体基底膜を容易に通過して，ほとんどが尿細管で再吸収されます．腎尿細管に機能障害が起こると物質の再吸収ができなくなるため，尿中に α_1-MG や β_2-MG が増加します．したがって尿中の α_1-MG や β_2-MG は腎尿細管機能の指標として測定されています．

◆患者の観察項目，判読のポイント

- β_2-MG は，がんなどの悪性腫瘍や膠原病，ウイルス感染の場合にも増加し，これらの疾患は腎尿細管に異常がなくても尿中 β_2-MG が増加するため注意が必要です．β_2-MG は，酸性尿では蛋白分解酵素の作用を受け壊れやすいため，同時に尿 pH を確認しておく必要があります．そのため，欧米では尿中 α_1-MG の測定が一般的に行われています．

◆臨床症状

糸球体腎炎の場合

- 全身症状：血圧，浮腫，水分出納
- 排尿状態：排尿回数，尿量，尿の性状（色・血尿の有無）
- 服薬中の薬物の種類

◆看護のポイント

糸球体腎炎の場合

- 薬物療法に対し，適切に服用できるよう指導および管理を行います．
- 塩分制限食と規則正しく食事が摂取できるように指導します．
- 睡眠を十分とり，過度な疲労を避けるように安静を促します．
- 風邪などの感染予防を行います．

（戸室真紀子）

一般検査

N-アセチル-β-D-グルコサミニダーゼ

N-acetyl-β-D-glucosaminidase

検査のポイント
- ☑ N-アセチル-β-D-グルコサミニダーゼ（NAG）は近位尿細管上皮に存在する加水分解酵素である．
- ☑ 尿細管上皮の障害により尿中に逸脱してくる．
- ☑ 尿細管機能検査として使用する．

高 ↑

主な疾患
尿細管の障害される疾患：急性尿細管壊死，急性間質性腎炎，慢性間質性腎炎
尿路感染症：腎盂腎炎
糸球体障害：慢性糸球体腎炎，ネフローゼ症候群
糖尿病

基準値　1.6〜6.8 U/日，0.97〜4.17 U/L

低 ↓　腎実質の減少する慢性腎不全

検体の採取・取り扱い・保存上の注意点　〈検査をするまえに考えること〉
- NAGは比較的安定した酵素で冷蔵保存で2週間ほどは安定しています．
- 冷凍保存により長期保存も可能です．
- pHがアルカリでは活性が低下します．

何をみている？ どんなときに検査する？　〈検査の根拠を考えよう！〉
- NAGは体内に広く分布していますが，特に近位尿細管上皮に多く存在しています．
- 近位尿細管の障害が疑われたときに検査を実施します．
- 血液中のNAGについては臨床的な意義がまだ不明です．

なぜ異常値になるか？（異常値が出るメカニズム）　〈総合力をつけよう!!〉
- 近位尿細管障害で尿細管上皮が障害を受けると尿中に逸脱してきます．
- NAGは正常な糸球体基底膜を通過しませんが，糸球体障害があると尿中への排泄が増加します．
- 慢性腎不全などで障害を受ける尿細管上皮細胞が減少している場合，尿中NAG

の逸脱も減少し，基準値以下になります．

関連する検査項目と併せて解釈すべき検査項目
- 尿細管で再吸収されるβ₂-ミクログロブリン（β₂-MG）の測定結果と併せて考えることにより，詳細に腎尿細管の障害の推測ができます．

（安原　努）

検査結果をアセスメントする　情報を分析・評価して実践しよう！
- NAG は酵素の一つで，前立腺と腎臓にあり，なかでも近位尿細管に多く存在します．
- 糸球体・腎尿細管障害時に NAG が尿中に出現します．
- 腎移植後，薬物による腎・尿細管障害時の経過観察にも用いられています．

◆患者の観察項目，判読のポイント
- 高値の際に疑われる疾患は，尿中β₂-MG と同様のものが多く，β₂-MG との違いは，尿中β₂-MG が近位尿細管の機能障害を示すのに対し，NAG の増加は尿細管の破壊を示しています．
- 腎障害を疑う場合には，腎機能（BUN，Cr）を同時に評価する必要があります．

◆臨床症状
慢性腎不全の場合
- バイタルサイン：高血圧，呼吸困難感，不整脈，発熱
- 全身症状：水分出納，体重の増加，浮腫，食欲不振，悪心・嘔吐，倦怠感，脱力感，貧血症状
- 排尿状態：排尿回数，尿量，尿の性状（色・血尿），乏尿

◆看護のポイント
慢性腎不全の場合
- 食事の援助：十分なカロリー摂取と低蛋白，減塩食とします．
- 安静：規則正しい生活をさせ過度な疲労を避けるようにし，安静を促します．
- 高血圧の予防：精神的ストレスを除去し，降圧薬の服用を行います．
- 保温：寒冷刺激を避け，衣類を調整し保温を行います．
- 疼痛コントロールを行います．

◆ピットフォール
- 酸性尿（pH 4.0 以下），アルカリ尿（pH 8.0 以上）のときは活性が低下することにより低値となるので注意します．

（戸室真紀子）

一般検査

便潜血反応（FOBT）

fecal occult blood test

検査のポイント
- ☑ 大腸癌のスクリーニング検査の一つである．
- ☑ 大腸癌の多くは出血を伴うので，便に血液が混入している．
- ☑ この検査では便中に混入した血液を検出し，大腸での出血の有無を確認している．
- ☑ 出血が微量だと肉眼ではわかりにくいが，この検査では便に混じった微量な血液も検出できる．

陽性　主な疾患
大腸癌，大腸ポリープ，炎症性腸炎疾患，痔核

基準値　陰性（－）

検体の採取・取り扱い・保存上の注意点　検査をするまえに考えること

- 便の採取法には，便の表面をこすり取る方法とスティック状の採便棒を便に挿して取る方法があり，正確な結果を得るためにも容器に添付されている説明書に従って採取する必要があります．検診では1日1回ずつ2日間続けて採取する「2日法」が主流です．
- 便中のヘモグロビンは，室温では1週間経過すると元の値の50％以下になってしまいます．これでは陽性検体も陰性結果（偽陰性）となってしまう危険性があるので，採取したら早めに提出してもらうようにしましょう．

なぜ異常値になるか？（異常値が出るメカニズム）　統合力をつけよう!!

- 大腸から出血すると，便の中に血液が混入します．出血が多い場合には肉眼的血便となりますが，出血が少量の場合には肉眼的な変化に乏しく（潜血便），便潜血反応を行うことで出血の有無を診断します．陽性の場合，下部消化管内視鏡検査を行い出血の原因を確認する必要があります．

関連する検査項目と併せて解釈すべき検査項目

- 大腸癌は，早期の段階で治療を行えば高い確率で，完全に治すこと（治癒）ができます．しかし，大腸癌は早期の段階では，症状を自覚することはありません．そこで大腸癌の早期発見にはスクリーニングが不可欠です．

- 便潜血反応検査はその簡便性や低コストの面から，大腸癌スクリーニング法として広く普及しています．ただ問題点として，ポリープ状の隆起型を呈さない陥凹型や平坦型の早期がんでは，便潜血反応検査で陽性とならない場合が多く，見逃されてしまう可能性があります．また，痔核などの大腸癌ではない疾患でも陽性になる場合があり，留意が必要です．

（片岡伸一，工藤進英）

検査結果をアセスメントする　情報を分析・評価して実践しよう！

◆臨床症状と観察項目
- 消化器症状：胃部不快，腹痛，腹部膨満，腹部緊満，悪心・嘔吐など
- 排便状況：便の太さ，残便感，便秘，下痢，タール便の有無，量など
- 全身状態：バイタルサイン，貧血症状，歯肉出血や痔出血の有無，冷汗，めまい，四肢冷感など
- 他の検査との関連：ヘモグロビン（Hb），炎症反応など

◆判読のポイント
- 化学法：上部・下部消化管からの出血により陽性となりますが，肉食や鉄剤で偽陽性となるため，あらかじめ肉食などを制限する必要があります．
- 免疫法：下部消化管の出血を調べる検査です．ヒトのHbに特異的なので肉食や鉄剤に影響を受けにくい長所があります．
- 便の採取部位や量によって結果に差が生じやすいため，2日法を原則として行います．

◆看護のポイント
- 消化吸収のよい，消化管に負担をかけない食事内容としたり，絶飲食とします．
- 腹部冷罨法により腸の運動（循環促進）を抑制し，出血を抑制します．
- 保温（環境調整）や安静によりエネルギーの消耗を防ぎます．
- 感染症による出血が疑われる場合は，汚物処理や手洗いを確実に行い，感染経路を断ちます．

（戸室真紀子）

寄生虫・虫卵

parasite・helminth eggs

> **検査のポイント**
> - ☑ 糞便中の寄生虫の虫体や虫卵を検出する．
> - ☑ 日本では少なくなったが，海外では依然として多く，渡航によりいまだに患者はみかける．
> - ☑ 虫卵や虫体を顕微鏡下に検出する必要があるため検出技術が必要である．

陽性 **主な疾患**
回虫，鉤虫，広節裂頭条虫，無鉤条虫，蟯虫，日本住血吸虫，マンソン住血吸虫，ウエステルマン肺吸虫

基準値　陰性（−）

検体の採取・取り扱い・保存上の注意点　〈検査をするまえに考えること〉

- 糞便はなるべく新鮮な状態で顕微鏡下に観察する必要があります．
- 乾燥を避けて検体は保存します．
- 感染性の検体のため，採取容器の蓋を閉じるなど取り扱いには注意が必要です．

何をみている？　どんなときに検査する？　〈検査の根拠を考えよう！〉

- 消化管に寄生している虫であれば，虫卵を糞便中に排卵していることが多く，特徴的な虫卵を検出できます．
- 寄生虫の感染しやすい地域，主には海外への渡航歴や滞在期間が長い場合に実施します．
- 食事から感染することが多いので，生食や特殊な食事をとった場合は注意が必要

なぜ異常値になるか？　（異常値が出るメカニズム）　〈統合力をつけよう!!〉

- 寄生虫は宿主に寄生した後，終宿主であれば排卵を行います．特に消化管内に寄生する種が多く，糞便中に虫卵を検出することが多いです．
- 中間宿主である場合，産卵はしないが虫体が糞便中に検出されることもあります．

関連する検査項目と併せて解釈すべき検査項目

- 寄生虫感染では血中のIgEや好酸球の増加を認めることがあり確認します．
- 無鉤条虫では定期的な産卵活動を行っているわけではないので数回の検査を実施する必要があります．また産卵するタイプの寄生虫でも治療や検査で一時的

に休眠するものもあるので数ヵ月にわたって検査を実施する必要があります。
- 糞便中に虫卵が発見されますが，虫体自体は門脈に寄生する日本住血吸虫や肺に寄生するウエステルマン肺吸虫には関連部位の画像検査や肝酵素なども検査する必要があります．
- アニサキスなど本来ヒトに感染しない寄生虫やヒトが中間宿主であるエキノコックスでは産卵自体をしませんので，虫卵の検出はできませんが虫体を内視鏡検査や糞便検査から発見できます．

（安原 努）

検査結果をアセスメントする　情報を分析・評価して実践しよう！

- ヒトの消化管に寄生した虫卵，蠕虫（蟯虫，回虫，条虫，鉤虫，鞭虫など）の有無を調べます．症状が軽症から重症まで幅広いため，徴候を見逃さないことが重要となります．

◆患者の観察項目，判読のポイント
- 海外渡航歴や媒介となるペット飼育の有無を確認します．
- 栄養状態や食事の摂取状況を把握し，便の性状，全身状態，栄養状態，腹痛，下痢の症状がないかを観察します．

◆臨床症状

寄生虫名	主な症状
蟯虫	肛門周囲の痒み，痒みによる不眠，腹痛，リンパ節の炎症など
回虫	肺炎，消化・栄養障害，下痢，腹痛，腸閉塞，肝臓・胆管・胃に迷入し，腹腔に穿孔し急性腹症を起こす
条虫	腹痛，下痢，体重減少，貧血など
鉤虫	下痢，腹痛，嘔吐，貧血，めまい，動悸，息切れ，全身倦怠感，食欲減退など
鞭虫	粘血便，貧血，重篤の場合には直腸脱

◆看護のポイント
- 寄生虫はヒトの栄養物を吸収して成長し，また蠕虫は消化管壁を破るものもありますので，徴候を見逃さないことや感染させない（予防）看護を提供します．
- 指示により駆虫薬を投与し，便の性状や内容を観察します．
- 手洗いを励行し，下着や寝具の頻繁な交換を行い，清潔を保持します．
- 食品の洗浄や加熱処理を十分に行います．
- 消毒薬（フェノールやクレゾールなど）で排泄物の処理を確実に行い，感染拡大を防ぎます．
- 食事内容を検討し，栄養状態を改善させます．

◆ピットフォール
- 使用する駆虫薬が特殊であるため，熟練した医師の指導の下に行うことが重要です．

（戸室真紀子）

寄生虫・虫卵　49

一般検査

脳脊髄液検査（CSF）

cerebrospinal fluid test

検査のポイント
- ☑ 脳脊髄液は，脳室およびくも膜下腔を満たす無色透明な液体である．
- ☑ 脳脊髄液は脈絡叢にて産生され，総量は90〜150 mL，1日の産生量は約500 mLである．
- ☑ 中枢神経系に何らかの障害（出血，感染，炎症，腫瘍など）があれば，髄液に反映するため，脳脊髄液検査はきわめて重要な検査である．

高 ↑

主な疾患

外観の異常
- 血性：くも膜下出血など
- 混濁：細菌性髄膜炎など
- キサントクロミー（髄液が黄色調を呈している状態）：くも膜下出血（出血後1〜3週間）や結核性髄膜炎など

脳圧亢進（200 mmH$_2$O 以上）
- 腫瘍，水頭症，感染症（髄膜炎，脳炎）など

細胞数上昇
- リンパ球優位：ウイルス性髄膜炎
- 好中球優位：細菌性髄膜炎

蛋白上昇
- 神経系の炎症，出血，脱髄など

基準値
外観：無色透明，圧：60〜150 mmH$_2$O
細胞数：5 個/μL 以下，蛋白：15〜40 mg/dL
糖：45〜80 mg/dL（血糖の 1/2〜2/3）

脳圧低下（60 mmH$_2$O 以下）
- 脱水，髄液漏など

糖低下
- 細菌性・結核性・真菌性髄膜炎，がん性髄膜炎など

低 ↓

検体の採取・取り扱い・保存上の注意点　検査をするまえに考えること

- 著明な頭蓋内圧亢進が疑われるときは，脳脊髄液検査は禁忌です．検査前に必ず脳CTを施行し，眼底検査でうっ血乳頭がないことを確認します．頭蓋内圧亢進時に検査を行うと，脳ヘルニアによる呼吸停止の危険があります．また，穿

刺部に褥瘡がある場合も感染をひき起こすため禁忌です．
- 検査の合併症として，最も多いのが頭痛（髄液穿刺後頭痛）です．安静と十分な補液を行います．多くは数日以内に治まります．
- 検査は以下の手順で行います．
  - 検査前に禁忌がないことを確認し，頭痛などの合併症についての十分な説明を行います．
  - 検者に背を向けて側臥位をとらせ，両膝を抱えてもらいます．
  - ヤコビー線（左右の腸骨稜の最高点を結んだ線で，第4腰椎の目安）のあたりで穿刺部を定め，イソジン®で消毒します．
  - 清潔な手袋をはめ，穴あきシーツをかけます．
  - 穿刺部に局所麻酔をし，穿刺針を背中に垂直にやや頭側に向けて穿刺し，くも膜下腔まで進めます．髄液の流出を確認したら初圧を測定し，その後，髄液を滴下し採取します．患者の意識状態や痛みの有無を確認しながら行います．
  - 終圧を測定し，穿刺針を抜きます．検査後は約2時間安静にします．
- 検体は速やかに検査室へ搬送します．やむをえず保存する場合は，一般細菌，結核菌，真菌などを対象とする場合は冷蔵（4℃）保存とし，ウイルス分離・同定を目的とする場合は冷凍保存（−20℃以下）します．ただし，髄膜炎菌が疑われる場合は，室温で保存します．

何をみている？ どんなときに検査する？　検査の根拠を考えよう！

- 髄膜刺激徴候（項部硬直，頭痛など）を認めるときに行います．髄液の性状や細胞数・細胞分画から，髄膜炎，くも膜下出血などの診断を行います．
- 正常圧水頭症の診断のためには，髄液を約30 mL排除して，歩行障害や認知機能障害の改善の有無をみます．

なぜ異常値になるか？（異常値が出るメカニズム）　統合力をつけよう!!

- 感染やがん細胞の浸潤などを反映して，細胞数が上昇します．
- 神経の炎症や血液脳関門の破綻により，蛋白の上昇が起こります．
- 頭蓋内占拠性病変，脳浮腫，髄液通過障害などにより，脳脊髄液圧が亢進します．

関連する検査項目と併せて解釈すべき検査項目

- 細胞数が上昇し，髄膜炎が疑われるときは，併せて細胞分画，髄液糖の結果から原因を特定します．
- 多発性硬化症ではミエリン塩基性蛋白，クロイツフェルト・ヤコブ病では14-3-3蛋白など，特殊な蛋白を測定することもあります．

（谷川博人，河村　満）

👉 検査結果をアセスメントする　情報を分析・評価して実践しよう！

- 脳脊髄液は脳室と脊髄のくも膜下腔に存在する無色透明な液で，脳や脊髄に異常がみられると，髄液の性状や液圧が変化します．発熱など感染を示唆する徴候があり，かつ意識障害を伴うとき，神経疾患を疑うときやくも膜下出血が考えられるときに施行されます．

◆患者の観察項目
- 基準値の項を参照

◆判読のポイント

外観／圧
- 3本続けて血性であればくも膜下出血を考えます．ただし，血性が最初だけでその後薄くなるようであれば，穿刺時の血管損傷による出血が考えられます．
- 混濁であれば，髄膜炎が示唆されます．髄膜炎でも細菌性では混濁膿性，結核性であれば日光微塵，ウイルス性であれば水様透明と判断材料になります．
- 液圧は主に初圧で評価し，髄膜炎の評価時に参考にします．

細胞数
- くも膜下出血では赤血球が著しく増加します．
- 一般に細胞数が 10 個/μL 以上であれば明らかな増加であり，中枢神経系の炎症を示唆します．増加した細胞数のなかでも好中球が主体であれば細菌性髄膜炎，リンパ球が主体であればウイルス感染や寄生虫感染を考えます．

糖
- 髄液中で細胞が増殖すると糖を消費し髄液糖は減少します．糖が低下する病態として，細菌，結核，真菌，がん性髄膜炎を考えます．極端に低下しているときは細胞数が多い状況であるため，細菌性髄膜炎を考えます．

蛋白
- 血液と髄液は，血液-髄液関門により仕切られています．蛋白が増加する原因として，①血漿の蛋白量が増加する（免疫グロブリンが増加する多発性硬化症，ギラン・バレー症候群などの中枢神経疾患）場合と，②血液-髄液関門の破壊により血漿蛋白が流入し増加する（髄膜炎などの感染）場合の2つの状況を考えます．

バイタルサインの変化	意識障害，神経学的症状（瞳孔，対光反射，眼球運動異常，言語障害，知覚異常，運動異常） 収縮期血圧上昇，徐脈（頭蓋内圧亢進時）
頭蓋内圧亢進症状	頭痛，嘔吐，うっ血乳頭の三大症候 （うっ血乳頭：視神経乳頭の浮腫）
髄膜刺激症状	頭痛，悪心・嘔吐，項部硬直，ケルニッヒ徴候（仰臥位で股関節を屈曲させて膝の受動的伸展を行うと抵抗がみられる），ブルジンスキー徴候（仰臥位で頸部を前屈させると股関節および膝関節の屈曲がみられる）など

◆看護のポイント

頭蓋内圧亢進症状がある場合	①頭蓋内圧亢進症状・バイタルサインの観察 ②鎮痛薬の投与 ③安静時の体位の調整 ・頭部20°〜30°挙上し，頭蓋内の静脈還流を促し，内圧亢進を緩和する ・急激な頭蓋内圧の変化を避けるため，急激な体位変換を避ける ・頭部静脈の圧迫による頭蓋内圧の上昇を防ぐために頸部の屈曲・圧迫を防ぐ ④排便時の怒責は頭蓋内圧を亢進させるため，排便の調整を行う ⑤患者の苦痛や不安に対する対応，患者のストレスが緩和できるよう精神的ケアを行う
意識障害がある場合	①呼吸管理 ・酸素吸入や気道吸引，嘔吐時の誤嚥を防止するため側臥位をとる ・肺炎予防のための口腔ケア実施 ②誤嚥性肺炎や褥瘡予防のために体位変換を行う ③照明や騒音などの不要な刺激を避け，環境調整を行う ④転倒・転落の予防，カテーテルの自己抜去の予防を行う
日常生活への支援	①コミュニケーション手段の確立 ②残存機能を維持したADLの援助（ROM訓練，良肢位の保持） ③栄養状態を整え，摂取量の把握と管理を行う 　（経口摂取，経管栄養，経静脈栄養）

◆ピットフォール

● 髄液糖は血糖の1/2〜2/3程度であり，血糖により値は変化するため，血糖値と併せて判断します．

（戸室真紀子）

一般検査

胸　水

pleural fluid

検査のポイント

- ☑ 体内に貯留した液状物を針で採取し，分析する検査である．
- ☑ 超音波やCTガイド下に穿刺が行われることがある．
- ☑ 鏡検で白血球数や悪性細胞の有無，細菌の存在を確認する．
- ☑ 好中球の増多は細菌感染，リンパ球の増多は結核菌や真菌，ウイルス感染を示唆する．
- ☑ 悪性細胞や白血病細胞は，腫瘍の浸潤で認められる．
- ☑ 穿刺臓器により特徴的な指標が存在する．

主な疾患

漏出液
　うっ血性心不全，ネフローゼ症候群，肝硬変
滲出液
　結核性胸膜炎，悪性腫瘍の浸潤
膿性
　肺炎，肺化膿症，肺膿瘍
乳び性
　胸管の損傷

基準値　健常人では採取できるほど溜まってはいない

検体の採取・取り扱い・保存上の注意点　検査をするまえに考えること

- ●創部感染のおそれがあるので無菌的に採取します．
- ●採取時に血管を傷つけると，穿刺液に赤血球が混入するため，血性と誤判断されるおそれがあります．
- ●穿刺液の細胞成分は尿沈渣と同様，数時間で崩壊してしまうため，速やかに鏡検を行います．病理標本の場合は固定を，塗抹培養の場合は染色を可及的速やかに行います．

何をみている？ どんなときに検査する？　検査の根拠を考えよう！

- ●病的に貯留した場合のみ穿刺の対象になります．

← 関連する検査項目と併せて解釈すべき検査項目

- 単純X線撮影，超音波，CTなど画像診断で病変の証明，貯留液の量の評価をします．

（木村 聡）

検査結果をアセスメントする　情報を分析・評価して実践しよう！

- 胸水とは胸膜腔に存在する液体をさし，分泌と吸収のバランスが崩れたときに胸水が出現します．その性状や量，化学的数値（細菌培養や細胞診など）により疾病を診断します．

◆患者の観察項目，判読のポイント

- 「漏出性胸水」は，静脈圧と浸透圧のバランスが崩れ，胸水が漏れ出てくることをいい，心不全，腎不全，肝不全などの全身疾患を示唆します．
- 「滲出性胸水」は，局所的に炎症や腫瘍によって産生が増加し胸水が生じることをいい，腫瘍や肺炎などの疾患を示唆します．
- Lightの基準：①胸水総蛋白/血清総蛋白＞0.5
 　　　　　　　②胸水LDH/血清LDH＞0.6
 　　　　　　　③胸水LDH＞血清LDHの基準値上限の2/3

以上の一つでも陽性であれば滲出性胸水，すべて満たさなければ漏出性胸水と判断できます．

滲出液と漏出液の鑑別基準

	滲出液	漏出液
外 観	混濁	水様透明
比 重	1.018以上	1.015以下
リバルタ反応	陽性	陰性
蛋白濃度	4.0 g/dL以上	2.5 g/dL以下
線維素	多量	微量
細胞数	多い	少ない
フィブリノゲン	多い	少ない

注）医療機関・検査機関により基準値が異なることがあるため，必ず確認する．

◆臨床症状

- 胸水の量：性状，色調，臭気
- 呼吸状態：呼吸音の減弱・消失の有無，SpO_2や動脈血ガス分圧，呼吸困難，咳嗽の有無
- 気胸の症状：胸痛，呼吸困難，乾性咳嗽，発熱など
- 水分出納バランス，体重の変化

◆**看護のポイント**
胸水貯留に伴う呼吸困難がある場合
- 有効な換気を保持する体位（ファウラー位，起坐位，患側を下にした側臥位）の調整を行います．
- 換気を確保するために，酸素吸入や気道吸引などの処置を行います．
- 酸素消費を最小限にするための日常生活援助（身体の清潔ケア，食事援助，排泄援助）を行います．
- 呼吸困難は死への不安や恐怖を抱きやすいため，不安の傾聴や軽減につながるよう精神面への援助を行います．

◆**ピットフォール**
- 検査を行う際は，血小板減少時や凝固機能異常がないかを確認して行います．
- 胸腔穿刺で胸水を抜く場合には，急速に穿刺すると胸腔内圧の変化により静脈還流圧の影響を受け血圧が低下するため，連続したモニタリングが行える環境下で実施します．

〈戸室真紀子〉

腹水

ascites

検査のポイント

- ☑ 体内に貯留した液状物を針で採取し，分析する検査である．
- ☑ 超音波やCTガイド下に穿刺が行われることがある．
- ☑ 鏡検で白血球数や悪性細胞の有無，細菌の存在を確認する．
- ☑ 好中球の増多は細菌感染，リンパ球の増多は結核菌や真菌，ウイルス感染を示唆する．
- ☑ 悪性細胞や白血病細胞は腫瘍の浸潤で認められる．
- ☑ 穿刺臓器により特徴的な指標が存在する．

主な疾患

漏出液
うっ血性心不全，ネフローゼ症候群，肝硬変，門脈閉塞

滲出液
結核性腹膜炎，細菌性腹膜炎，がん性腹膜炎，急性膵炎

血性
がん性腹膜炎

乳び性
腹部のリンパ管閉塞，腹部外傷によるリンパ管損傷，フィラリア症

基準値 健常人では採取できるほど溜まってはいない

検体の採取・取り扱い・保存上の注意点 （検査をするまえに考えること）

- 創部感染のおそれがあるので無菌的に採取します．
- 採取時に血管を傷つけると，穿刺液に赤血球が混入するため，血性と誤判断されるおそれがあります．
- 穿刺液の細胞成分は尿沈渣と同様，数時間で崩壊してしまうため，速やかに鏡検します．病理標本の場合は固定を，塗抹培養の場合は染色を可及的速やかに行います．

何をみている？ どんなときに検査する？ （検査の根拠を考えよう！）

- 病的に貯留した場合のみ穿刺の対象になります．

関連する検査項目と併せて解釈すべき検査項目

- 単純 X 線撮影，超音波，CT など画像診断で病変の証明，貯留液の量の評価をします．

（木村　聡）

検査結果をアセスメントする　情報を分析・評価して実践しよう！

- 腹腔内に異常に貯留した液体のことをさし，何らかの疾患により静脈圧や門脈圧などの変化が生じることで腹水が生じます．
- 漏出性腹水（全身性）では，うっ血性心不全，ネフローゼ症候群，肝硬変が原因であり，滲出性腹水（局所的）では，腫瘍性，胸膜炎，胆囊炎，膵炎が原因となります．
- 腹水の原因として，肝硬変 81％，がん 10％，心不全 3％，結核 2％の割合でみられます．

◆ 患者の観察項目，判読のポイント

- 腹水と血清アルブミン（Alb）の比較が重要となります．
- 重要な式に SAAG（serum-ascites albumin gradient）［血清アルブミン−腹水アルブミン］があります．
- 「SAAG≧1.1 g/dL」であれば門脈圧が亢進して腹水が漏れ出ている状況と考えられ，肝硬変，アルコール性肝炎，うっ血性心不全，広範囲肝転移，収縮性心膜炎などが考えられます．
- 「SAAG＜1.1 g/dL」の場合，がん性腹膜炎，結核性腹膜炎，膵炎，ネフローゼ症候群などが考えられます．

腹水における滲出液と漏出液の鑑別基準

	滲出液	漏出液
外　観	○漿液性（肝硬変やうっ血性心不全） ○血性（外傷やがん性腹膜炎，急性出血性膵炎など組織の破綻で起こる） ○膿性（細菌や腸管破裂による腹膜炎） ○乳び性（外傷や悪性腫瘍などがリンパ管を破綻して起こる） ○胆汁性（腸管潰瘍や十二指腸潰瘍，胆囊の穿孔により腹腔内に胆汁が貯留して起こる）	
比　重	1.018 以上	1.015 以下
リバルタ反応	陽性	陰性
ルネベルク反応	陽性	陰性
蛋白質量	4 g/dL 以上	2.5 g/dL 以下

- 黄疸や消化管出血の有無を確認します．
- 血液生化学検査（AST/ALT，γ-GT，ALP，LDH，血清ビリルビン，アンモニア）の数値，体重・腹囲の状態，水分出納バランスを把握します．

◆臨床症状
- 腹部緊満，腹部膨満，悪心・嘔吐，食欲不振，呼吸困難，浮腫，水分出納の不均衡，腹囲および体重の増加

◆看護のポイント
腹水貯留時
- 利尿薬投与時には電解質異常に注意し，適切な薬剤投与を行います．
- 医師の指示により塩分・水分を制限，食事内容や回数を調整します．
- 腹部膨満を軽減できるよう，寝衣の工夫や腹部温罨法を行います．
- 腹水により横隔膜が挙上され呼吸困難が生じる場合は，ファウラー位や下肢を屈曲させた体位調整，酸素投与などの呼吸ケアを行います．
- 腹水により消化管臓器が圧迫されるため，腸蠕動が低下し便秘を起こしやすいため，摘便や浣腸などを実施し排便コントロールを行います．
- 腹部膨満により皮膚が脆弱化し傷つきやすいため，褥瘡予防や清潔ケアを行います．
- 腹水，浮腫に伴う歩行時のふらつきに注意し，転倒防止のための安全対策を実施します．

◆ピットフォール
- 検査時の看護では，腹水を穿刺する際に急速に穿刺すると血圧低下を認めたり，肝硬変患者であれば肝性脳症の増悪につながることがあるため，穿刺の速度・量に注意しながら，連続したモニタリングを行える環境下で実施します．

（戸室真紀子）

一般検査

心嚢液

pericardial effusion

検査のポイント

- ☑ 体内に貯留した液状物を針で採取し，分析する検査である．
- ☑ 超音波やCTガイド下に穿刺が行われることがある．
- ☑ 鏡検で白血球数や悪性細胞の有無，細菌の存在を確認する．
- ☑ 好中球の増多は細菌感染，リンパ球の増多は結核菌や真菌，ウイルス感染を示唆する．
- ☑ 悪性細胞や白血病細胞は腫瘍の浸潤で認められる．
- ☑ 穿刺臓器により特徴的な指標が存在する．

主な疾患

漏出液
　低蛋白血症
滲出液
　感染性心外膜炎
血性
　心タンポナーデ

基準値　健常人では採取できるほど溜まってはいない

検体の採取・取り扱い・保存上の注意点　検査をするまえに考えること

- 創部感染のおそれがあるので無菌的に採取します．
- 採取時に血管を傷つけると，穿刺液に赤血球が混入するため，血性と誤判断されるおそれがあります．
- 穿刺液の細胞成分は尿沈渣と同様，数時間で崩壊してしまうため，速やかに鏡検を行います．病理標本の場合は固定を，塗抹培養の場合は染色を可及的速やかに行います．

何をみている？ どんなときに検査する？　検査の根拠を考えよう！

- 病的に貯留した場合のみ穿刺の対象になります．

関連する検査項目と併せて解釈すべき検査項目

- 単純X線撮影，超音波，CTなど画像診断で病変の証明，貯留液の量の評価をします．血中BNP，NT-proBNPで心不全の評価を行います．

（木村　聡）

関節液

synovial fluid

> **検査のポイント**
> - ☑ 体内に貯留した液状物を針で採取し，分析する検査である．
> - ☑ 超音波やCTガイド下に穿刺が行われることがある．
> - ☑ 鏡検で白血球数や悪性細胞の有無，細菌の存在を確認する．
> - ☑ 好中球の増多は細菌感染，リンパ球の増多は結核菌や真菌，ウイルス感染を示唆する．
> - ☑ 悪性細胞や白血病細胞は，腫瘍の浸潤で認められる．

> **主な疾患**
> 細胞数が 2,000/μL を超える場合
> 　化膿性関節炎（10,000/μL 以上）→すぐにグラム染色，培養を行い菌種を同定する
> 　痛風→尿酸結晶を認める
> 　偽痛風→黄白色に混濁しており，偏光顕微鏡でピロリン酸カルシウムを認める
> 　関節リウマチ
> 　強直性脊椎炎
> 細胞数が 2,000/μL を下回る場合
> 　変形性関節症

基準値　無色透明（正常では通常，採取しない）

- ●培養検出菌：インフルエンザ桿菌，肺炎桿菌，淋菌が多く，術後ではブドウ球菌（特に MRSA，MRSE）が多い．

検体の採取・取り扱い・保存上の注意点　検査をするまえに考えること

- ●創部感染のおそれがあるので無菌的に採取します．
- ●採取時に血管を傷つけると，穿刺液に赤血球が混入するため，血性と誤判断されるおそれがあります．
- ●穿刺液の細胞成分は尿沈渣と同様，数時間で崩壊してしまうため，速やかに鏡検を行います．病理標本の場合は固定を，塗抹培養の場合は染色を可及的速やかに行います．

何をみている？ どんなときに検査する？　検査の根拠を考えよう！

- 病的に貯留した場合のみ，穿刺の対象になります．

関連する検査項目と併せて解釈すべき検査項目

- 痛風が疑われるときは，血中尿酸値を測定します．

（木村　聡）

検査結果をアセスメントする　情報を分析・評価して実践しよう！

- 正常な関節液の性状は淡黄色であり，関節疾患により，関節液の色，性状に異常所見がみられます．

関節液の色	関節液の性状	考えられる疾患
黄色（透明）	軽度混濁	変形性関節症
黄色～緑色	軽度混濁	関節リウマチ
灰色～血性	重度混濁	化膿性関節炎
黄色～乳白色	混濁	痛風
黄　色	軽度混濁	偽痛風

◆患者の観察項目，判読のポイント

- 関節液の性状により，痛風の疑いがある場合には，高尿酸血症となっていないか尿酸値を把握します．
- 症状がある場合は，左右対称性があるかどうか，外傷の有無，炎症や関節のこわばりを起こしているかを把握します．

◆臨床症状

- 関節痛，関節の腫脹，発熱，倦怠感，関節のこわばり

◆看護のポイント

- 炎症を起こしている場合には，アイシングを行います．
- 疼痛などの苦痛の緩和のために，適切な処置を行います．
- 関節痛により ADL が制限された場合には，必要な日常生活援助を行います．
- 尿酸値が高い場合は，プリン体を制限した食事を行います．

（戸室真紀子）

血液学検査

赤血球検査（赤血球数，Hb，Ht，網赤血球数）
red blood cell count, hemoglobin, hematocrit, reticulocyte count

検査のポイント
- ☑ 赤血球数，ヘモグロビン（Hb）は貧血，多血症の診断の指標として測定される．
- ☑ 網赤血球は赤血球の前段階の細胞で，骨髄の造血機能を反映する．
- ☑ 赤血球数，ヘモグロビン，ヘマトクリット（Ht）から求められる赤血球恒数（MCV，MCH，MCHC）は貧血の種類・原因を推測する指標である．

高 ↑

主な疾患
赤血球増加症：真性赤血球増加症などの骨髄増殖性腫瘍，続発性赤血球増加症

その他の疾患
相対的赤血球増加症：ストレス多血症，脱水など

基準値
赤血球数：（男性）400～550×10⁴/μL
　　　　　（女性）350～500×10⁴/μL
Hb：（男性）14.0～18.0 g/dL
　　（女性）12.0～16.0 g/dL
Ht：（男性）36.0～50.0%
　　（女性）34.0～46.0%
網赤血球数：0.5～1.5%

低 ↓ 種々の原因に基づく貧血

検体の採取・取り扱い・保存上の注意点　検査をするまえに考えること
- 採血後，抗凝固剤の EDTA-2K 入り血球数算定用採血管に入れ十分に転倒混和し，数時間以内に測定します．寒冷凝集素が出現して室温の採血管内で赤血球が凝集し正確な血球数算定ができない場合，再度37℃に加温して測定します．

何をみている？ どんなときに検査する？　検査の根拠を考えよう！
赤血球数，Hb，Ht の増減は，生理的な赤血球産生，循環・プール破壊に何らかの異常が生じた場合に認められます．
- 貧血に伴う症状（動悸，息切れ，易疲労感など）が認められた場合
- 嚥下困難，異味症，爪の変形（さじ状爪など）が認められた場合（鉄欠乏性貧

血）
- ふらつき，しびれ，不安感など神経・精神症状が認められた場合（巨赤芽球性貧血など）
- 黄疸，黄褐色尿（尿ウロビリノゲンの増加）が認められた場合（溶血性貧血）
- 点状出血，鼻出血，血尿，過多月経が認められた場合（再生不良性貧血，骨髄異形成症候群，急性白血病）
- 顔面紅潮，チアノーゼが認められた場合（赤血球増加症）
- 血管閉塞性障害が認められた場合（ストレス多血症）

なぜ異常値になるか？（異常値が出るメカニズム） 統合力をつけよう!!

- Hb値の減少（貧血）や赤血球減少は，大きく以下の機序で生じます．
  - 急性出血が生じた場合：消化管出血，過多月経，大動脈解離など
  - 造血必須因子の欠乏により骨髄での無効造血が生じた場合：鉄欠乏性貧血，巨赤芽球性貧血
  - 赤血球寿命が短縮し骨髄造血の亢進で補えない場合：溶血性貧血
  - 骨髄で赤血球産生の低下が生じた場合：再生不良性貧血，赤芽球癆
  - 造血器腫瘍のため骨髄で赤血球産生の低下が生じた場合：急性白血病，多発性骨髄腫，骨髄異形成症候群
  - その他：慢性疾患（炎症，悪性腫瘍）に伴う貧血（鉄利用障害），腎性貧血（エリスロポエチン不足），骨髄抑制のある物の摂取による貧血（アルコール，鉛中毒）
- Hb値の増加や赤血球増加は，大きく以下の機序で生じます．
  - 赤芽球系細胞が腫瘍性に増殖する病態（真性赤血球増加症などの骨髄増殖性腫瘍）
  - 低酸素状態（高地，先天性心疾患，肺疾患など）では，腎臓でのエリスロポエチン産生が増加し，赤血球産生が亢進します．
  - 脱水，ストレス多血症では，相対的に血漿成分が減少するため，単位体積中の赤血球数，Hb濃度は増加します．

（中牧　剛）

検査結果をアセスメントする　情報を分析・評価して実践しよう！

- 貧血では，組織の酸素不足から創傷治癒遅延などのリスクが高くなります．ふらつきから転倒のリスクも高くなります．

◆患者の観察項目，判読のポイント
- 赤血球，Hb，Htの検査結果から多血症と貧血の症状観察を行います．

高値
- 脱水の有無と程度，ストレスの有無，激しい下痢，嘔吐の有無，熱傷の程度を

観察します．

低値
- 動悸，めまい，息切れ，立ちくらみ，皮膚・粘膜の蒼白，頭痛の有無を観察します．

◆臨床症状

高値
- 胸痛，呼吸困難，頭痛，のぼせ，めまい，耳鳴り，鼻出血，出血傾向，掻痒，チアノーゼ

低値
- 身体的所見として，黄疸（溶血性貧血），貧血様眼瞼結膜，舌炎，爪の変形，神経症状（悪性貧血），反射の消失が出現する可能性があります．

◆看護のポイント

- 食事：栄養状態の維持または改善に努めます．無理な食事制限を行っていないか確認します．
- 安静：貧血を認めた場合には，酸素消費量を抑えるようにしADLの援助を行います．活動を行う場合には，動悸，めまい，息切れが出現しないように休息をとりながら行うように指導を行います．
- 出血予防：採血や出血を伴う検査後には確実に止血されたことを確認します．
- 脱水予防：水分出納バランスを観察し，脱水状態に陥らないように水分の補給を行います．
- 転倒防止のためにベッド周囲の環境整備を行うことや，移動や移送の際にはストレッチャーや車いすを使用します．

（小松崎　渚）

血液学検査

白血球検査（白血球数，白血球分類）
white blood cell count, leukocyte classification

検査のポイント
- ☑ 白血球には，顆粒球（好中球，好酸球，好塩基球），リンパ球，単球がある．
- ☑ 白血球の分類を行うことで，白血球増減の原因を推測することができる．
- ☑ 白血病では，芽球をはじめとする未熟球が末梢血に増加する．

主な疾患

高

好中球増加
細菌感染症，悪性腫瘍，骨髄増殖性腫瘍，炎症性疾患，薬物（エピネフリン，糖質コルチコイド）

好酸球増加
寄生虫感染，アレルギー疾患，骨髄増殖性腫瘍（特発性好酸球増加症候群；HES）

好塩基球増加
骨髄増殖性腫瘍（慢性骨髄性白血病；CML）

単球増加
炎症性疾患（結核など），骨髄増殖性腫瘍（単球性白血病）

リンパ球増加
ウイルス感染（伝染性単核球症など），慢性リンパ性白血病

基準値
白血球数：3,500〜9,000/μL
白血球分類：分葉核好中球（38.0〜58.0％）
桿状核好中球（2.0〜13.0％），
好酸球（0〜7.0％），好塩基球（0〜1％），
リンパ球（27.0〜47.0％），単球（2.0〜8.0％）

好中球減少
造血器疾患（再生不良性貧血，骨髄異形成症候群など），ウイルス感染，抗腫瘍薬投与後，薬物アレルギー，自己免疫疾患，脾腫

リンパ球減少
全身性エリテマトーデス（SLE），悪性リンパ腫，HIV感染，副腎皮質ステロイド投与

低

検体の採取・取り扱い・保存上の注意点　検査をするまえに考えること
- ●白血球数は採血後2〜3時間以内で測定することが望ましく，白血球像は採血

後3～4時間以内に塗抹標本を作製します．flow cytometry（FCM）による血液像の観察は，微細な形態異常を評価できないことがあります．

🔍 何をみている？どんなときに検査する？　検査の根拠を考えよう！

● 末梢血での白血球数の増減は，末梢血液中での絶対数の増加，分布異常を反映しています．細菌・ウイルス感染や炎症性変化が疑われる場合，白血病などの血液疾患が疑われる場合，抗腫瘍薬投与後などで検査します．

📈 なぜ異常値になるか？（異常値が出るメカニズム）　統合力をつけよう!!

● 白血球のなかで主体となる好中球は，①骨髄で産生され，②末梢血液を循環，③組織に分布，④脾臓などで処理されます．その時間は，それぞれ①10日間，②6～8時間，③4～5日程度とされていて，白血球数の変動はこれらのいずれもが関係します．
● 白血球増加をきたす主な病態とその機序
　・細菌感染：補体，複数のサイトカイン（G-CSF，TNFなど）による骨髄での好中球の産生と末梢血液への放出の増加
　・ストレス，組織損傷，薬物（エピネフリン，糖質コルチコイド）：末梢血液，組織への分布の変化
　・白血病：腫瘍性の顆粒球（あるいはリンパ球）の産生
　・脾機能低下：脾臓への滞留の減少
● 白血球減少をきたす主な病態とその機序
　・グラム陰性桿菌感染，ウイルス感染：骨髄での好中球の産生の減少，末梢血液中での分布の変化
　・薬物（抗腫瘍薬など），アルコール：好中球の産生の減少，成熟障害（アレルギー機序）
　・造血器疾患（再生不良性貧血，骨髄異形成症候群など）：好中球の産生の減少，無効造血
　・自己免疫疾患：骨髄での好中球の産生の減少，末梢血液中での分布の変化
　・脾機能亢進：脾臓への滞留の増加

（中牧　剛）

👆 検査結果をアセスメントする　情報を分析・評価して実践しよう！

● 白血球の増加を認め，さらに好中球，リンパ球の増加を確認した場合，何らかの感染症を疑い，発熱や咳などの症状の観察，創部や尿の性状，口腔内などに炎症所見がないか確認します．また，尿道カテーテルや中心静脈カテーテル類が挿入されている場合には，カテーテル感染を疑い抜去することも考慮します．白血球数が20,000/μLを超え，好中球の増加を認めた場合には，細菌感染が広

がり敗血症を起こしているか，慢性骨髄性白血病を疑い，患者のケアにつなげます．

患者の観察項目

白血球数の増加	①バイタルサイン ②炎症徴候：発赤，腫脹，熱感，疼痛 ③精神的，肉体的ストレスの程度 ④感染経路の確認 ⑤出血の有無と程度 ⑥喫煙歴
白血球数の減少	①バイタルサイン ②感染症の徴候（発熱，咳など） ③薬物使用の有無と種類（抗がん剤，抗生物質の使用，解熱鎮痛薬の使用） ④放射線治療の内容と障害の程度 ⑤種類ある白血球ごとの増加，減少により疑われる疾患を予測しその症状の観察を行う

◆**患者の観察項目，判読のポイント**
- 白血球増加症では感染症の可能性が最も高いが，その際にはC反応性蛋白や赤血球沈降速度など，急性炎症性刺激によって上昇する検査項目も併せて判読していきます．

◆**看護のポイント**
- 好中球が減少したときには感染症に対する注意が必要です．
- 白血球数が1,000/μL以下で好中球が500/μL以下の場合には，日和見感染として弱毒菌に感染しやすく，感染すると遷延したり重症となります．白血球数が減少している患者をケアする場合には，感染対策が必要です．
- 薬物の副作用で好中球が減少することがあるため，薬物治療中の患者では注意が必要です．
- 各種カテーテル類の管理は清潔操作で取り扱い，長期間の留置を避けるようにします．
- 創傷部は適切な処置を行い感染徴候の観察を行います．
- 高熱が持続する場合は，脱水防止のために水分補給を行います．

◆**ピットフォール**
- 白血球の検査では，数の変化だけでなく白血球の分画を確認することが重要となります．
- 妊娠8ヵ月ごろには上昇し，分娩後正常に戻ります．また，副腎皮質ステロイドホルモンの投与を受けている患者では，正常値の2～3倍にまで上昇するので，患者にこうした背景がないか把握しておく必要があります．

（小松崎　渚）

血液学検査

血小板数

platelet count

検査のポイント
- ☑ 白血球,赤血球とともに血球成分の一つであり,成分のなかで最も小さい.
- ☑ 骨髄の巨核球より産生され止血機構の重要因子である.
- ☑ 低下すると出血しやすくなり,逆に著増すると血栓ができることがある.
- ☑ 血小板機能異常をきたす先天性疾患がある.

主な疾患（高）
- 骨髄増殖性疾患：慢性骨髄性白血病，真性赤血球増多症，本態性血小板血症，骨髄線維症
- 反応性血小板増加：慢性炎症性疾患，悪性腫瘍，出血

基準値　15万～35万/μL

主な疾患（低）
- 腫瘍性血液疾患：急性白血病，骨髄異形成症候群
- 非腫瘍性血液疾患：特発性血小板減少性紫斑病，再生不良性貧血，血栓性血小板減少性紫斑病

その他の疾患
- 播種性血管内凝固症候群，肝硬変，ウイルス感染症，血球貪食症候群

検体の採取・取り扱い・保存上の注意点 ― 検査をするまえに考えること

- 自動血球計測器で血小板減少と判定されたら，抗凝固剤EDTAによる偽性血小板減少がありますので，血液塗抹標本で血小板凝集がないかを確かめましょう．そのときはクエン酸やヘパリンの抗凝固剤を用いて行いましょう．
- 採血時に時間がかかると，採血管で血液が凝固し血小板減少となります．採血後は速やかに採血管を攪拌しましょう．

何をみている？ どんなときに検査する？ ― 検査の根拠を考えよう！

- 出血傾向の原因として一番頻度が高いので，出血素因の検査に有用です．
- 紫斑，鼻出血，歯肉出血，血尿などがみられたら検査を行いましょう．
- 一般に外力が加わらない限り，血小板3万/μL以上では紫斑はできません．1万/μL以下になると，消化管出血や脳出血の危険性があります．
- 血小板150万/μL以上では，血栓の素因になることもあります．

なぜ異常値になるか？（異常値が出るメカニズム）　統合力をつけよう!!

血小板減少
- 骨髄での巨核球産生低下があります（再生不良性貧血，白血病）．
- 骨髄で巨核球は産生されていますが無効造血で低下します（骨髄異形成症候群）．
- 脾臓では免疫学的機序による血小板破壊（特発性血小板減少性紫斑病），血管内での血小板消費（播種性血管内凝固症候群）や血管内皮障害による血小板破壊（血栓性血小板減少性紫斑病）があります．
- 脾臓で血小板がpoolされて起きます（肝硬変）．
- 骨髄，脾臓などでマクロファージが血小板を貪食すると起きます（血球貪食症候群）．

血小板増加
- 骨髄の巨核球の増加と，血小板生成が旺盛なため起こります．

関連する検査項目と併せて解釈すべき検査項目

- 末梢血血液検査，凝固検査（FDP），骨髄検査，超音波で脾腫の有無から，血小板減少の機序を推定できるでしょう．
- 貧血，白血球増加や減少，異常細胞の出現などがみられたら，早期に骨髄検査が必要です．
- 先天性血小板機能異常症の診断には，血小板機能検査が必要です．　　　（森　啓）

検査結果をアセスメントする　情報を分析・評価して実践しよう！

- 血小板数が高値になると血液が凝固しやすくなり，血栓形成の危険性が高まります．

◆臨床症状と観察項目
増加：血栓症の疾患の有無とその程度の観察
- 脳梗塞の有無：意識状態と麻痺出現と程度
- 心筋梗塞の有無：胸痛の有無と程度
- 四肢の小動脈血栓：四肢のしびれ，疼痛の有無と程度

減少：出血傾向の確認
10万/μL以下で止血に時間がかかる，3万/μL以下で臓器出血の危険性
- 皮膚，粘膜などの出血の有無とその程度
- 疾患の有無と程度
- 治療内容の把握
- 薬物の使用状況

◆看護のポイント

増加
- 水分の補給を十分に行い脱水を予防します．
- 四肢のしびれの訴えがある場合には部位や程度，いつから始まったのか確認し医師に報告を行います．
- 胸痛が出現した場合にはただちに医師に報告し，バイタルサインの確認や十二誘導心電図の検査を行います．

減少
- 看護ケアの際に皮膚や粘膜に傷をつくらないように十分注意します．
- 血小板5万/μL以下では，皮下注射や筋肉注射は原則として禁止です．
- 消化管出血や泌尿器の出血には便，尿からの潜血反応を確認します．
- 血圧測定のときの加圧はゆっくりと行い1回で済ませるようにします．
- 駆血は短時間とし，服の上から締めるようにします．
- 採血後には圧迫を十分に行い，止血の確認を行います．
- 身体を締め付けない緩やかな衣類を選択するように指示します．
- 圧迫や外傷を避ける，血圧の上昇を避けるなどの出血の予防を行います．
- 点状出血，鼻出血，血尿・血便，脳出血に伴う頭痛などの出血徴候の早期発見に努めましょう．
- 出血に伴う血圧低下など全身状態を観察しましょう．

（小松崎　渚）

造血関連物質（エリスロポエチン，トロンボポエチン）

erythropoietin, thrombopoietin

検査のポイント

- ☑ エリスロポエチン（EPO）は骨髄での赤血球造血を刺激する造血因子で，主として腎臓で産生される．体内の酸素濃度の低下があれば産生は増加，逆に酸素濃度の増加があれば産生は低下する．生体内での赤血球造血の状態を知るうえで有用である．
- ☑ トロンボポエチン（TPO）は骨髄での血小板造血を刺激する造血因子で，主として肝臓で産生される．骨髄巨核球数が血清 TPO に影響を与える．骨髄巨核球数減少を伴う血小板減少では増加する．血小板減少の病態を知るうえで有用であるが，現時点で一般臨床検査に採用されてはいない（研究的に測定されている）．
- ☑ EPO は赤血球数・ヘモグロビン（Hb）濃度・網赤血球数と，TPO は血小板数・幼若血小板数との関連で評価すべきである．

高 ↑

主な疾患

血清 EPO 高値
　再生不良性貧血，赤芽球癆，二次性赤血球増加症（先天性心疾患，肺疾患）
血清 TPO 高値
　骨髄抑制を伴う血小板減少（抗がん剤投与後など）

その他の疾患

血清 EPO 高値
　貧血（鉄欠乏性貧血，骨髄異形成症候群など），EPO 産生腫瘍
血清 TPO 高値
　骨髄不全症候群（再生不良性貧血など）

基準値　血清 EPO：4.2～23.7 mU/mL
　　　　　血清 TPO：7～99 pg/mL

血清 EPO 低値
　真性赤血球増加症，腎性貧血
血清 TPO 低値
　肝障害（肝硬変など）

血清 EPO 低値
　二次性貧血（慢性炎症，悪性腫瘍など）

低 ↓

検体の採取・取り扱い・保存上の注意点 / 検査をするまえに考えること

- 採血後，冷蔵保存し長期保存時には凍結します．
- 血清 EPO に性差，年齢差はありません．妊婦では高値となり，日内変動を示し夜間に高値を示します．

🔍 何をみている？どんなときに検査する？　検査の根拠を考えよう！

- 血清 EPO は，赤血球造血の状態を知るうえで有用な指標です．原因の明らかでない貧血あるいは赤血球増多の鑑別診断に用います．
- 血清 TPO は，原因の明らかでない血小板減少の鑑別診断に用います．

🔧 なぜ異常値になるか？（異常値が出るメカニズム）　統合力をつけよう!!

①血清 EPO が異常値となるメカニズム

- 血清 EPO は貧血の程度に応じて高値となります．低酸素状態ではフィードバック機構が働き EPO の産生が亢進し高値となります．骨髄で赤芽球系細胞が減少している場合（再生不良性貧血など），貧血の程度に不釣合いな増加を認めます．その機序は明らかではありません．
- EPO 産生腫瘍（腎腫瘍，肝細胞癌など）では，腫瘍細胞由来の EPO のため血清 EPO は高値となり赤血球数は増加します．
- 腎不全では腎臓での EPO の産生が低下し，貧血の程度に応じた血清 EPO の増加が認められません．類似の病態は続発性貧血でも認められます．
- 真性赤血球増加症など腫瘍性に赤血球系細胞が増加している場合，ネガティブフィードバック機構が働き EPO の産生は抑制され低値となります．

②血清 TPO が異常値となるメカニズム

- 肝臓での TPO 産生は一定で，血清 TPO 濃度は血小板や骨髄巨核球表面の c-mpl（TPO 受容体）への結合・消費に影響されます．そのため骨髄で巨核球数が減少している血小板減少症では血清 TPO が高値を示します．一方，骨髄で巨核球数が正常または増加している血小板減少（特発性血小板減少性紫斑病；ITP）では血清 TPO は増加しません．血清 TPO と幼若血小板（網血小板）比率を用いた ITP の診断基準案が作成されています．
- 肝硬変では血清 TPO 濃度が減少している症例があり，肝硬変で認められる血小板減少の一因と考えられています．

⬅ 関連する検査項目と併せて解釈すべき検査項目

- 幼若血小板

（中牧　剛）

✋ 検査結果をアセスメントする　情報を分析・評価して実践しよう！

- エリスロポエチン：骨髄での赤血球造血を刺激するホルモンです．腎臓で産生されるため腎機能の低下によりエリスロポエチンの分泌が減少し，造血能力が低下することで貧血になります．

- トロンボポエチン：血小板の生成作用に関与します．

◆**臨床症状**
- 易疲労，動悸，めまい，息切れ，食欲不振，頭痛，頻脈，顔色不良，爪色不良，浮腫
- エリスロポエチン：貧血については赤血球検査の項参照
- トロンボポエチン：皮下出血（点状出血または紫斑），歯肉出血，鼻出血，下血，血尿，頭蓋内出血なども起こりえます．これらの出血症状は何ら誘因がなく起こることが多く，軽微な外力によって出血しやすくなります．

◆**観察項目**
- 血小板数の項参照

◆**看護のポイント**
- 赤血球検査，血小板数の項参照

（小松崎　渚）

コラム／周産期の検査

HBV・HCV

■ HBV

　輸血・血液製剤，性行為，母子感染などによって感染します．母子感染率は約30％程度であり，1985年よりB型肝炎母子感染防止事業により妊婦のスクリーニングを行い，児の感染リスクに応じた感染予防策がとられています．HBV母子感染様式の約90％が産道感染です．母子感染児は無症候性に経過しますが，キャリアになる可能性が高いです．HBVの母乳感染はかなりまれであると考えられるため，基本的には授乳の禁止はしません．出生児には抗HBsヒト免疫グロブリンを出生後48時間以内に投与し，また予防のために生後2，3，5ヵ月にHBワクチンを投与します．

■ HCV

　輸血・血液製剤，母子感染などによって感染します．特に最近はほとんどが母子感染です．母子感染率は約10％程度です．原則として母乳は可能であるため，基本的には授乳の禁止はしません．感染経路は産道感染や経胎盤感染のため，ウイルス量が高値の場合，帝王切開のほうが経腟分娩よりもHCV母子感染率が低いという報告もあります．妊婦へのインターフェロン治療の有効性は不明で，流産を誘発する可能性があるため，母体へのインターフェロン治療は望ましくありません．

（佐藤陽子）

血液学検査

溶血に関する検査（Coombs 試験，Ham 試験）

coombs' test, Ham test

> **検査のポイント**
> - ☑ 赤血球が何らかの理由でその寿命を待たずに壊されることを溶血とよぶ．
> - ☑ 溶血の原因は大きく赤血球自体にある場合と赤血球以外にある場合に分けられる．また遺伝性にも後天性にも生じる．
> - ☑ 溶血の原因検査として Coombs 試験，赤血球浸透圧脆弱性試験，Ham 試験がある．

陽性 ↑

主な疾患

Coombs 試験陽性
　自己免疫性溶血性貧血

赤血球浸透圧脆弱性試験亢進
　鉄欠乏性貧血，サラセミア

Ham 試験陽性
　発作性夜間ヘモグロビン尿症

赤血球浸透圧脆弱性試験減弱
　自己免疫性溶血性貧血（急性期）

その他の疾患

Coombs 試験陽性
　赤血球不規則抗体が出現している場合（間接 Coombs 試験陽性）

Ham 試験陽性
　CDA Ⅱ型（congenital dyserythropoietic anemia type Ⅱ）

赤血球浸透圧脆弱性試験減弱
　遺伝性球状赤血球症，遺伝性楕円赤血球症

基準値
　Coombs 試験：陰性（－）
　赤血球浸透圧脆弱性試験：Parpart 法
　　新鮮血　溶血開始点（HSP）：0.50 ～ 0.45% NaCl
　　　　　　溶血完了点（HEP）：0.30 ～ 0.20% NaCl
　　24 時間孵置血
　　　　　　溶血開始点（HSP）：0.70 ～ 0.60% NaCl
　　　　　　溶血完了点（HEP）：0.40 ～ 0.20%
　Ham 試験：陰性（－）

検体の採取・取り扱い・保存上の注意点 ― **検査をするまえに考えること**

- 高γグロブリン血症を認める病態では，免疫グロブリンが非特異的に赤血球に結合し Coombs 試験が陽性になることがあります．

🔍 何をみている？ どんなときに検査する？　検査の根拠を考えよう！

- 何らかの理由で病的な溶血が生じていることが推定された場合に，これらの検査を選択して行います．検査所見では網赤血球増加を伴う貧血，球状赤血球の出現，間接ビリルビンの増加，血清 LD（LDH）の増加，尿ウロビリノゲン増加（黄褐色尿），ヘモグロビン尿などが，身体所見では黄疸や脾腫が注意する所見です．遺伝性疾患では，溶血性貧血の家族歴がある場合に検査します（遺伝性球状赤血球症など）．

🏹 なぜ異常値になるか？（異常値が出るメカニズム）　統合力をつけよう!!

- 免疫性溶血性貧血では，感作された赤血球上には異常な数の免疫グロブリンや補体が結合しているため，直接 Coombs 試験が陽性となります．
- 表面積/体積の減少した赤血球（球状赤血球など）は浸透圧抵抗が減弱し，正常より高張な生理食塩水の中で溶血を生じます（浸透圧抵抗が減弱）．遺伝性球状赤血球症に限らず球状赤血球が出現する場合には異常となります．
- 発作性夜間ヘモグロビン尿症（PNH）は，赤血球の補体に感受性が高くなり血管内溶血を生じる疾患です．睡眠時には血液の pH が酸性になり，補体は赤血球に結合（吸着）しやすくなります．Ham 試験は試験内の pH を酸性化することで溶血を惹起します．一般に PNH 赤血球が 5％以上存在したときに陽性となります．

⬅ 関連する検査項目と併せて解釈すべき検査項目

- CD59 陰性赤血球の検出　　　　　　　　　　　　　　　　　　　　（中牧　剛）

✋ 検査結果をアセスメントする　情報を分析・評価して実践しよう！

- Coombs 試験は，赤血球が不完全抗体で感作されていないかを検査するものです．輸血による溶血性副作用，新生児溶血性貧血（Rh 不適合妊娠による），自己免疫性溶血性貧血において，感作されている不完全抗体は赤血球の溶血や凝集の原因となります．陽性となると ABO 式以外の血液型も合致させて輸血しなくてはならなくなります．

（小松崎　渚）

血液学検査

骨髄穿刺検査

bone marrow puncture test

検査のポイント

- ☑ 新生児では長管骨を含め全身の骨髄組織で造血が行われているが，成人での主な造血部位は扁平骨や脊椎の骨髄である．
- ☑ 骨髄穿刺塗抹標本では骨髄細胞の形態観察を，病理組織標本では造血細胞の比率，がん細胞の転移の有無や骨髄の線維化などを評価する．
- ☑ 穿刺部位として胸骨より腸骨穿刺が第一選択とされている．骨髄生検は腸骨穿刺で行い，胸骨穿刺ではできない．加齢などで生じる生理的な脂肪化の影響は腸骨骨髄で顕著である．

増加

主な疾患

骨髄系細胞が増加
慢性骨髄性白血病，その他の骨髄増殖性腫瘍

赤芽球系細胞が増加
巨赤芽球性貧血，溶血性貧血など

血液細胞の形態異常（異形成）が認められる疾患
骨髄異形成症候群

血液幼若細胞が増加する疾患
急性白血病など

血液系の異常細胞が認められる疾患
多発性骨髄腫，悪性リンパ腫，血球貪食症候群

その他の疾患

血液系細胞以外の異常
がんの骨髄転移

基準値
骨髄有核細胞数：10〜25万/μL
骨髄細胞 M/E 比：1.5〜3.3/μL
骨髄巨核球数：50〜150/μL
骨髄像：成書を参照

減少

骨髄系細胞や赤芽球系細胞が減少
再生不良性貧血，赤芽球癆，骨髄線維症（線維細胞の増加）

検体の採取・取り扱い・保存上の注意点　検査をするまえに考えること

- ●侵襲性を伴う検査であり，代替可能な方法はないかを考え，十分な説明と検査同意を得た後に行います．
- ●骨髄穿刺・骨髄生検は，血小板減少や出血傾向を認めた場合（特発性血小板減少性紫斑病や急性白血病）でも行います．血小板減少など出血傾向のある場合，

穿刺後の止血状態を十分確認する必要があります．血友病では，血液凝固因子製剤を補充しない状態での骨髄穿刺や骨髄生検は禁忌とされています．
- 染色体検査，細胞抗原検査，遺伝子検査など付随検査が必要な場合，それぞれに適切な検体提出方法を選択します．
- 骨髄穿刺時に吸引不能（dry tap）であった場合，骨髄生検が必要です．

🔍 何をみている？ どんなときに検査する？　　検査の根拠を考えよう！

- 骨髄造血の状態を骨髄細胞の数や形態から推測する検査です．また造血細胞以外の病的細胞の有無（がんの骨髄転移など）も調べることができます．
- 以下のような場合に検査を行います．
  - 反応性変化としては説明できない血球数の変化（増多あるいは減少）が認められた場合
  - 末梢血液に異常細胞が認められた場合（白血病細胞や形態異常を示す血液細胞など）
  - 生理的には骨髄でしか認められない細胞（赤芽球，前骨髄球より幼若な顆粒球，巨核球など）が末梢血液で認められた場合
  - がんの骨髄転移が疑われた場合（肺癌，乳癌など）
  - 著しい免疫不全状態（HIV感染など）で，細菌学的検査では明らかにできないが，播種性の結核症が疑われた場合

✏️ なぜ異常値になるか？（異常値が出るメカニズム）　　統合力をつけよう!!

- 成人では造血は骨髄でのみ行われるため，種々の血液異常の病態を骨髄細胞の形態，病理組織構築から診断できます．
- 骨髄穿刺検査でがん細胞を認めた場合，がんの骨髄転移と確定診断されます．
- 骨髄液の培養で結核菌が検出される場合があります．また骨髄病理組織に乾酪結節（結核結節）を認めた場合，播種性の結核感染症と診断されます．

← 関連する検査項目と併せて解釈すべき検査項目

- 骨髄シンチグラフィー

（中牧　剛）

👆 検査結果をアセスメントする　　情報を分析・評価して実践しよう！

- 骨髄穿刺検査は，血液検査での異常や悪性腫瘍の浸潤が疑われるときに施行されます．結果により確定診断が行われるので，その結果を受けて必要な看護を行う必要があります．

骨髄穿刺検査を必要とする患者の観察項目

各種データ	白血球（WBC，RBC，PLTなど），血液像，出血時間など
貧血症状の観察	皮膚・口唇・眼球粘膜の蒼白，心拍数の増加，動悸，息切れ，微熱，めまい，頭痛，倦怠感，四肢冷感など
出血傾向の観察	紫斑，粘膜出血，下血，喀血，月経過多，脳内出血
感染徴候の観察	感染徴候，呼吸器感染（咳嗽，喀痰，咽頭痛，呼吸困難），尿路感染（排尿時痛，残尿感，尿混濁，頻尿，腰背部痛），消化器感染（下痢，腹痛，食欲不振），口腔内感染，創部やライン刺入部の感染徴候

◆患者の観察項目，判読のポイント
- バイタルサインの変化
- 検査中の意識レベル，疼痛の有無，下肢のしびれや放散痛，頭痛，悪心・嘔吐，表情，顔色
- 骨髄液吸引による迷走神経反射によるショック症状（冷感，悪心・嘔吐，血圧低下）の有無
- 穿刺部の観察（止血状況，皮下出血の有無，髄液漏出や感染徴候の有無）

◆看護のポイント
- 目的や方法を説明して不安の軽減をはかり患者に協力を得ます．
- 体位の調整
- 局所麻酔，穿刺の介助を行います（麻酔時の観察ポイント：ショック症状の有無，呼吸・心停止，意識レベルの変化，けいれんの有無，眠気や悪心・嘔吐の有無，蕁麻疹の有無）
- 患者からは見えない位置で処置が実施されているため，進行状況を適宜患者に説明します．
- 検査後は30分程度の安静が必要となることを説明します．
- 検査当日の入浴は禁止となります．

（小松崎　渚）

> コラム

妊婦のヘモグロビン濃度，ヘマトクリットの基準値

■検査のポイント

ヘモグロビンは，赤血球のなかにあり，ヘムという色素とグロビンという蛋白質で構成されています．酸素と結合する性質をもち，酸素を運搬する役割を担っています．

ヘマトクリットとは，血液中の赤血球の割合を示す値です．

基準値

妊婦のヘモグロビン濃度（g/dL）
妊娠初期（～15週）： 11.5～13.5 　妊娠中期（16～27週）：10.7～12.5 妊娠後期（28～42週）：10.5～12.3

妊婦のヘマトクリット（%）
妊娠初期（～15週）： 34.2～40.0 　妊娠中期（16～27週）：31.8～37.0 妊娠後期（28～42週）：31.7～37.1

高値で考えられる疾患：脱水（妊娠悪阻，妊娠高血圧症候群，下痢，嘔吐），真性多血症

低値で考えられる疾患：鉄欠乏性貧血，出血による貧血，慢性炎症による貧血，再生不良性貧血，白血病，播種性血管内凝固症候群（DIC）

検体の採取・取り扱い・保存上の注意点

妊娠中はヘモグロビン濃度，ヘマトクリットは低下します．妊娠中は週数が経つにつれ，低下していきます．採血管には抗凝固剤（EDTA塩）が入っていますので，血液が凝固しないように，検体採取後は採血管を数回転倒混和する必要があります．

何をみている？　どんなときに検査する？

妊娠中は貧血になりやすいため，妊婦健診を通して3回ほど検査し，鉄欠乏性貧血の有無を調べます．分娩中に多量の出血が想定される場合は，分娩前に検査をします．分娩中，分娩後に多量の出血があった場合は，貧血の程度を調べるため検査します．

なぜ異常値になるか？　（異常値が出るメカニズム）

妊娠悪阻は水分摂取が不可能になるため，脱水傾向になります．下痢，嘔吐も，体内の水分が消失するため，脱水傾向になります．脱水になると，血液が濃縮するため，ヘモグロビン濃度，ヘマトクリットが上昇します．

妊娠高血圧症候群では，血管透過性の亢進，低蛋白血症から血管内脱水に至るため，ヘモグロビン濃度，ヘマトクリットが上昇します．

体内で赤血球がつくられる過程では，鉄が必要になるため，鉄が欠乏す

ると貧血になります．妊娠中は循環血液量が増加するうえに，鉄の需要が増大するため，鉄欠乏性貧血になりやすくなります．

　慢性炎症（関節リウマチやがん）では，赤血球産生が障害されるため，貧血になります．また，DIC では，血管内で血液が凝固するため，貧血になります．再生不良性貧血，白血病では，ヘモグロビン濃度，ヘマトクリットだけでなく，白血球，血小板も低下します．

関連する検査項目と併せて解釈すべき検査項目

　　ヘマトクリット（Ht）÷ 赤血球数（RBC）＝ 平均赤血球容積（MCV）
　　ヘモグロビン濃度 ÷ ヘマトクリット（Ht）＝ 平均ヘモグロビン濃度（MCHC）

　MCV，MCHC から，赤血球の大きさやヘモグロビン濃度による貧血の分類をすることができます．

小球性低色素性貧血（MCV ≦ 80　MCHC ≦ 30）：
　　鉄欠乏性貧血，炎症に伴う貧血
正球性貧血（80 ＜ MCV ≦ 100　30 ＜ MCHC ≦ 35）：
　　出血による貧血，再生不良性貧血，白血病
大球性貧血（100 ＜ MCV　30 ＜ MCHC ≦ 35）：
　　ビタミン B_{12} 欠乏（悪性貧血，胃切除術後など），葉酸欠乏

〔大場智洋，市塚清健，関沢明彦〕

血液学検査

出血時間

bleeding time

検査のポイント
- ☑ 皮膚に一定の深さと幅の傷をつくり，出血が止まるまでの時間を測定する検査である．
- ☑ 血小板の因子（血小板数と血小板機能）と血管壁の因子が関与する．
- ☑ 出血の予測（術前検査）や血小板機能異常のスクリーニングとして施行されることがある．

延長

主な疾患	その他の疾患
血小板減少症（血小板減少性紫斑病など），血小板機能異常症（von Willebrand 病，Bernard-Soulier 症候群，血小板無力症），Osler 病	骨髄増殖性腫瘍（原発性血小板血症など），抗血小板薬服用，尿毒症，貧血

基準値 Duke法（耳朶）：1〜5分，Ivy法（前腕）：3〜10分

検体の採取・取り扱い・保存上の注意点　検査をするまえに考えること

- Duke法（耳朶）：耳朶前面に消毒ずみのメスで切創をつくり，30秒ごとに濾紙へ血液を付着させて止血に至るまでの時間を測定します．
- Ivy法（前腕）：上腕にマンシェットを巻き加圧し（40 mmHg），前腕屈側で，静脈をさけて切創をつくりDuke法と同様に止血までの時間を測定します．
- Duke法の場合，毛細血管の収縮（冷気に曝されるなどで）が結果に影響することがあります．Ivy法のほうが再現性はよいですが，傷痕が残ることもあり注意が必要です．

何をみている？ どんなときに検査する？　検査の根拠を考えよう！

- 血小板の異常あるいは，血管壁の異常のための出血性素因の有無をスクリーニングします．

なぜ異常値になるか？（異常値が出るメカニズム）　統合力をつけよう!!

- 毛細血管の損傷は，第一段階として損傷部位での血小板血栓の形成で修復されます（一次止血とよびます）．出血時間はこのプロセスを検査するものです．
- 毛細血管壁が脆弱であったり（Osler病），血小板の働きが不十分で血小板血栓が正常にできない場合に延長します．von Willebrand 因子は血小板粘着能に関

与するため，その異常で出血時間は延長します．アスピリンなどの抗血小板薬を血栓予防のために内服している場合には延長します．尿毒症では血小板機能が障害されていて出血時間が延長することがあります．

関連する検査項目と併せて解釈すべき検査項目
- 血小板機能（凝集能，粘着能）検査

（中牧　剛）

検査結果をアセスメントする
情報を分析・評価して実践しよう！

血小板・凝固スクリーニング検査成績と疾患

血小板	出血時間	APTT	PT	FDP	一次的にすべき診断
減少	正常	正常	正常	正常	血小板減少症
正常	延長	正常	正常	正常	von Willebrand病，血小板機能異常症
正常	正常	延長	正常	正常	内因系凝固異常（血友病など）
正常	正常	正常	延長	正常	外因系凝固異常
減少	延長	延長	延長	増加	DIC，肝障害，X・V・II・I因子欠損

（猪狩淳，他編：標準臨床検査医学　第3版．医学書院，p79，2006より引用）

◆患者の観察項目，判読のポイント
基準値
- Duke法（耳朶）：1～5分
- Ivy法（前腕）：3～10分

延長がある場合
- 止血機構に問題があると考えます．止血機構とは，血管が損傷して出血すると，損傷部分に血栓が形成され止血されます．その仕組みを止血機構とよびます．
- 止血機構には，一次止血，二次止血，線溶系が働くことで影響を受けます．
- 一次止血は血小板が関与し，二次止血は凝固系因子が関与します．

◆臨床症状
出血の種類と部位
- 血小板の異常：鼻出血，口腔内出血，皮膚の点状出血・紫斑
- 凝固系の異常：関節内出血，筋肉内出血

◆看護のポイント
- 血友病の場合，関節内出血を続発すると関節腫脹や可動域制限に対して疼痛を伴うため，痛みの程度を評価していきます．
- 身体の可動域にも影響するため，転倒などに注意しましょう．
- 硬くて粗い食物による外傷や不十分な口腔衛生に伴う口腔粘膜の傷害防止に努め，口腔ケアを十分に行い，口腔内の観察も実施します．
- 身体の状態や遺伝子伝達，環境内の危険因子，出血コントロールのための緊急処置についてアセスメントが必要となります．

（百石仁美）

血液学検査

PT/APTT

prothrombin time/activated partial thromboplastin time

検査のポイント

- ☑ 血管外の組織因子の刺激により，あるいは異物面と接触することで凝固機転が生じる．前者は外因系凝固，後者を内因系凝固とよばれる．
- ☑ プロトロンビン時間（PT）は，外因系凝固機転を反映するスクリーニング検査である．
- ☑ 活性化部分トロンボプラスチン時間（APTT）は，内因系凝固機転を反映するスクリーニング検査である．
- ☑ PT・APTTは主に凝固因子の減少などを鋭敏に検出する目的で行われる *in vitro*（試験管内で）の検査である．そのため，必ずしも体内での凝固状態を直接反映するものではない．

延長

主な疾患

PT 延長
肝障害（肝硬変，劇症肝炎など），播種性血管内凝固症候群（DIC），ワルファリン内服，ビタミンK欠乏症

APTT 延長
血友病（遺伝性，後天性），凝固阻害物質（インヒビター），ヘパリン投与，経口抗凝固阻害薬内服時

その他の疾患

PT 延長
先天性凝固因子異常症（Ⅱ，Ⅴ，Ⅶ，Ⅹ）

APTT 延長
先天性凝固因子異常症（VWF，Ⅱ，Ⅴ，Ⅷ，Ⅸ，Ⅺ，Ⅻ）

基準値　PT：70％以上（活性値），10〜12秒（時間），
　　　　　　PT-INR：0.9〜1.1
　　　　　　APTT：25.0〜45.0秒

- ● PTの測定結果は時間（秒）で示した場合，用いる試薬，機器により異なります．PT-INR（prothrombin time-international normalized ratio；プロトロンビン時間国際標準比）はそれらの違いに影響されない指標で，ワルファリンのモニタリングに使われます．

検体の採取・取り扱い・保存上の注意点　検査をするまえに考えること

- ● 3.2％のクエン酸Na：静脈血＝1：9の抗凝固血漿を用います．原則として採血当日に測定します．採血当日に測定できない場合は−80℃に凍結保存します．
- ● 凝固阻害薬（ワルファリン，ヘパリン，トロンビン阻害薬）のモニタリングを目的として検査を行う場合，その結果はそれぞれの投与（内服）時刻，投与法

- などを確認しておく必要があります.
- ヘパリンロックを使用しているルートからの検体では，APTT は延長します.

何をみている？ どんなときに検査する？　検査の根拠を考えよう！

- PT，APTT は血液凝固機転に関与する因子の活性が低下しているか検査し，出血傾向の原因を推測する検査です.
- 以下の病態で検査します.
  - 出血傾向（紫斑，鼻出血，血尿，筋肉・関節内出血など）が認められた場合
  - 出血を伴う手術前，出産前
  - 病的な血栓症が認められた場合〔抗リン脂質抗体症候群，DIC を疑う場合（PT の延長は DIC の診断基準項目です）〕
  - 肝硬変の重症度の指標（Child-Pugh score）
  - 抗凝固薬投与中のモニタリング〔ワルファリン（PT-INR），ヘパリン（APTT），トロンビン阻害薬（APTT）〕

なぜ異常値になるか？（異常値が出るメカニズム）　統合力をつけよう!!

- 外因系・内因系凝固にかかわる凝固因子の減少で延長しますが，単一の因子の活性低下では一般に 25% 以下とならないと PT，APTT は延長しません.
- 外因系凝固に関与する因子（Ⅰ，Ⅱ，Ⅴ，Ⅶ，Ⅹ）は肝臓で合成されるため PT は肝細胞障害で延長します.
- ワルファリンはビタミン K 依存性に肝臓で合成される凝固因子（Ⅱ，Ⅶ，Ⅸ，Ⅹ）の産生を抑制するためそのモニタリングに使われます．特に半減期の短いⅦ因子の減少を鋭敏に反映します.
- 内因系凝固に関与する因子（Ⅷ，Ⅸ）の活性低下があると APTT が延長します．von Willebrand 病ではⅧ因子の安定化が障害されるため，APTT が延長します.
- ヘパリンは Xa，トロンビンを標的として作用するため，投与中は APTT が延長します.
- 凝固因子などに対する阻害物質（インヒビター，抗体）が出現している場合，PT，APTT は延長します.

関連する検査項目と併せて解釈すべき検査項目

- TT（トロンボテスト），HPT（ヘパプラスチンテスト）

（中牧　剛）

検査結果をアセスメントする
情報を分析・評価して実践しよう！

◆患者の観察項目，観察のポイント
- PTは外因系，APTTは内因系の凝固機能を知る検査であるため，2つの検査結果から欠乏する因子がわかります．

◆臨床症状
- 出血傾向：全身性と局所性に分かれます．点状出血，斑状出血，関節血腫，鼻出血，血尿など
- 肝機能障害：自覚症状としては，遅く出現します．食欲不振，嘔気，倦怠感，腹水，黄疸など

◆看護のポイント
ビタミンK欠乏症
- 肝硬変や劇症肝炎など肝機能障害が基礎疾患として存在する場合，身体の安静（特に食後1時間以上）が必要です．
- 便秘を回避するため，線維質の食事を心がけるよう患者指導をしましょう．

血友病
- 出血時間の項参照

（百石仁美）

血液学検査

フィブリノゲン

fibrinogen

> **検査のポイント**
> - ☑ フィブリノゲン（凝固第Ⅰ因子）は血液凝固系の最終反応物で肝臓で生成される．トロンビンの作用を受けてフィブリンとなる（フィブリン血栓，凝固血栓とよばれる）．
> - ☑ フィブリノゲンの減少は出血傾向を，フィブリノゲンの増加は血栓傾向を生じる．

高 ↑
主な疾患：感染症（炎症性変化に伴い増加），悪性腫瘍
その他の疾患：妊娠

基準値　200〜400 mg/dL

低 ↓
肝障害（肝硬変，劇症肝炎），播種性血管内凝固症候群（DIC），一次線溶亢進状態，抗がん薬投与時（L-アスパラギナーゼ）
先天性無フィブリノゲン血症

検体の採取・取り扱い・保存上の注意点　検査をするまえに考えること

- 3.2％のクエン酸Na：静脈血＝1：9の抗凝固血漿で検査します．原則として採血当日に測定します．採血当日に測定できない場合は−80℃に凍結保存します．

何をみている？　どんなときに検査する？　検査の根拠を考えよう！

- フィブリノゲンの増減は出血・血栓傾向に関連します．
- 以下の病態で検査します．
    ・DICを疑うとき
    ・原因の明らかでない出血あるいは血栓症が疑われたとき

なぜ異常値になるか？　（異常値が出るメカニズム）　統合力をつけよう!!

- 産生の異常：フィブリノゲンは肝臓で産生される急性期反応蛋白です．炎症反応に応じて増加し，また肝細胞障害が顕著な場合は減少します．
- 消費の異常：フィブリノゲンは一次線溶（フィブリノゲンが直接分解される状態をさします）と二次線溶（フィブリン形成を経て分解される状態をさします）．いずれの状態でもフィブリノゲンは減少します．前者は血液中に過剰のプラスミン活性が生じたときに認められ，ある種の悪性腫瘍やプラスミノゲンアクチベーターを用いた線溶療法の際に生じます．後者はDICで生じます．

関連する検査項目と併せて解釈すべき検査項目
- FDP，Dダイマー

（中牧　剛）

検査結果をアセスメントする
情報を分析・評価して実践しよう！

◆患者の観察項目，判読のポイント
フィブリン形成
- 血小板による一次血栓は不安定で，剥がれやすい．そこで血液凝固機序が起こり，フィブリン線維の網が一次血栓を覆って強化し，修復作業が行われます．フィブリン生成には2つの過程があります．
    ①第Ⅻ凝固因子から反応が始まる内因系過程
    ②組織因子から始まる外因系過程
- 内因系も外因系も，途中でラインは合流しフィブリンを形成します．
- 血管内皮が損傷を受けると，凝固ラインにスイッチが入り，凝固因子が活性化されフィブリンを生成します．

◆臨床症状
Von Willebrand 病
- Ⅰ型：量的に低下があります．
- Ⅱ型：質的に異常があります．
- Ⅲ型：完全欠損
- 血小板は正常ですが，粘着性が低下します．
- 小児期より粘膜出血（鼻出血，歯肉出血，消化管出血）や皮下出血（紫斑病）を繰り返します．
- 出血時間は延長，第Ⅷ（フィブリン安定因子）活性低下約60％，APTTが延長します．
- 家族歴があります．
- Ⅰ型とⅡ型の一部では，デスモプレシンが有効です．

◆看護ポイント
- 硬くて粗い食物による外傷や不十分な口腔衛生に伴う口腔粘膜の傷害防止に努め，口腔ケアを十分に行い，口腔内の観察も実施します．
- 消化管出血を伴いますので，便の性状を追跡していきます．
- デスモプレシンを使用する場合，抗利尿ホルモンであるため，尿量に注意します．

（百石仁美）

血液学検査

FDP/D ダイマー

fibrin/fibrinogen degradation products/D dimer

検査のポイント

- ☑ 線溶を評価する検査である．線溶は凝固にひき続いて生じる血栓の溶解反応である．
- ☑ FDP（フィブリン/フィブリノゲン分解産物）は一次線溶（フィブリノゲン分解）または二次線溶（フィブリン分解）に由来する産物をさす総称である．
- ☑ D ダイマーは二次線溶の結果生じた安定化フィブリンの分解産物をさす．

主な疾患
FDP，D ダイマー高値
播種性血管内凝固症候群（DIC）
FDP が D ダイマーに比較し高値
一次線溶亢進を示唆．悪性腫瘍，肝硬変，血栓溶解療法

その他の疾患
FDP，D ダイマー高値
各種の血栓症（動脈瘤，深部静脈血栓症），巨大血管腫

基準値 FDP：5 μg/mL 未満，D ダイマー：1.0 μg/mL 以下

検体の採取・取り扱い・保存上の注意点 （検査をするまえに考えること）

- 3.2％のクエン酸 Na：静脈血＝1：9 で抗凝固血漿を用います．原則として採血当日に測定します．採血当日に測定できない場合は−80℃に凍結保存します．

何をみている？ どんなときに検査する？ （検査の根拠を考えよう！）

- FDP，D ダイマーはいずれも線溶を評価する検査です．
- 以下の病態で検査します．
  - 特にその増加は DIC の診断基準項目となっています．DIC を疑うときあるいはその診断・スコアリングをするとき
  - 原因の明らかでない出血傾向や血小板減少を認めるとき
  - 何らかの血栓症準備状態あるいは血栓症が疑われるとき

なぜ異常値になるか？ （異常値が出るメカニズム） （統合力をつけよう!!）

- FDP はフィブリノゲンおよびフィブリン分解の亢進を示します．
  - フィブリノゲンの分解（一次線溶）は血液中に過剰のプラスミン活性が生じたときに認められ，悪性腫瘍やプラスミノゲンアクチベーターを用いた線溶療法の際に生じます．

- 二次線溶は DIC，各種血栓症に伴って認められ，FDP，D ダイマーの両者が増加します．

関連する検査項目と併せて解釈すべき検査項目
- 可溶性フィブリンモノマー複合体，TAT（トロンビン・アンチトロンビン複合体，PIC（プラスミン・α_2 プラスミンインヒビター複合体）

（中牧　剛）

検査結果をアセスメントする
情報を分析・評価して実践しよう！

◆患者の観察項目，判読のポイント
FDP，D ダイマーの示すサイン
- 線溶系検査の FDP，D ダイマーの上昇は線溶系の亢進を示唆し，主な疾患として DIC があげられます．
- DIC の初期段階では，微小血栓の形成が起こり，FDP の変動は少ないですが，DIC が進行し，凝固因子の消耗とともに FDP，D ダイマーが増加します．
- DIC のケアは基礎疾患の治療と併行し，特徴となる症状の進行やその予防，重症度に合わせたケアを行うことが大切です．

◆臨床症状
- 線溶亢進に伴う出血傾向
- 線溶抑制に伴う血栓傾向

◆看護のポイント
出血傾向の対応
- 出血傾向は，発症直後では末梢側に多く認め，患者の ADL が自立している場合，四肢を動かした場合にできる点状出血を認めます．
- 増悪していくと，臀部や大腿部，背中など床上安静時での圧迫に伴う皮下出血を認めます．したがって，皮下出血の拡大や下着や衣類の締め付けに注意します．
- 採血や点滴後の抜針時には，患者の協力を得て最低 5 分以上の止血を行いましょう．また，口腔ケアは歯ブラシを使用せず，粘膜への刺激が少ないスワブで行います．
- 気管吸引はできるだけ避けますが，実施する場合は，10 秒以内で吸引圧は 20mmHg 以下にし，吸引の刺激に伴い咳嗽力で移動してきた痰のみを吸引するようにしましょう．
- DIC は感染症をひき起こしやすいため，上気道感染に注意し，うがいを頻回にするように指導しましょう．
- 検査データは，血小板や凝固因子データを追跡し DIC スコアリングを把握します．

血栓塞栓症の対応
- 各臓器への血栓塞栓症を起こす危険性があるため，胸痛，呼吸状態，意識状態の変化や痙攣発作，肝機能，腎機能を確認していきます．腸蠕動音を確認し，イレウス症状の観察もしていきましょう．

（百石仁美）

血液学検査

血小板系分子マーカー（β-TG, PF4, トロンボキサン）

β-thromboglobulin, platelet factor4, thromboxane

検査のポイント

- ☑ 体内で病的な血栓形成が生じる場合，血小板は活性化し異常な凝集反応を伴い血小板血栓が形成される．
- ☑ 血小板α顆粒に含まれるβ-トロンボグロブリン（β-TG）と血小板第4因子（PF4）は，血小板活性化に伴い血漿中に放出され生体内での血小板活性化の指標となる．
- ☑ トロンボキサンA_2（TXA_2）は，血小板活性化に伴い血小板から放出され，血小板凝集促進，血管収縮作用を有する．臨床検査ではその中間代謝産物のトロンボキサンB_2（TXB_2）が測定される．

主な疾患
血栓症（心筋梗塞，脳梗塞，肺梗塞など），DIC，血小板増加症，血栓性血小板減少性紫斑病（TTP）

その他の疾患
糖尿病（細小血管症併発時）

基準値
β-TG：50 ng/mL 以下
PF4：20 ng/mL 以下
TXB_2：15 pg/mL 未満

検体の採取・取り扱い・保存上の注意点　検査をするまえに考えること

- 検体採取時に血小板活性化を極力起こさないようにします．このため，①駆血帯は避け，②できるだけ太い注射針を使い，③強い陰圧はかけないようにします．
- 採血検体はあらかじめ氷冷した採血管で採血・冷蔵遠心し，上清を凍結保存します．

何をみている？ どんなときに検査する？　検査の根拠を考えよう！

- 生体内での血小板活性化反応や血栓準備状態を反映します．
- 以下の病態で検査します．
  ・病態は明らかでないが体内で血栓症が生じている可能性があるとき
  ・原因の明らかでない血小板減少を認めたとき
  ・血栓症に対する抗血小板薬物療法を施行しているとき（参考値として）

なぜ異常値になるか？（異常値が出るメカニズム）　統合力をつけよう!!

- 血小板活性化によりこれらの因子が血漿中に放出されるため，β-TGとPF4と

もに血小板活性化に伴い放出されます．PF4は血管内皮細胞表面のヘパリン様物質に吸着され血中濃度は大きく上昇しません．生体内で血小板活性化が生じた場合，β-TG/PF4比の上昇が認められます．

関連する検査項目と併せて解釈すべき検査項目
- FDP，Dダイマー

(中牧　剛)

検査結果をアセスメントする
情報を分析・評価して実践しよう！

◆患者の観察項目，判読のポイント
損傷血管の収縮，TXA_2の働き
- 血管が傷つけられると，疼痛刺激やTXA_2の作用により，出血部位の細動脈が収縮します．これにより出血量を最小限に食い止めるとともに，血流速度が遅くなるために血小板の粘着・凝集が起こりやすくなります．

PF4の働き
- 血小板第4因子（PF4）は，ヘパリンを中和することによりトロンビンの活性を促します．

◆臨床症状
後天性血栓性素因
- 複数遺伝子の異常，免疫異常，外傷，腫瘍，生活習慣病，妊娠・出産など，多様な遺伝要因，生理的要因，環境に基づいて血栓症を発症します．血液凝固や血小板活性化の亢進により，血栓症を発症します．
- ヘパリン起因性血小板減少症（HIT）
  ① I型：ヘパリン投与直後に血小板減少を起こします．
  ② II型：ヘパリンと血小板第4因子（PF4）の複合体に対する抗体（HIT）が出現し，ヘパリン投与5日後から持続的に血小板が減少します．
  ③ II型はHIT抗体による血小板の活性化と血管内皮の傷害から血液凝固が亢進し，血小板が減少する機序が考えられています．したがって，血小板減少による出血傾向の出現に注意が必要です．

◆看護のポイント
- 観察項目：消化管出血，皮膚の出血，鼻出血，歯肉出血，腎・尿路系の出血，呼吸器系の出血，性器出血，脳出血，穿刺部位の止血
- ヘパリン投与の中止とともに抗凝固療法に切り替えることが重要であるため，新たな出血傾向がないか確認していきます．

(百石仁美)

血液学検査

プロテインC/プロテインS/トロンボモジュリン

protein C/protein S/thrombomodulin

検査のポイント
- ☑ プロテインCは血液凝固系で抑制性に働く制御蛋白質で，活性低下は血栓性素因の原因となる．
- ☑ プロテインCはトロンボモジュリン（TM）とトロンビンの複合体で活性化され，活性化プロテインC（APC）となる．
- ☑ APCは内因系凝固を律速的に阻害する．
- ☑ プロテインSはAPCの補助因子として働く凝固系の抑制蛋白質であり，活性低下は血栓性素因の原因となる．
- ☑ TMはトロンビンの活性抑制や，APCの活性化作用を有し，凝固抑制作用を示す．
- ☑ 血漿中のTM（可溶性TM）は血管内皮細胞の傷害で増加する．

主な疾患

可溶性TMが増加
血栓性血小板減少性紫斑病，溶血性尿毒症症候群，糖尿病性血管内皮障害，腎疾患，膠原病，造血幹細胞移植後の血栓性微小血管症（thrombotic microangiopathy：TMA）

基準値
プロテインC活性：64〜146%
プロテイン抗原量：70〜150%
プロテインS活性：60〜150%
プロテイン抗原量：65〜135%
遊離型プロテイン抗原量：60〜150%
トロンボモジュリン：（男性）2.1〜4.1 FU/mL
　　　　　　　　　　（女性）1.8〜3.9 FU/mL

プロテインC活性が低下（主な疾患）
先天性プロテインC欠乏症，ビタミンK欠乏症，播種性血管内凝固症候群（DIC）

プロテインS活性が低下（主な疾患）
先天性プロテインS欠乏症，ビタミンK欠乏症，DIC

プロテインC活性が低下（その他）
ワルファリン内服時，肝障害（肝硬変など）

プロテインS活性が低下（その他）
ワルファリン内服時，肝障害（肝硬変など），妊娠，経口避妊薬使用時，SLE

検体の採取・取り扱い・保存上の注意点 〈検査をするまえに考えること〉

- 3.2％のクエン酸 Na：静脈血＝1：9 の抗凝固血漿を用います．原則として採血当日に測定し，測定できない場合は－80℃に凍結保存します．

何をみている？ どんなときに検査する？ 〈検査の根拠を考えよう！〉

- プロテイン C，プロテイン S は以下のときに検査します．
  - 40 歳以前の患者で原因の明らかでない反復する血栓症の患者．特に家族歴に血栓症の発症が認められる場合
  - 妊娠前に静脈血栓塞栓症の既往のある患者が妊娠した場合
  - 新生児期より重篤な静脈血栓症を認めた場合
- 可溶性 TM は以下のときに検査します．
  - 原因の明らかでない進行性の血管内皮障害・血栓症が疑われた場合
  - 膠原病や DIC などに合併した全身の臓器不全（肝不全，腎不全など）を認めた場合
  - 造血幹細胞移植後に TMA が疑われた場合

なぜ異常値になるか？（異常値が出るメカニズム） 〈統合力をつけよう!!〉

プロテイン C，プロテイン S
- 産生の低下をきたす場合
  ① 先天性の欠乏症（遺伝子異常）
  ② 肝臓でビタミン K 依存性に合成されるため，肝細胞障害，ビタミン K 欠乏症，ワルファリン内服時に活性が低下します．
- 凝固が活性化し消費の亢進により減少する場合
  ① DIC，抗リン脂質抗体症候群
- その他
  ① ネフローゼ症候群では尿中への漏出のため（プロテイン S が低下）
  ② 妊娠時，経口避妊薬内服時エストロゲンの増加に関連して低下（プロテイン S）

可溶性 TM
- 生理的に血管内皮に結合しているため，血管内皮障害に伴い血液中の可溶性 TM は増加します．

関連する検査項目と併せて解釈すべき検査項目

- VWF cleaving protease，VWF multimer

（中牧　剛）

🖐 検査結果をアセスメントする　情報を分析・評価して実践しよう！

◆臨床症状
出血傾向

- 血管内皮細胞と局所炎症反応の中心的役割：血管内皮細胞から正常時放出される血栓形成抑制能をもつ物質として，プロスタグランジン（PGI_2）があります．PGI_2 は胃粘膜などの血管内皮細胞で産生され，血管内の炎症を抑制し血管を拡張させます．また血液凝固を抑制することにより，生体の恒常性を維持しています．トロンボモジュリン（TM）は，血管内凝固で生じたトロンビンと結合し，トロンビンの凝固活性を直接阻害する働きをもちます．また，プロテインCを活性化させて凝固を抑制します．プロテインCは肝臓で合成され，血管内皮上で活性化された凝固因子を不活化します．アンチトロンビンⅢ（ATⅢ）は肝臓で産生され，トロンビンを不活化します．また，ヘパリン様物質は，ATⅢの活性を促進します．組織プラスミノアゲンアクチベータ（t-PA）は，プラスミノゲンをフィブリンに分解するプラスミンを活性化し，線溶を活発にします．これらの働きにより，血栓形成を抑制しています．

◆看護のポイント

- 観察項目：消化管出血，皮膚の出血，鼻出血，歯肉出血，腎・尿路系の出血，呼吸器系の出血，性器出血，脳出血，穿刺部位の止血など
- 大きな侵襲が生体に加わるような，大きな手術後や感染症などを合併した患者の場合は，上記に示したような項目を観察していかなければなりません．
  - 出血症状は，凝固因子が消費されて起こる消費性（消耗性）の凝固障害と，線溶系亢進のいずれかが優位となって起こってきます．また，この出血症状は体圧がかかりやすい部位（背中，かかと）や，筋肉注射のあとの皮下出血や消化管，歯肉からの出血などがあります．特に出血しやすいのは，口腔内や消化管，脳，呼吸器系，膀胱や腎臓などがあげられますので，その部分を注意して観察していってください．
  - DICを発症した場合の看護は，まず酸素需要を増加させないように心身の安静に努め，出血の予防へのケアを実践していきます．例えば，皮膚の外的刺激を避け粘着性の強いテープの使用を控え，口腔ケアなどのときには，ブラッシングを避け口腔内の洗浄を行っていきます．気管，口腔，鼻腔など吸引処置時は，高い吸引圧はやめ必要最低限とし，点滴抜去時は5分以上の圧迫止血を行い，必ず止血の確認をします．そのほか，薬剤の確実な投与や症状の緩和を行っていきます．

〈百石仁美〉

血液疾患の遺伝子検査

molecular analysis of blood disease

> **検査のポイント**
> - ☑ 血液疾患の遺伝子検査は，疾患の診断あるいは治療方針を決定するにあたり，その情報が不可欠である場合に行われる．
> - ☑ 患者が親から生まれつき受け継いだ遺伝子異常が疾患の原因となっている場合（遺伝性疾患）と，生後に生じた遺伝子異常が疾患の原因となっている場合（後天性疾患）のいずれも，その対象になる．
> - ☑ 造血幹細胞移植を行った場合，血液細胞がドナー由来であるか，レシピエント由来かを判定する目的で，性染色体検査や遺伝子検査が行われる．
> - ☑ 遺伝性疾患での遺伝子検査は，その結果が不変性，予見性，共有性をもつことに十分配慮して行う必要がある．

主な疾患

腫瘍特異的な遺伝子異常
慢性骨髄性白血病・急性リンパ性白血病（*BCR-ABL*），急性前骨髄球性白血病（*PML-RARA*），急性骨髄性白血病（分化型）（*RUNX1-RUNX1T1*），真性赤血球増加症（*JAK2V617F*），骨髄異形成症候群（5q-，5番染色体長腕の部分欠失）

貧血・ヘモグロビン異常に関連した遺伝子異常
サラセミア（βグロビンあるいはαグロビン領域の点突然変異など），ヘモグロビン異常症（グロビン遺伝子）

造血幹細胞移植時
FISH法による性染色体解析，STR（short tandem repeat）-PCR

基準値　遺伝子異常なし

検体の採取・取り扱い・保存上の注意点　　検査をするまえに考えること

- 遺伝性疾患では末梢血液（リンパ球）を，後天性血液疾患では末梢血液，骨髄穿刺液やリンパ節などの異常細胞（あるいは腫瘍細胞）を対象とします．一般にホルマリン固定検体は遺伝子検査には用いません．
- 染色体検査，FISH法（fluorescence *in situ* hybridization）：ヘパリン入り容器で当日中に検査します．
- DNAを対象とする場合（southern blot，PCR，移植キメリズム解析）：EDTA-2Na入り容器で冷蔵保存し検査します．

- RNAを対象とする場合（RT-PCR）：EDTA-2Na入り容器で冷蔵保存し当日中に検査します．

何をみている？ どんなときに検査する？　検査の根拠を考えよう！

- 血液疾患の原因としての血液細胞あるいは胚細胞の異常を検査し，診断根拠を得ます．また血液腫瘍の場合，治療効果の判定に用いられます
  - 特定の遺伝子異常を有する血液腫瘍が疑われた場合
  - ヘモグロビンの異常などその診断に遺伝子検査が必要な場合
  - 同種移植の際の生着の確認

なぜ異常値になるか？（異常値が出るメカニズム）　統合力をつけよう!!

- 悪性腫瘍（がん）の病因は，一般に多因子にわたり複合的です．白血病やリンパ腫など血液腫瘍では，その結果生じた特異的な遺伝子異常が明らかとなり病型と深い関連をもっています．そのため血液腫瘍の診療に遺伝子検査を用います．
- ゲノム上で遺伝子（DNA）の1塩基の相違（変異）が遺伝子産物（蛋白）の機能に影響を与える場合があります．遺伝的異常が原因である血色素（ヘモグロビン）異常が知られています．
- 同種造血幹細胞移植（異なる個人間での移植）では，生着の確認に次の2つの遺伝子検査が用いられます．
  ① ドナー（提供者）とレシピエント（移植患者）の性が異なる場合は，性染色体を標識するFISH法
  ② ドナー由来の血液細胞はレシピエントのそれとは，ゲノム上での塩基配列の繰り返し（short tandem repeat）に相違があり，それを利用したSTR-PCR法

（中牧　剛）

検査結果をアセスメントする　情報を分析・評価して実践しよう！

◆患者の観察項目，判断のポイント

- ヒトの細胞ではDNAからRNAがつくられ，RNAから蛋白がつくられます．
- 染色体は，DNAが紐状に長く連なったものです．
- 遺伝子とは，蛋白を生み出すDNA配列です．染色体の上には遺伝子がとびとびに存在しています．
- 白血病，悪性リンパ種などの発症には複数のがん遺伝子，がん抑制遺伝子が関与しています．

造血器腫瘍における染色体・遺伝子異常

疾患	染色体異常	遺伝子異常
急性骨髄性白血病	t(8:21)(q22:q22), inv(16)(p13.1q22)	RUNX1-RUNX1T1, CBFB-MYH11
急性リンパ性白血病	t(9:22)(q34:q11)	BCR-ABL
急性前骨髄球性白血病	t(15:17)(q22:q12)	PML-RARA
慢性骨髄性白血病	t(9:22)(q34:q11)	BCR-ABL
濾胞性リンパ腫	t(14:18)(q32:q21)	IgH-BCL2
Burkittリンパ腫	t(8:14)(q24:q32)	IgH-MYC

（須永真司：病態生理がわかればケアがわかる みるみるナットク血液疾患．文光堂，p27, 2011 より引用）

◆臨床症状

- 例えば，上記の表で示すように慢性骨髄性白血病では，t(9:22)(q34:q11)の染色体異常が認められ，それに伴ってキメラ遺伝子が形成されます．したがって，キメラ遺伝子を検出することが，造血器腫瘍の診断に応用されています．

◆看護のポイント

- 血液・造血疾患における遺伝子検査では，検査結果により，患者・家族の精神的な動揺がみられます．支持的，肯定的に接し，精神面の援助を心がける必要があります．

（百石仁美）

血液生化学検査

血清総蛋白（TP）

total serum protein

検査のポイント
- ☑ 血清中に存在する蛋白の総称で，100種類以上が存在する．
- ☑ 蛋白中のアルブミン，免疫グロブリンなどはヒトの活動に重要な役割を果たす．
- ☑ 多くの蛋白は肝臓で合成されるため，肝機能障害で低値となる．
- ☑ 高値となるのは免疫グロブリンが増加する病態が主である．

高 ↑

主な疾患	その他の疾患
単クローン性：多発性骨髄腫 多クローン性：自己免疫疾患	脱水

基準値　6.5 〜 8.5 g/dL

低 ↓

炎症性疾患 肝の合成低下：慢性肝炎，肝硬変，肝細胞癌 消費・破壊の亢進：悪性腫瘍，熱傷，栄養疾患 体外・血管外への喪失：ネフローゼ症候群，下痢	甲状腺機能低下症，蛋白漏出性胃腸症

検体の採取・取り扱い・保存上の注意点　〔検査をするまえに考えること〕
- 採血時の体位により変動（臥位＜立位）し，早朝より夕方で高値（5〜15%）となるので，採血時の体位や時間を考慮しましょう．
- 年齢により変動し，新生児・乳児では低値で，思春期に成人値となります．
- 血漿は血清と比較してフィブリノゲンの分だけ（0.2〜0.4 g/dL）高値となります．

何をみている？どんなときに検査する？　〔検査の根拠を考えよう！〕
- 全身状態のスクリーニングとして，栄養状態，蛋白の合成や異化の状態，蛋白の吸収・漏出の状態，脱水症などの指標として有用です．
- 総蛋白は，アルブミンとグロブリンからなり，増加は主にグロブリンの増加，減少は主にアルブミンの減少により起こります．

なぜ異常値になるか？（異常値が出るメカニズム）
- 総蛋白の60〜70%はアルブミン，γ-グロブリンが20%を占めます．
- アルブミンは肝臓で合成されるため，特に慢性肝疾患（肝硬変や肝癌）では低値
- 蛋白が体外へ漏出する疾患（ネフローゼ症候群，蛋白漏出性胃腸症など）では低値

- 免疫グロブリンが単クローン性に増加する疾患（骨髄腫，マクログロブリン血症）や多クローン性に増加する疾患（自己免疫疾患，慢性炎症）では高値

← 関連する検査項目と併せて解釈すべき検査項目

- 血清蛋白分画（電気泳動）により，総蛋白のどの分画の増減かを詳しく知ることができます．
- アルブミンの定量と肝機能検査により，肝障害による低下かどうかを知ることができます．
- 尿中蛋白，腎機能検査によりネフローゼ症候群などの腎障害による低下かどうかを知ることができます．

（高木　康）

検査結果をアセスメントする　　情報を分析・評価して実践しよう！

◆患者の観察項目，判読のポイント
- 蛋白質は組織や細胞などの原料であり，栄養補給や免疫に重要な役割を果たします．

低値の場合
- 栄養障害：摂取量不足や異化亢進，炎症や下痢などによる消化吸収障害など．血清アルブミン値，プレアルブミン，レチノール結合蛋白の他，総リンパ球数，総コレステロール値，コリンエステラーゼなどの数値も低下します．
- 蛋白質の合成障害（肝機能障害）や蛋白質の漏出（ネフローゼ症候群，外傷など）

高値の場合
- 脱水による血液濃縮
- グロブリンの増加（慢性的な感染症や自己免疫疾患，悪性腫瘍など）

◆臨床症状
- 栄養障害：るいそうや浮腫，腹水の出現
- 免疫能低下：免疫グロブリンやリンパ球の減少
- 創傷治癒力の低下：蛋白質（組織の原材料）不足

◆看護のポイント
- 低栄養状態による，るいそうや浮腫では，皮膚の損傷や褥瘡のリスクが高くなります．局所の圧迫や摩擦刺激を防ぐようにしドレッシング材などで保護することも有効です．浮腫が強い場合は，テープ類も皮膚に優しいものを選択します．
- 脱水の場合は心機能や腎機能を確認し，十分な水分補給が必要です．

◆ピットフォール
- エネルギー不足からADLも低下して活気もなくなる場合があり，精神的な支援も必要になります．
- メンタルの低下は闘病意欲や免疫力の低下にもつながるので，家族や社会的な資源も活用します．

（加藤信明）

アルブミン（Alb）

albumin

検査のポイント
- ☑ 血漿中蛋白質の主要な成分（60〜70％）であり，膠質浸透圧の約80％を占める．
- ☑ 栄養源，膠質浸透圧の維持，酸塩基平衡の維持，各種物質（ビリルビン，遊離脂肪酸，カルシウムなど）を運搬する役割がある．
- ☑ 肝臓で合成されるため，肝蛋白合成能を反映する．

主な疾患
- アルブミンの濃縮：脱水

基準値　4.0〜5.0 g/dL

- 肝での合成低下：重症肝炎，劇症肝炎，肝硬変
- 体外・血管外への喪失：ネフローゼ症候群，蛋白漏出性胃腸症，熱傷，出血
- 消費・破壊の亢進：甲状腺機能亢進症，Cushing症候群

その他の疾患
- 栄養不足：栄養障害，飢餓

検体の採取・取り扱い・保存上の注意点　〔検査をするまえに考えること〕
- 採血時の体位により変動（臥位＜立位）し，10〜15％の差があります．
- 乳幼児では低値で，3歳程度で成人値となります．

何をみている？どんなときに検査する？　〔検査の根拠を考えよう！〕
- 全身状態のスクリーニングとして，栄養状態，肝での合成能や異化の状態，脱水などの指標として有用です．
- 血清アルブミン濃度は，低下する場合の臨床的意義が高く，肝機能，腎機能や全身状態を反映します．
- 血清アルブミンが上昇する病態はわずかで脱水などです．
- アルブミン濃度が2.5 g/dL以下となると膠質浸透圧が維持できずに浮腫が生じます．

なぜ異常値になるか？（異常値が出るメカニズム）　〔統合力をつけよう!!〕
- アルブミンは肝臓で合成するため，肝細胞障害では低下します．
- 合成に必要な材料が不足する飢餓や栄養失調症では低下します．
- ネフローゼ症候群や蛋白漏出性胃腸症，腸管出血では，腎や腸管からアルブミ

ンが漏出するため低下します．

🠔 関連する検査項目と併せて解釈すべき検査項目
- 肝機能検査としては，同様に肝臓で合成される蛋白（フィブリノゲン，プロトロンビン時間）を検査します．
- 栄養状態の把握指標としては，ヘモグロビンや栄養評価蛋白（トランスサイレチン，レチノール結合蛋白）を検査します．

（高木　康）

検査結果をアセスメントする　情報を分析・評価して実践しよう！

◆患者の観察項目，判読のポイント
- アルブミンは血清蛋白の 60〜70％であり，体内で浸透圧の維持・調節を行います．
- 肝で合成され栄養状態の主な指標となります．
- さまざまな物質（薬剤やビタミン，ミネラルなど）と結合して体内に運搬する役割があります．

低値の場合
- 栄養障害：摂取量不足や異化亢進，炎症や下痢などによる消化吸収障害など
- 蛋白質の合成障害（肝機能障害）や蛋白質の漏出（ネフローゼ症候群，外傷など）

高値の場合
- 脱水による血液濃縮

◆臨床症状
- 低値になると浸透圧の維持・調整をする機能が低下し，血管外の細胞外液が増加して浮腫や腹水が出現し，血管内脱水を起こします．創傷治癒力の低下があり，創傷治癒遅延が起こります．
- 高値の場合は血液濃縮による脱水の可能性があります．

◆看護のポイント
- 栄養障害に伴う合併症を起こすため，免疫能低下による易感染状態や褥瘡，創傷治癒遅延などを予防します．身体の侵襲や活動に応じた必要エネルギーを補充し，蛋白質の異化亢進（細胞などの材料ではなく，エネルギーへ転化する）を予防します．
- 脱水や浮腫の原因となるため，水分の出納管理が重要です．

◆ピットフォール
- 低栄養に付随したビタミンやミネラルの欠乏症や薬効の低下もアセスメントします．
- 下痢を起こすと栄養素が吸収されずに便として排泄されてしまいます．腸管は免疫に重要な役割があるため，腸内細菌の環境を整えることも大切です．
- 測定法により測定値が異なります〔BCG 法（g/dL）＝改良 BCP 法＋ 0.3〕．

（加藤信明）

血液生化学検査

血清蛋白分画

serum protein fractionation

検査のポイント
- ☑ 血清に存在する主に20数種類の蛋白の質的変動により病態を推測することができる．
- ☑ 肝疾患，腎疾患，炎症，免疫異常などの病態が特に意義が高い．
- ☑ 血清蛋白電気泳動法により，アルブミン，$α_1$-，$α_2$-，$β$-，$γ$-グロブリンの5分画の変動から蛋白分画の変動を推測する．

高

主な疾患
免疫グロブリンの増加
骨髄腫，マクログロブリン血症

その他の疾患
脱水症，炎症性疾患

基準値
アルブミン：60〜70％，$α_1$-グロブリン：2〜3％
$α_2$-グロブリン：5〜10％，$β$-グロブリン：7〜10％
$γ$-グロブリン：10〜20％

低

肝疾患：慢性肝疾患（肝硬変，肝細胞癌），悪性腫瘍
蛋白漏出の増加：ネフローゼ症候群，蛋白漏出性胃腸症
消化管出血：消化性潰瘍，消化器癌，女性器腫瘍

材料不足：飢餓，低栄養，悪性腫瘍

検体の採取・取り扱い・保存上の注意点　検査をするまえに考えること
- アルブミン（高分子蛋白）は，臥位より立位で高値となります．
- 溶血では，ヘモグロビンによる$β$-グロブリンの相対的増加やヘモグロビン・ハプトグロビン複合体による$α_2$-〜$β$-グロブリンの不明瞭化が起こります．
- 血漿では，$β$-と$γ$-グロブリンの中間（$φ$分画）に泳動されます．

何をみている？ どんなときに検査する？　検査の根拠を考えよう！
- 慢性肝疾患（肝硬変，肝細胞癌），ネフローゼ症候群，急性炎症，慢性炎症の病態把握のため，M蛋白（monoclonal）の発見のため

なぜ異常値になるか？ （異常値が出るメカニズム）　統合力をつけよう!!
- 主な蛋白は肝で合成されるため，肝疾患ではアルブミンが低下．慢性肝疾患ではIgG，IgA，IgMが増加して，$β$-と$γ$-グロブリンが連結した$β$-$γ$-ブリッジ（linking）が出現
- ネフローゼ症候群では，アルブミンが喪失するため低下し，高分子のLDLが増加

- M蛋白では，β-～γ-グロブリン領域に鋭利なM蛋白が出現
- 急性炎症では，急性相反応蛋白のためにα-～β-グロブリンが増加

← 関連する検査項目と併せて解釈すべき検査項目

- 慢性肝疾患では，ASTやALT，LDなどの肝酵素，ビリルビン，PTや画像検査が検査されます．
- ネフローゼ症候群では，腎機能検査，尿検査（蛋白定量など）が検査されます．
- M蛋白血症では，免疫電気泳動によりM蛋白と同定し，骨髄穿刺検査により確定診断を行います．
- 急性炎症では，CRP，白血球数などが検査されます．
- 慢性炎症，膠原病では，原疾患に関連した検査項目（自己抗体，感染症マーカー，腫瘍マーカーなど）が検査されます．

（高木　康）

検査結果をアセスメントする

情報を分析・評価して実践しよう！

◆患者の観察項目，判読のポイント
- 蛋白質をアルブミン，$α_1$-，$α_2$-，β-，γ-グロブリンの5つの成分に分画して，その比率を調べます．
- 血清総蛋白（TP）に異常がある場合に実施され，炎症，急性肝障害，肝硬変，蛋白不足，ネフローゼ症候群，多発性骨髄腫，妊娠などを診断します．

◆臨床症状
- アルブミンの低下：栄養障害，浮腫，胸水，腹水など
- $α_1$-, $α_2$-グロブリンの上昇：炎症やストレス状態
- β-グロブリンの上昇：鉄欠乏性貧血や妊娠など
- γ-グロブリンの低下：免疫力の低下

◆看護のポイント
- 低栄養状態は皮膚の損傷や褥瘡のリスクが高くなり，創部の治癒が遅延します．
- 皮膚組織の保護に努めましょう．
- 免疫力の低下による易感染状態のため，感染予防策を実施します．
- 脱水の場合は心機能や腎機能を確認し，十分な水分補給が必要です．

◆ピットフォール
- 炎症や身体に侵襲が加わっている状態では，蛋白質に加えてビタミンやミネラルも減少します．
- バランスのよい栄養補給は自己免疫力も増加し，早期回復の糧となります．

（加藤信明）

血液生化学検査

セルロプラスミン（Cp）

ceruloplasmin

検査のポイント
- ☑ 銅の運搬蛋白で，銅代謝異常で検査する．
- ☑ 肝臓で合成されるため，肝機能障害では低下する．
- ☑ 急性相反応蛋白であるので，炎症や組織破壊では上昇する．
- ☑ Wilson病，Menkes病では低下する．

主な疾患

高 ↑ 急性相反応蛋白として上昇
感染症，悪性腫瘍，自己免疫疾患

基準値　20～40 mg/dL

低 ↓ 肝での合成低下：慢性肝炎，肝硬変，肝細胞癌
特異的疾患：Wilson病，Menkes病

検体の採取・取り扱い・保存上の注意点　検査をするまえに考えること

- 男性は女性より10％程度高値となります．
- 妊娠では月数とともに上昇し，満期では約3倍になります．
- エストロゲンを含む避妊薬やフェニトインの服用時には高値となります．
- 激しい筋肉運動やストレスでは高値となります．
- 日内変動があり，朝方に高値で，夕方に低値となります．これは血清銅と同じであり，両者は並行して変動します．

何をみている？　どんなときに検査する？　検査の根拠を考えよう！

- 銅の運搬蛋白であり，銅代謝の指標として検査します．
- 血清銅が特異的に変動するWilson病やMenkes病での診断指標として検査します．

なぜ異常値になるか？（異常値が出るメカニズム）　統合力をつけよう!!

- Wilson病では，銅とセルロプラスミンの前駆体（アポセルロプラスミン）が結合できず，セルロプラスミンが低下し，遊離銅が臓器に沈着します（肝硬変，神経症状，眼症状）．
- Menkes病では，消化管上皮での銅吸収障害により，セルロプラスミンと銅が低

下します．
- 肝細胞障害や低栄養，吸収不良では合成障害により低値となります．

← 関連する検査項目と併せて解釈すべき検査項目
- 血清銅の 95％がセルロプラスミンと結合し，両者は並行して変動するので血清銅を測定します．
- Wilson 病では *ATP7B* 遺伝子，Menkes 病では *ATP7A* 遺伝子解析を行います．

（高木　康）

👍 検査結果をアセスメントする　　情報を分析・評価して実践しよう！

◆患者の観察項目，判読のポイント
- セルロプラスミンは血清銅を輸送と代謝をする蛋白で，鉄の代謝にも関与しています．

◆臨床症状
- セルロプラスミン低値の場合は，血清銅値が低下しているため，銅欠乏による造血作用が低下し，貧血になることがあります．

◆看護のポイント
- 鉄や銅などの微量元素欠乏の症状が起こることがあり，貧血や抗酸化力の低下，免疫不全などに注意が必要です．

◆ピットフォール
- 栄養障害に伴う蛋白質の低下から輸送蛋白も減少すると，微量元素欠乏の症状が起こりますので，バランスのよい栄養管理が必要です．

（加藤信明）

トランスフェリン（Tf）

transferrin

検査のポイント

- ☑ 鉄の運搬蛋白で，鉄代謝異常で検査する．
- ☑ 肝臓で合成されるため，肝機能障害では低下する．
- ☑ 急性相反応蛋白であるので，炎症や組織破壊では上昇する．
- ☑ 鉄欠乏状態の指標として検査される．
- ☑ 血中半減期が7〜10日で栄養指標蛋白として検査されることもある．

高 ― 主な疾患
鉄欠乏状態：鉄欠乏性貧血，真性多血症，妊娠

基準値　200〜350 mg/dL

低 ―
肝での合成低下：慢性肝炎，肝硬変，肝細胞癌
急性相疾患（負のマーカー）：感染症，細胞壊死，悪性腫瘍
特異的疾患：先天性無・低トランスフェリン血症

検体の採取・取り扱い・保存上の注意点　検査をするまえに考えること

- 個体間差が15〜25％と大きくなります．
- 女性が男性より高値で，妊娠中期〜後期で高値となります．
- 10歳前後をピークに，加齢とともに低下します．

何をみている？ どんなときに検査する？　検査の根拠を考えよう！

- 鉄の運搬蛋白であり，鉄代謝の指標として検査します．
- 生体での鉄代謝異常，特に欠乏状態の指標として検査します．
- 血中半減期が7〜10日であり，栄養指標として検査します．

なぜ異常値になるか？（異常値が出るメカニズム）

- 鉄欠乏状態（鉄欠乏性貧血，真性多血症，妊娠）では，鉄収集のためにトランスフェリンは上昇します．
- 肝で合成されるため，肝細胞障害で低下します．

🔙 関連する検査項目と併せて解釈すべき検査項目
- 血清鉄，総鉄結合能（TIBC），不飽和鉄結合能（UIBC）が鉄関連指標として測定されます．
- 急性相反応蛋白の代表として CRP（C 反応性蛋白）が測定されます．
- 肝細胞障害では，アルブミン，プロトロンビン時間などが測定されます．

（高木　康）

検査結果をアセスメントする　　情報を分析・評価して実践しよう！

◆患者の観察項目，判読のポイント
- トランスフェリンは鉄イオンと結合して輸送している蛋白で，高値では鉄欠乏性貧血や妊娠などが考えられます．

◆臨床症状
- トランスフェリンは半減期が 7 〜 10 日と短く，低値の場合，低栄養の指標となります．

◆看護のポイント
- 鉄や銅などの微量元素欠乏の症状が起こることがあり，貧血や抗酸化力の低下，免疫不全などに注意が必要です．

◆ピットフォール
- 栄養障害に伴う蛋白質の低下から輸送蛋白も減少すると，微量元素欠乏の症状が起こりますので，バランスのよい栄養管理が必要です．

（加藤信明）

ハプトグロビン（Hp）

haptoglobin

検査のポイント

- ☑ ヘモグロビンの運搬蛋白であり，結合することで腎からの喪失を防ぐ．
- ☑ 溶血性疾患，特に血管内溶血疾患で低値となる．
- ☑ 輸送蛋白は肝臓で合成されるため，肝機能障害では低下する．
- ☑ 急性相反応蛋白であるので，炎症や組織破壊では上昇する．

主な疾患

高
急性相反応蛋白として上昇
感染症，悪性腫瘍，自己免疫疾患

その他の疾患

薬剤の服用：副腎皮質ステロイド，男性ホルモン

基準値　20～170 mg/dL

低
肝での合成低下：慢性肝炎，肝硬変，肝細胞癌
血液疾患：溶血性貧血，巨赤芽球性貧血，骨髄異形成症候群
特異的疾患：先天性低・無ハプトグロビン血症

薬剤の服用：エストロゲン，経口避妊薬

検体の採取・取り扱い・保存上の注意点 — 検査をするまえに考えること

- 採血時の溶血によりヘモグロビンと結合して低値となります．
- 男性ホルモン製剤，プロゲステロン製剤，副腎皮質ステロイド製剤で上昇し，エストロゲン製剤で低下する．このため，月経周期に注意します．
- 新生児では低値であり，生後3～12ヵ月で成人値となります．
- 3つの表現型があり基準値が異なります．

何をみている？ どんなときに検査する？ — 検査の根拠を考えよう！

- ヘモグロビンの結合蛋白であり，溶血の有無の指標として検査します．
- 急性相反応蛋白の一つであり，炎症や組織の変性・壊死の指標として検査します．

なぜ異常値になるか？（異常値が出るメカニズム） — 統合力をつけよう!!

- 溶血性疾患（溶血性貧血，夜間血色素尿症）では血中の遊離ヘモグロビンと結合するため低下します．

- 肝で合成されるため，肝細胞障害で低下します．

関連する検査項目と併せて解釈すべき検査項目

- 新生児感染症のスクリーニング検査として，C 反応性蛋白（CRP），$α_1$-酸性糖蛋白，ハプトグロビンを組み合わせた acute phase reactants score が用いられます．
- 溶血性貧血では，間接ビリルビン，LD，AST，網赤血球，尿中ウロビリノゲンが測定されます．

（高木　康）

検査結果をアセスメントする　　情報を分析・評価して実践しよう！

◆患者の観察項目，判読のポイント
- ハプトグロビンはヘモグロビンと結合する蛋白で，肝臓で処理する働きがあります．
- 多量のヘモグロビンが血液中に放出されると，結合してハプトグロビン値が低下します．

◆臨床症状
- ハプトグロビンは，熱傷や異型輸血などによる溶血で多量のヘモグロビンが血液中に放出されると，ハプトグロビン値が低下して肝臓で処理しきれず，ヘムによる腎毒性があります．

◆看護のポイント
- 鉄や銅などの微量元素欠乏の症状が起こることがあり，貧血や抗酸化力の低下，免疫不全などに注意が必要です．
- ハプトグロビン製剤は血液製剤のため，投与する際はアレルギー症状の出現に注意が必要です．

◆ピットフォール
- 栄養障害に伴う蛋白質の低下から輸送蛋白も減少すると，微量元素欠乏の症状が起こりますので，バランスのよい栄養管理が必要です．

（加藤信明）

血液生化学検査

RTP〔トランスサイレチン（TTR），レチノール結合蛋白（RBP）〕
rapid turnover protein（transthyretin, retinol-binding protein）

検査のポイント
- ☑ 血中半減期の短い蛋白で，直前および現在の栄養状態を反映する指標である．
- ☑ TTR の血中半減期は 1.5〜2.0 日で，甲状腺ホルモンとレチノールの輸送に関与している．
- ☑ TTR は，以前はプレアルブミンとよばれ，術前栄養指標として検査されている．
- ☑ RBP の血中半減期は約 0.5 日であり，レチノールと結合し，さらに TTR と結合して標的細胞以外のレチノールの解離を防ぐ役割をもつ．

高 ↑
主な疾患
甲状腺疾患（TTR）：甲状腺機能亢進症
腎機能障害（TTR&RBP）：腎不全，腎障害

基準値 TTR：20〜40 mg/dL，RBP：2.2〜7.4 mg/dL

低 ↓
肝での合成低下（TTR & RBP）：肝硬変，慢性肝炎，肝細胞癌
低栄養（TTR & RBP）：手術後，栄養摂取不足，吸収不良症候群
急性相病態（負の APP）（TTR & RBP）：感染症，悪性腫瘍

検体の採取・取り扱い・保存上の注意点　検査をするまえに考えること
- 乳児，小児では成人と比較して低値（10〜20％）です．
- 男性は女性と比較して高値（10〜20％）です．
- 個体間差が大きいため，正確な評価には，評価前の測定値との比較が必要です．
- 合成には亜鉛が必要であるため，亜鉛欠乏状態では低値となります（RBP）．

何をみている？ どんなときに検査する？　検査の根拠を考えよう！
- 肝での蛋白合成能を評価するときに検査します．
- 栄養状態を把握するときに検査します．中心静脈栄養は長期間持続することでリスクが高くなるため，栄養状態を正確に把握して，経口栄養に移行することが必要です．

なぜ異常値になるか？（異常値が出るメカニズム）　総合力をつけよう‼
- 肝細胞で合成されるため，肝細胞での合成障害で低値となります．

- 栄養状態が不良であると原料不足のため，肝での合成能が低下して低値となります．
- 低分子で糸球体から排泄され，近位尿細管で再吸収されます．このため，腎機能不全では，糸球体濾過値が低下し，高値となります．
- 甲状腺機能亢進症では，組織の代謝亢進のため高値となります（TTR）．

関連する検査項目と併せて解釈すべき検査項目

- 肝臓での蛋白合成能低下が疑われる場合には，アルブミンやPTなど
- 栄養状態を把握するには，同じ栄養評価指標であるトランスフェリン，アルブミン
- 腎機能を把握するには，クレアチニン，BUNなど
- 炎症性疾患を疑う場合には，白血球数，C反応性蛋白（CRP），血清アミロイドAなど

（高木　康）

検査結果をアセスメントする
情報を分析・評価して実践しよう！

◆患者の観察項目，判読のポイント
- アルブミンに比べて半減期が短いため，アルブミン値より直近の蛋白質の栄養指標になります（RBP：0.5日，TTR，プレアルブミン：2日，アルブミン：21日）．

◆臨床症状
- RBPは，レチノール（ビタミンA）の輸送蛋白で，低値ではビタミンA欠乏症や吸収不良症候群，重症肝障害，甲状腺機能亢進症や感染症などがあります．腎不全や脂肪肝，高脂血症などで高値になります．
- TTRは，血中のサイロキシンと結合して，輸送蛋白として働きます．低値では栄養摂取不良，重症肝障害，感染症などがあります．腎不全やネフローゼ症候群，甲状腺機能亢進症では，高値になります．

◆看護のポイント
- 栄養障害に伴う合併症予防が必要です．免疫能低下による易感染状態や褥瘡，創傷治癒遅延などの予防をします．身体の侵襲や活動に応じた必要エネルギーを補充して，蛋白質の異化亢進（細胞などの材料ではなく，エネルギーへ転化する）を予防します．

◆ピットフォール
- 急性炎症では低値となるので，CRPで補正します．
- 迅速に栄養指標として反映されるため，食事や輸液などからの栄養が吸収されているかがわかります．
- 検査結果を反映して，タイムリーに適切な栄養補給を心がけましょう．

（加藤信明）

尿素窒素（BUN）

blood urea nitrogen

検査のポイント

- ☑ 蛋白質が分解されるとアンモニアが発生し，肝臓で代謝され窒素が産生される．尿素窒素とは，血液中における尿素の窒素成分である．
- ☑ 尿素窒素は糸球体で濾過され尿中に排泄されるが，一部は尿細管で再吸収される．
- ☑ 尿素窒素はクレアチニンとともに腎機能検査として用いられる．

高

主な疾患
- 腎前性：異化亢進，蛋白摂取量過剰，腎血流量減少，脱水
- 腎性：腎機能低下
- 腎後性：尿管結石，前立腺肥大

その他の疾患

基準値　8〜22 mg/dL

低

肝障害，蛋白摂取量不足 ／ 妊娠

検体の採取・取り扱い・保存上の注意点　検査をするまえに考えること

- 激しい運動による筋崩壊で尿素が産生されるため，BUN高値になることがあります．検査前に激しい運動は避けるべきです．

何をみている？　どんなときに検査する？　検査の根拠を考えよう！

- 腎機能のスクリーニング検査として行います．
- 腎疾患を疑う場合，またはその経過観察のために検査します．

なぜ異常値になるか？（異常値が出るメカニズム）　統合力をつけよう!!

- 異化亢進，蛋白摂取増加により，尿素も多く産生され高値となります．
- 腎血流低下，腎機能障害，腎結石などにより尿素排泄障害をきたし高値となります．
- 脱水により，尿素の再吸収が亢進され高値となります．
- 重度肝障害では，アンモニアを尿素に変換できず低値となります．
- 妊娠による母体蛋白消費増加，循環血液量増加により低値となります．

🡐 関連する検査項目と併せて解釈すべき検査項目

- 血清クレアチニンを測定し，尿素窒素/クレアチニン（BUN/Cr）比にて腎性（10以下）か腎前性（10以上）による高値かを鑑別できます（下記を参照）．
- eGFR（推算糸球体濾過量）やクレアチニンクリアランス測定により正確な腎機能が測定できます．

（伊與田雅之，柴田孝則）

検査結果をアセスメントする　情報を分析・評価して実践しよう！

◆患者の観察項目，判読のポイント

- 尿素は肝臓でアンモニアから合成されてできる蛋白質の最終代謝産物です．合成された尿素は通常腎臓から排泄されます．BUNが異常値を示すということは，原料，合成する機能，排泄機能のいずれかに問題が生じているとアセスメントします．
- 腎機能の評価は，血清クレアチニン値との比（BUN/Cr比）で行います．
   10：1以下…肝不全，慢性腎不全，妊娠，低蛋白食など
   10：1以上…脱水，ショック，尿路閉塞，心不全，消化管出血，高蛋白食など

◆臨床症状

- BUNの上昇にて尿酸塩結晶が皮膚に付着し掻痒感が出現します．また，胃粘膜刺激による悪心・嘔吐などの症状もみられます．

◆看護のポイント

食事の援助
- 食事の摂取状況（蛋白質の摂取状況）を確認します．
- 嘔気・嘔吐への介入（嘔吐時口腔内の保清）を行います．

環境調整
- 消化器症状が続いている場合には，トイレに近い病室を考慮し，ベッドも昇降しやすい高さに調整する必要があります．

掻痒感への援助
- 皮膚の保清や保湿に努める必要があります．
- 痒みに対して掻いてしまうことを予測し，爪を短くしておくことが大切です．
- 頻回な下痢などによって陰部が不潔となるため，保清に努めます．

◆ピットフォール

- 男性より女性のほうが10～20％低値です．
- 腎前性の因子に影響を受けやすいので，BUN単独で腎機能障害の評価は行わないようにしましょう．

（篠原大輔）

クレアチニン（クレアチニンクリアランス，eGFR も含む）

creatinine

検査のポイント

- ☑ クレアチニンは，筋収縮のエネルギー源であるクレアチンから産生される最終代謝産物で，尿細管で再吸収されずに尿中に排泄される．
- ☑ クレアチニンクリアランスは，クレアチニンの排泄能力を表す．糸球体濾過量（GFR）と近似する．
- ☑ eGFR は，血清クレアチニン値，年齢，性別から計算される推算糸球体濾過量である．慢性腎臓病（CKD）のステージ分類に使用される．
- ☑ 腎機能が低下する病態では，クレアチニンが高値になり，クレアチニンクリアランス，eGFR は低値となる．
- ☑ クレアチニン低値では，筋肉に関連する異常を考慮する．

主な疾患

血清クレアチニン高値
- 腎前性：腎血流量減少，脱水
- 腎性：腎機能低下
- 腎後性：尿管結石，前立腺肥大

クレアチニンクリアランス，eGFR 高値
- 妊娠，糖尿病性腎症（初期）

その他の疾患

基準値
血清クレアチニン：（男性）0.5 〜 1.1 mg/dL
　　　　　　　　（女性）0.4 〜 0.8 mg/dL
クレアチニンクリアランス，eGFR：90 〜 110 mL/分

血清クレアチニン低値
- 筋疾患：筋萎縮性側索硬化症，筋ジストロフィー，糖尿病性腎症（初期）

クレアチニンクリアランス，eGFR 低値
- 腎前性：腎血流量減少，脱水
- 腎性：腎機能低下
- 腎後性：尿管結石，前立腺肥大

血清クレアチニン低値
妊娠，長期臥床，大量輸液，尿崩症

検体の採取・取り扱い・保存上の注意点

- 検査前に激しい運動は避けるべきです．

検査をするまえに考えること

🔍 何をみている？ どんなときに検査する？　検査の根拠を考えよう！

- 腎機能のスクリーニング検査として行います．
- 腎疾患を疑う場合，またはその経過観察のために検査します．

🖊 なぜ異常値になるか？（異常値が出るメカニズム）　統合力をつけよう!!

- 腎血流低下，腎機能障害，腎結石などによりクレアチニン排泄障害をきたし，クレアチニン高値となります．
- クレアチニンは筋肉量に比例し，男性では女性よりも高値になります．筋肉の萎縮する疾患では低値になります．

← 関連する検査項目と併せて解釈すべき検査項目

- eGFR（推算糸球体濾過量）やクレアチニンクリアランス測定により正確な腎機能が測定できます．
- クレアチニンが高値の場合，尿素窒素/クレアチニン比，FENa（尿ナトリウム分画排泄率），腹部超音波，CT検査などで，腎前性，腎性，腎後性の鑑別が必要です．
- 電解質，動脈血ガス分析を行い，緊急性のある電解質異常やアシドーシスの存在を確認する必要があります．
- シスタチンCは，筋肉量，年齢などの影響を受けず，さらに軽度腎機能低下でも上昇し，腎機能障害の早期診断に有用です．

（伊與田雅之，柴田孝則）

👆 検査結果をアセスメントする　情報を分析・評価して実践しよう！

◆患者の観察項目，判読のポイント

排泄障害
- 前立腺肥大やがん，結石などで腎機能障害，尿路閉塞が起こるとクレアチニンの排出障害が生じ上昇します．

体内水分量の低下
- 腸閉塞，脱水で値が上昇します．

腎血流量の低下
- ショックや心不全で値が上昇します．

大量輸液，人工透析，尿崩症
- 循環血液量が多くなることで値が低下します．
- 腎前性，腎性，腎後性の各部位で障害されることで，異常値が検出されます．その原因に合わせた看護介入を行います．
- 血清クレアチニン値と尿中クレアチニン値を測定し，腎臓で老廃物を排泄する

能力があるかを知ることができます（クレアチニンクリアランス）．

◆臨床症状
排泄障害
- 急性腎不全：排尿ができないため，水やナトリウムの貯留による高血圧，心不全，肺うっ血，全身浮腫が起こります．電解質の調節が障害され，高カリウム血症による不整脈が出現することがあります．また，排泄されるべき尿毒素が体内に貯留するため，食欲不振，吐気などの消化器症状，全身倦怠感，貧血，意識障害，けいれんなどの神経症状などがみられます．

体内水分量の低下
- 脱水：口渇，口唇の乾燥，尿量の減少，頭痛，全身倦怠感，食欲不振，めまい，嘔気・嘔吐などがあげられます．

腎血流量の低下
- ショック：ショック5P――顔面蒼白（pallor），虚脱（prostration），冷汗（perspiration），脈拍触知せず（pulselessness），呼吸不全（pulmonary insufficiency）が生じます．
- 心不全：呼吸苦，疲労感，倦怠感，食欲不振，浮腫などを生じます．

◆看護のポイント
- CT検査やIVRにおいてヨード造影剤を使用する際，血清クレアチニン値が1.5〜2.0 mg/dLを超える場合には，腎機能悪化の可能性が高いとされています．
- MRI検査においてガドリニウム造影剤を使用する際，男性1.6 mg/dL以上　女性1.2 mg/dL以上のクレアチニン値の場合，GFR 30 mL/分未満の場合は，腎性全身性線維症（NFS）に陥る可能性があるため，原則的に使用禁忌です．
- 運動は，酸素やエネルギー消費量，蛋白質の代謝産物を増加させ，腎臓への負担を増やすので制限します．
- 塩分および蛋白質を制限します．
- 嘔気・嘔吐，食欲不振に対し，患者の意向を取り入れた介入を行います．
- 皮膚症状（浮腫など）の観察を行います．

◆ピットフォール
- 血清クレアチニン値は筋肉量との相関があるため，体格が小さい人や筋肉量が少ない人ほど，低値となります（一般的に女性のほうが低い）．
- 調理した肉を摂取すると，血清クレアチニン値が高くなります．
- eGFR値は，高齢者でやや低く推算されます．

（篠原大輔）

尿 酸

uric acid

検査のポイント
- ☑ 尿酸は，核酸やATPの構成成分であるプリン体の最終代謝産物である．
- ☑ 尿酸産生過剰や腎からの排泄低下により高尿酸血症となる．
- ☑ 尿酸は7.0 mg/dL以上になると組織に沈着を起こし，痛風，関節炎の原因となる．

高 ↑

主な疾患
尿酸過剰産生：高尿酸血症，痛風，溶血性貧血，白血病
尿酸排泄低下：腎不全

その他
食生活，飲酒，ストレス，遺伝

基準値　（男性）：3.0〜7.0 mg/dL，（女性）2.6〜6.5 mg/dL

低 ↓

尿酸排泄亢進：Fanconi症候群，Wilson病，特発性腎性低尿酸血症

検体の採取・取り扱い・保存上の注意点　〔検査をするまえに考えること〕
- 脱水時には尿酸値が上昇することがありますので，水分補給を行ってから検査しましょう．

何をみている？ どんなときに検査する？　〔検査の根拠を考えよう！〕
- 高尿酸血症，痛風を疑うときやその経過観察のために検査します．

なぜ異常値になるか？（異常値が出るメカニズム）　〔統合力をつけよう!!〕
- 腎機能低下により尿酸排泄障害をきたし，尿酸値高値となります．
- 溶血性貧血など尿酸産生過剰となる疾患では，尿酸値高値となります．
- Fanconi症候群，Wilson病，特発性腎性低尿酸血症などでは，尿酸の再吸収障害のため，尿酸値は低値となります．

関連する検査項目と併せて解釈すべき検査項目
- 尿中 N-アセチル-β-D-グルコサミニダーゼ（NAG），β_2-ミクログロブリン（β_2-MG）などの測定により，尿細管機能障害による尿酸排泄亢進かを推測できます．

- 腎機能検査にて，尿酸排泄低下による高値かを知ることができます．
- 尿酸排泄率（FEUA）は通常 10％以下ですが，腎性低尿酸血症では 15 ～ 100％を示します．

（伊與田雅之，柴田孝則）

検査結果をアセスメントする
情報を分析・評価して実践しよう！

◆患者の観察項目，判読のポイント

高値の原因
- 尿酸過剰産生：細胞の崩壊亢進（白血病，多血症，多発性骨髄腫，痛風），プリン体生成亢進（痛風，糖尿病など），高プリン食摂取（脂肪食，アルコール）
- 尿酸排泄低下：腎機能低下（急性・慢性腎炎），ケトン体増加（糖尿病，飢餓など），細胞外液量の減少（脱水，尿崩症，利尿薬使用など）や尿路閉塞

低値の原因
- 尿酸の産生低下：キサンチン尿症，PNP 欠損症など
- 排泄亢進：Wilson 病，Fanconi 症候群，薬剤使用など

◆臨床症状
- 痛風症状：急性関節炎，発熱，痛風結節，尿酸結石

◆看護のポイント

食事指導
- 尿酸はプリン体からつくられるので，プリン体含有量の多い食品は避けるよう指導します（オイルサーディン，レバー，カニみそ，鯖，鯛，ベーコン，牛肉，牛タン，きな粉，牛乳など）．
- 飲酒（ビール大 3 本で 1 日量以上）によりプリン体の摂取過剰となるので，禁酒指導を行います．
- アルカリ食品は尿酸の排泄を増やすので，摂取を促します．

生活指導
- 激しい運動は，筋肉内でのプリン体分解を促進し尿酸合成を亢進するので，避けるよう指導します．

◆ピットフォール
- アスコルビン酸（ビタミンC）の服用で，尿酸値に誤差が生じます．
- 血液疾患の場合は，LD（LDH）などの上昇も同時にみられます．

（篠原大輔）

血液生化学検査

アンモニア（NH₃）

ammonia

> **検査のポイント**
> - ☑ アンモニアは，元来神経毒性物質であり意識障害の原因となりうる．
> - ☑ 有害なアンモニアは，肝臓で代謝されて無毒な尿素に変換されて排泄される．
> - ☑ 蛋白の負荷により，血中のアンモニアは増加する．
> - ☑ 血中のアンモニアの大半は，消化管（小腸粘膜のグルタミナーゼと大腸腸内細菌のデアミナーゼ，ウレアーゼ）に由来する．

↑高

主な疾患
劇症肝炎，肝硬変，門脈大循環シャント，便秘，尿素サイクル酵素異常症，先天性アミノ酸代謝異常症，ライ症候群，ショック

その他の疾患
運動負荷，食事による蛋白摂取

基準値 30～86 μg/dL（測定方法や使用するキットにより異なるので，各施設で基準値を確認のこと）

↓低
（アンモニアが低値をとる特異的な疾患はないが，低蛋白食摂取時，貧血などがあげられる）

検体の採取・取り扱い・保存上の注意点　検査をするまえに考えること

- 食事摂取や運動によりアンモニア値は上昇するので，安静，空腹時に採血を施行する必要があります．
- 血液中には，赤血球に AMP デアミナーゼのようなアンモニア産生に関与する酵素と基質であるプリンヌクレオチドが含まれます．したがって採血後室温に放置するとアンモニア濃度は速やかに上昇するので，氷水で冷却して速やかに検査室に提出する必要があります．

何をみている？ どんなときに検査する？　検査の根拠を考えよう！

- 一般に肝硬変の進展を把握するのに重要な検査です．アンモニアの高値はしばしば肝性脳症をひき起こします．
- アンモニア値から食事の蛋白摂取量が適正であるかどうか判断することもできます．
- 劇症肝炎・肝硬変患者で肝性脳症が疑われるときや，急性肝炎回復期の食上げ時期に蛋白量が適正か評価できます．

なぜ異常値になるか？（異常値が出るメカニズム）

- 蛋白中の窒素は，肝臓内の尿素サイクルで代謝を受けてアンモニアから尿素に変換されることにより解毒されます．したがって肝臓の代謝機能の低下する劇症肝炎，肝硬変，ライ症候群において異常値を呈します．また門脈大循環シャントにより肝臓を通らない血流の存在も，アンモニア値を上昇させます．
- 体内の最大のアンモニア産生臓器は腸管です．したがって便秘のときもアンモニアは上昇します．

関連する検査項目と併せて解釈すべき検査項目

- 肝臓の代謝機能をみる検査項目として，アルブミン，コリンエステラーゼ，コレステロールがあり，肝障害が進展するとこれらの項目は低値となります．また血中の総ビリルビン値は高値となります．これらを総合して肝疾患の進展度合いを判断することが可能です．
- 肝性脳症の有無をみるには，1～25までの線結びをする number connection test が有用です．これもアンモニア値と併せて施行して，脳症の有無を評価すべき検査です．

(井上和明)

検査結果をアセスメントする　情報を分析・評価して実践しよう！

◆臨床症状

- 肝硬変や劇症肝炎など重症肝臓障害の症状
- 発熱，筋肉痛など感冒様の症状，全身倦怠感，食欲不振，黄疸，褐色尿，嘔気・嘔吐，腹痛，浮腫，腹水，出血傾向，食道静脈瘤の破裂による吐血，肝性脳症

昏睡度分類

昏睡度	精神症状	参考事項
I	睡眠-覚醒リズムの逆転 多幸気分，時に抑うつ状態 だらしなく，気にとめない状態	retrospective にしか判定できない場合が多い
II	指南力（時，場所）障害，物を取り違える（confusion） 異常行動（例：お金をまく，化粧品をゴミ箱に捨てるなど） 時に傾眠状態（普通の呼びかけで開眼し会話ができる） 無礼な言動があったりするが，医師の指示に従う態度をみせる	興奮状態がない 尿便失禁がない 羽ばたき振戦あり（flapping tremor）
III	しばしば興奮状態または せん妄状態を伴い，反抗的態度をみせる．傾眠傾向（ほとんど眠っている） 外的刺激で開眼しうるが，医師の指示に従わない，または従えない（簡単な命令には応じる）	羽ばたき振戦あり（患者の協力が得られる場合） 指南力は高度に障害
IV	昏睡（完全な意識の消失） 痛み刺激に反応する	刺激に対して払いのける動作，顔をしかめるなどがみられる
V	深昏睡 痛み刺激にも全く反応しない	

アンモニア（NH_3）

◆看護のポイント

食事方法
- 蛋白質は，アンモニア発生の材料になるので制限を行います．良質蛋白質（肉，魚，卵，乳製品，豆など）は摂取可能です．
- 過食を避けるよう食事摂取量の観察を行います．

排便調整
- 便秘は，アンモニア生成や吸収を促進します．排便しやすい環境調整や観察を行います．
- ラクツロース®は，腸管運動の亢進を促します．
- ラクツロース®の分解によって生成した有機酸により腸管内pHが低下するため，腸管でのアンモニア産生およびアンモニアの腸管吸収が抑制されます．

安　静
- 安静を保持することで肝臓への負担軽減を行うとともに，肝臓の血液量を増加し，肝細胞の再生をはかります．

環境調整
- 肝性脳症に伴う危険行動や傾眠傾向に対処（危険物除去，低ベッドなど）を行います．

◆ピットフォール

- 血中のアンモニアは，食事（食後1～4時間で約2倍）や運動によって高値を示すため，採血をする際は安静空腹時に行うようにします．
- 検体を室温で放置した場合は1時間で約70％上昇します．採血後は速やかに除蛋白液の入った容器に入れ混合した後，必ず冷蔵庫または氷水で保存します．

（篠原大輔）

血液生化学検査

AST/ALT

aspartate aminotransferase/alanine aminotransferase

検査のポイント

- ☑ ASTは肝，心，骨格筋，心筋，赤血球に多量に存在して，これら臓器の傷害で血中に上昇する．
- ☑ ALTは，肝に多量に存在し，肝障害のマーカーとなり高値となる．
- ☑ ASTは，肝障害，心筋梗塞，骨格筋疾患，溶血性貧血で高値となる．

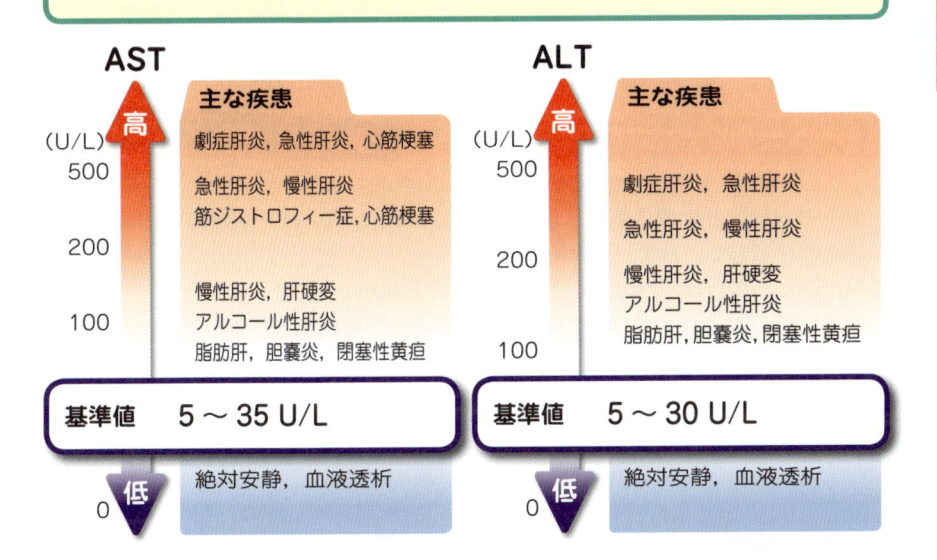

AST

（U/L）

主な疾患

- 劇症肝炎，急性肝炎，心筋梗塞
- 500 急性肝炎，慢性肝炎 筋ジストロフィー症，心筋梗塞
- 200
- 100 慢性肝炎，肝硬変 アルコール性肝炎 脂肪肝，胆嚢炎，閉塞性黄疸

基準値 5〜35 U/L

低 絶対安静，血液透析

0

ALT

（U/L）

主な疾患

- 劇症肝炎，急性肝炎
- 500 急性肝炎，慢性肝炎
- 200 慢性肝炎，肝硬変 アルコール性肝炎
- 100 脂肪肝，胆嚢炎，閉塞性黄疸

基準値 5〜30 U/L

低 絶対安静，血液透析

0

各論 血液生化学検査 酵素と関連物質

検体の採取・取り扱い・保存上の注意点 / 検査をするまえに考えること

- 採血時の機械的溶血で，赤血球中のASTが上昇します．

何をみている？どんなときに検査する？ / 検査の根拠を考えよう！

- 肝障害，心筋梗塞，骨格筋疾患で損傷の程度を知るための指標として検査します．

なぜ異常値になるか？（異常値が出るメカニズム） 統合力をつけよう!!

- ASTやALTが存在する臓器に障害があると，組織から血中に逸脱して高値となります．
- ALTは肝特異性であり，肝障害以外では血中で高値になりません．
- ASTは肝以外にも心筋，骨格筋，赤血球にも存在するため，これら臓器障害で血中活性が高値になります．

AST/ALT 123

- AST/ALT＞1 の場合には，骨格筋疾患，心筋梗塞，溶血性貧血，それに肝障害では肝硬変，肝細胞癌，転移性肝癌が考えられます．

← 関連する検査項目と併せて解釈すべき検査項目

- 血清蛋白分画（電気泳動）により，総蛋白のどの分画の増減かを詳しく知ることができます．
- アルブミンの定量と肝機能検査により，肝障害による低下かどうかを知ることができます．
- 尿中蛋白，腎機能検査により，ネフローゼ症候群などの腎障害による低下かどうかを知ることができます．

（高木　康）

検査結果をアセスメントする　情報を分析・評価して実践しよう！

◆患者の観察項目，判読のポイント

- ALTの上昇は肝細胞の変性，壊死を表し，数値が高いほど組織障害が高度であることを示しています．
- ALT高値の場合は，肝障害をきたしていると判断できます．
- AST高値の場合は，肝障害以外にも心筋梗塞，皮膚筋炎，筋ジストロフィー，骨格筋壊死，溶血性貧血などの可能性があります．

◆臨床症状

疾患名	主な症状	関連検査項目
急性肝炎	倦怠感，黄疸	ウイルスマーカー，飲酒歴，薬剤服用歴
慢性肝炎・肝硬変	特異的症状なし	ウイルスマーカー，腹部エコー
脂肪肝	肥満	血糖値，血中脂質
溶血性貧血	貧血症状	血中ハプトグロビン

- AST・ALT両方上昇の場合は，黄疸，倦怠感，食欲不振，腹水などが出現します．

◆看護のポイント

- 肝機能低下や黄疸に伴う食欲不振，倦怠感，発熱などの症状緩和が重要です．
- 心筋梗塞の場合は，循環動態の観察，水分出納，薬剤投与など，早期からの段階的リハビリテーションへの介入，生命危機に対する不安への心理的支援が重要です．

◆ピットフォール

- AST・ALTが基準範囲内であっても，肝炎ウイルスキャリアの場合があるので感染に注意が必要です．

（志村みゆき）

LD（アイソザイムも含む）

lactate dehydrogenase

検査のポイント

- ✓ 解糖系の最終段階を触媒する酵素で，ほとんどの臓器・細胞に存在する．
- ✓ 特に多量に存在する肝，心筋，骨格筋，赤血球の傷害では，血中に逸脱するために高値になる．
- ✓ 5つのアイソザイムがあり，LD_1は心筋梗塞，LD_5は肝障害の指標となる．

（U/L）　高

主な疾患

1,000 ── 悪性腫瘍，腎梗塞，血液疾患（悪性貧血，発作性夜間ヘモグロビン尿症）

血液疾患（白血病，悪性リンパ腫，溶血性貧血）
心筋梗塞，骨格筋疾患（筋ジストロフィー症，多発性筋炎），肝疾患（急性肝炎，慢性肝炎），肺梗塞，単核球症性肝炎

500 ──

肝疾患（慢性肝炎，肝硬変），
LD結合免疫グロブリン

220 ──

基準値　120〜220 U/L

100 ──
0 ── 低　抗腫瘍薬や免疫抑制薬投与，遺伝性HまたはMサブユニット欠損症

検体の採取・取り扱い・保存上の注意点　検査をするまえに考えること

- 採血時の機械的溶血で，赤血球中のLDが遊出して高値になります．
- 冷蔵保存には不安定で，短時間では室温，長時間では冷凍保存します．

何をみている？ どんなときに検査する？　検査の根拠を考えよう！

- 肝機能障害，溶血性貧血，筋肉疾患の診断や治療の経過観察のマーカーとして検査します．

なぜ異常値になるか？（異常値が出るメカニズム）　統合力をつけよう!!

- 多量に存在する肝，筋肉，赤血球では，これらの組織・細胞が傷害されると血

中に逸脱するため，高値となります．
- 細胞・臓器によりアイソザイムの種類が異なるため，心筋梗塞では LD_1 が，肝障害では LD_5 が高値となります．

関連する検査項目と併せて解釈すべき検査項目
- 肝機能障害では，同じ肝機能を反映する AST・ALT，ALP・γ-GT などの酵素やそのアイソザイムを検査し，画像検査（超音波検査，CT・MRI）も必要であれば実施します．
- 心筋梗塞では，CK や CK-MB，ミオグロビン，トロポニンや心電図を検査します．
- 溶血性貧血では，網赤血球，ビリルビン，ハプトグロビン，必要があれば骨髄穿刺検査を行います．

（高木　康）

検査結果をアセスメントする
情報を分析・評価して実践しよう！

◆患者の観察項目，判読のポイント
- 血清 LD の変動は，各種の疾患・病態にみられて特異性が乏しいため，アイソザイムを測定して質的分析を行います．心筋・肺・腎などの梗塞発作の診断と予後判定に有用です．悪性貧血で著増し，治療にて正常化するので有用です．

◆臨床症状
悪性貧血の場合
- 貧血，舌乳頭萎縮，舌炎，大球性貧血，好中球過分葉，ビリルビン値上昇，白髪，神経症状

急性心筋梗塞の場合
- 激烈な胸痛，放散痛（背中，左肩）

◆看護のポイント
心筋梗塞の場合
- 胸痛の軽減がはかれるように，必要に応じて鎮痛薬・鎮静薬の投与を医師と相談します．
- 心筋梗塞で起こる呼吸困難は，主に急性左心不全を伴うため，効果的な酸素投与を行います．
- 心拍数を多くする運動や食事，不安，恐怖，激しい疼痛などを避け，心筋の酸素需要量を増す因子を軽減します．

◆ピットフォール
- 肝臓，腎臓，骨格筋，赤血球などの壊死，崩壊があるときに血清活性が上昇します．妊娠によって高値を示す場合があるので注意が必要です．

（志村みゆき）

ALP（アイソザイムも含む）

alkaline phosphatase

検査のポイント

- ☑ リン酸モノエステルを加水分解する酵素で，至適 pH はアルカリ側にある．
- ☑ 肝細胞，胆管上皮細胞，骨芽細胞，胎盤に存在し，これらの傷害で血中に高値となる．
- ☑ 胆汁うっ滞では酵素誘導により著明な高値となる．

主な疾患

高（U/L）

1,500 — 閉塞性黄疸，原発性胆汁うっ滞性肝硬変，限局性肝疾患（肝膿瘍，肝癌），ALP 産生腫瘍，
骨新生疾患（転移性骨腫瘍，Paget 病），腎盂腎炎

500 — 急性肝炎，副甲状腺機能亢進症，くる病，家族性高 ALP 血症，小児期

350 — 慢性肝疾患（慢性肝炎，肝硬変），妊娠，骨折，慢性腎不全，ALP 結合免疫グロブリン，甲状腺機能亢進症

基準値　100〜350 U/L

100
0 — **低**　家族性低 ALP 血症，低栄養，亜鉛欠乏

検体の採取・取り扱い・保存上の注意点　検査をするまえに考えること

- 活性中心に Zn^{2+} があり，EDTA 塩血漿では活性値は著明に低下します．
- 幼児，思春期で骨が成長するときは，骨芽細胞の ALP が上昇して，成人の 3〜5 倍の高値となります．
- 妊婦では，胎盤由来の ALP のために血中に上昇します．
- 血液型 B と O では，小腸由来のために 10〜20％上昇します．

何をみている？ どんなときに検査する？　検査の根拠を考えよう！

- 閉塞性肝障害では，胆管内圧の上昇により胆管上皮の ALP の合成が上昇する（酵素誘導）ために，著明な上昇となります．

なぜ異常値になるか？（異常値が出るメカニズム）

- 肝障害で肝細胞から逸脱するほかに，閉塞性肝障害では胆管上皮細胞での酵素誘導のために著明に高値となります．
- 骨芽細胞が増殖する疾患（原発性骨疾患，甲状腺機能亢進症，転移性骨腫瘍）では，骨由来の ALP 上昇のために高値となります．
- 悪性腫瘍では，耐熱性 ALP が上昇して高値となります．

関連する検査項目と併せて解釈すべき検査項目

- γ-GT や LAP の胆管酵素を検査します．
- 腹部超音波検査は必須で，必要があれば腹部 CT・MRI を行います．
- ALP だけが単独で高値の場合には，原発性胆汁肝硬変を疑い，抗ミトコンドリア抗体などの自己抗体を検査します．

（高木　康）

検査結果をアセスメントする

◆患者の観察項目，判読のポイント

胆，肝道疾患の場合

- 閉塞性黄疸のとき，血清ビリルビンの上昇とともに増加します．胆管炎，肝腫瘍では，黄疸の有無にかかわらず上昇します．肝細胞性黄疸，肝実質障害時にも軽度の上昇がみられます．

骨疾患の場合

- がん転移による骨破壊，骨肉腫，副甲状腺機能亢進症，くる病，骨軟化症，Paget 病で上昇がみられます．

◆臨床症状

- 肝機能低下に伴う食欲低下，倦怠感，発熱，黄疸．また，黄疸に伴う掻痒感などがあります．

◆看護のポイント

- 黄疸に伴う掻痒感の軽減や，皮膚が脆弱になっているので，皮膚トラブルに注意が必要です．また，食欲不振や腹水の貯留がみとめられる際は，安楽な体位を調節します．

◆ピットフォール

- 成長期の小児，妊娠 30 週以降は上昇を示すので注意が必要です．

（志村みゆき）

γ-GT

γ-glutamyl transferase

> **検査のポイント**
> - ☑ 腎，膵，小腸，肝に存在するが，血中 γ-GT は主に肝に由来する．
> - ☑ 胆管に存在する胆管酵素の一つで，肝障害，特にアルコール性肝障害で高値となるのが特徴的である．アルコール摂取量との間に相関が認められる．
> - ☑ 薬剤服用（向精神薬，抗てんかん薬，抗けいれん薬などの常用）でも高値となる．

主な疾患

(U/L)

400 — アルコール性肝障害，胆汁うっ滞（肝内，肝外），転移性肝癌，肝内胆管癌，膵癌（閉塞性）

100 — 慢性肝疾患（慢性肝炎，肝細胞癌），アルコール性肝障害，胆汁うっ滞（肝内，肝外）

慢性肝疾患（慢性肝炎，肝硬変），急性肝炎，アルコール性肝障害，非アルコール性脂肪肝（NASH）

基準値　（男性）10 〜 50 U/L，（女性）5 〜 30 U/L

検体の採取・取り扱い・保存上の注意点　検査をするまえに考えること

- 長期に飲酒しても γ-GT が上昇しない non-responder が 10 〜 20％存在します．
- 男性が女性より高値です．
- 新生児では 100 U/L 前後の高値で，乳幼児以降で成人値となります．
- 採血時に駆血帯を 2 分以上緊迫すると若干高値となります．

何をみている？ どんなときに検査する？　検査の根拠を考えよう！

- 肝疾患特にアルコール性肝障害が疑われるとき
- 薬剤性肝障害が疑われるとき

なぜ異常値になるか？（異常値が出るメカニズム）　統合力をつけよう!!

- γ-GT は胆管上皮に存在して，閉塞性肝障害では逆流して血中で高値となります．

- 閉塞性肝障害では，胆管内圧が上昇して胆管上皮でのγ-GT産生が亢進して，著明な高値となります（酵素誘導）．

🡠 関連する検査項目と併せて解釈すべき検査項目
- 同じ胆管酵素であるALPやLAPを測定します．
- 腹部超音波検査が必須で，必要があれば腹部CT・MRIを行います． （高木　康）

👉 検査結果をアセスメントする　情報を分析・評価して実践しよう！

◆患者の観察項目，判読のポイント
アルコール性肝障害の場合
- アルコールによる直接的影響により上昇するため，他の肝機能の異常がない場合や上昇する前に異常を示す場合があります．

胆汁うっ滞状態
- 閉塞性黄疸，膵頭部癌で胆道系酵素としてLAP，ALPより鋭敏に，特異的に上昇がみられます．
- 薬剤性肝障害時以外に，長期の薬剤服用者でも高値を示すことがあります．

◆臨床症状
- 肝機能が低下している場合は，それに伴う食欲不振，倦怠感，発熱などの症状が現れます．また，胆汁うっ滞性であれば，黄疸やそれに伴う掻痒感が出現します．

◆看護のポイント
- 食欲不振，倦怠感，発熱などの症状緩和のケアが必要です．また，アルコール性肝炎の場合は，禁酒，節酒の必要があるため，説明が重要です．肝庇護のための安静，高蛋白食などの生活指導も必要です．

◆ピットフォール
- γ-GT値は，肝・胆道疾患の重症度とは相関しないので，γ-GT値は高値であっても，肝炎や肝内胆汁うっ滞では，通常保存的な経過観察が可能です．
- 抗てんかん薬，向精神薬，副腎皮質ステロイド薬などの投与でも上昇します．

（志村みゆき）

血液生化学検査

コリンエステラーゼ（ChE）

cholinesterase

検査のポイント

- ☑ 血中に存在するのは，各種のコリンエステルを分解する非特異的コリンエステラーゼである．
- ☑ 肝で合成されるため，肝実質障害・合成障害では，血中活性が低値になる．
- ☑ 有機リン剤・サリンでは，著明に低下して診断の有力な指標となる．

（U/L）

主な疾患

非アルコール性脂肪肝，糖尿病，ネフローゼ症候群，甲状腺機能亢進症，C_5

450

基準値　200～450 U/L

300

慢性肝疾患（慢性肝炎，肝硬変），低栄養，敗血症，悪性腫瘍

100

重症肝疾患（劇症肝炎，非代償性肝硬変，肝細胞癌），有機リン剤中毒，遺伝性低コリンエステラーゼ血症

検体の採取・取り扱い・保存上の注意点　検査をするまえに考えること

- 有機リンで阻害されるため，採血室・検査室で有機リン系殺虫剤を散布したときには低値となります．

何をみている？　どんなときに検査する？　検査の根拠を考えよう！

- 肝実質障害を疑うとき
- 有機リン剤中毒（農薬中毒）を疑うとき
- 筋弛緩薬（サクシニルコリン）を分解できない異型・低コリンエステラーゼの存在を疑う場合，あるいは全身麻酔前

なぜ異常値になるか？（異常値が出るメカニズム）　統合力をつけよう!!

- 肝細胞で合成されるため，肝実質障害では低値となります．
- 有機リンは，ChEを非可逆的に阻害するので，有機リン系農薬やサリンに曝露

されると著明に低下します．
- 遺伝子変異の一つである C5 は，高分子の異常 ChE のために，30％程度の高値となります．

関連する検査項目と併せて解釈すべき検査項目

- 肝実質障害を反映するアルブミン，プロトロンビン時間，LCAT を検査します．
- C5 が疑われる場合には，アイソザイム分析を行い，高分子 ChE を検出します．
- 異型 ChE が疑われる場合には，ジブカイン，フッ素の活性阻害率で遺伝性変異の種類を決定します．

（高木　康）

検査結果をアセスメントする
情報を分析・評価して実践しよう！

◆患者の観察項目，判読のポイント
- 劇症肝炎，活動性慢性肝炎，肝癌では，肝細胞の破壊，残存細胞での産生能の低下により高度に低値となります．体外に蛋白が漏出する疾患では，これを補うために産生が亢進して，基準値を上回り上昇します．

◆臨床症状
- 主に肝臓で生合成されるので，コリンエステラーゼの低値は，肝機能の低下を反映します．そのため，肝機能低下に伴う食欲不振，倦怠感，黄疸などの症状が出現します．

◆看護のポイント
- 食欲不振や，倦怠感などの症状緩和や，不快感の軽減が必要です．また，肝機能障害時は，肝庇護のための食事を中心とした生活指導（高カロリー・高蛋白食の摂取）も必要となります．

◆ピットフォール
- 基準値幅が広く，個人差が比較的大きいので，初回検査時の判断に注意を要します．他の肝機能検査値（AST，ALT，LD，γ-GT，ビリルビンなど）を併せて観察します．

（志村みゆき）

アミラーゼ（アイソザイムも含む）

amylase

検査のポイント

- ☑ でんぷん，グリコーゲンなどの多糖類を加水分解する酵素である．
- ☑ 唾液腺および膵，腸，卵巣，肺などに存在し，膵はP型アミラーゼ，残り4者はS型アミラーゼである．
- ☑ 急性膵炎，急性耳下腺炎の診断マーカーとして検査される．
- ☑ 卵巣癌や肺癌などでは，異所性に合成が亢進して高値となる．
- ☑ 開腹時には，腸などの内臓を刺激して高値となる．

主な疾患

(U/L)	高	
700		急性膵炎，急性耳下腺炎
		腸閉塞，子宮外妊娠，異所性高アミラーゼ血症
300		慢性膵疾患（慢性膵炎，膵癌），腎不全，肝硬変，糖尿病性ケトアシドーシス，マクロアミラーゼ，開腹術後

基準値　40〜130 U/L

低　慢性膵炎，膵癌（末期），Sjögren症候群

検体の採取・取り扱い・保存上の注意点　検査をするまえに考えること

- 特異的な基質がなかったが，日本臨床化学会（JSCC）から測定法の勧告案が提案されて，多くの施設で共通の基準範囲となりつつあります．
- 新生児は低値で，膵機能の成熟とともに上昇し，5〜10歳で成人値になります．
- Ca^{2+}を賦活剤とするため，EDTA塩，クエン酸Na血漿では低値となります．

何をみている？どんなときに検査する？　検査の根拠を考えよう！

- 膵疾患が疑われるとき
- 唾液腺，特に耳下腺疾患が疑われるとき
- 腹部手術後に，術後膵炎の発症の有無を調査するとき

なぜ異常値になるか？（異常値が出るメカニズム）　統合力をつけよう!!

- 膵と唾液腺には，多量にアミラーゼが存在するため，これらの疾患では血中に逸脱して高値となります．
- 急性膵炎では，発症後20〜30時間持続的に上昇し，3〜4日で基準範囲に復する経過です．一方，尿中アミラーゼは，発症後3〜5日間異常値が持続した後，基準範囲に復する経過です．
- アミラーゼに免疫グロブリンが結合すると，尿中へ排泄されずに血中に停滞するため，高値は持続します．これをマクロアミラーゼといいます．

関連する検査項目と併せて解釈すべき検査項目

- アミラーゼアイソザイムを行います．P型とS型があり，S型はシアル酸を含有しているため高分子で，尿中へは排泄されにくく，P型が容易に排泄されます．
- P型アミラーゼが高値な場合は，膵障害を疑い，リパーゼやエラスターゼを測定します．
- S型が高値な場合には，唾液疾患，悪性腫瘍（肺や卵巣など）を疑い，CT・MRI，あるいは腫瘍マーカーを測定します．

（高木　康）

検査結果をアセスメントする　情報を分析・評価して実践しよう！

◆患者の観察項目，判読のポイント
- 膵型（P型）と唾液型（S型）の2つのアイソザイムがあり，S型は唾液腺のほか，小腸や卵巣，肺などに存在して，これらの臓器の障害で血中の活性が上昇します．そのため，膵臓，唾液腺，腎臓の病気の診断に役立ち，アイソザイムを測定することにより，より詳細な判断ができます．急性膵炎では，発症後速やかに上昇し，1〜2日でピークとなり，3〜4日で低下します．

◆臨床症状
- 急性膵炎に伴う場合は，発熱，悪心・嘔吐，腹痛（心窩部〜背部の持続痛），アルコール，脂肪摂取で増悪します．急性耳下腺炎では，耳下腺の腫脹（びまん性，弾力性），発熱などの症状が出現します．

◆看護のポイント
- 疼痛の部位，程度の観察を行い，医師と相談し鎮痛薬の投与を行います．また，衣服の圧迫を避けてできるだけ安楽な体位を調整します．急性膵炎の場合は数日間，絶飲食となるので，口腔内の清潔や，安静の保持の指導が必要です．

◆ピットフォール
- 急性膵炎（血中，尿中アミラーゼ高値）で重症化が疑われる場合は，全身状態（バイタルサイン，ショック症状の有無）の観察が重要です．

（志村みゆき）

CK（アイソザイムも含む）

creatine kinase

検査のポイント

- ☑ クレアチンキナーゼ（CK）は，筋肉や脳に大量に存在する酵素である．
- ☑ CK には，CK-MM，CK-MB，CK-BB とミトコンドリア CK の 4 種類のアイソザイムが存在する．このうち CK-MB は，心筋に大量に存在するため，心筋梗塞の指標として使用されている．
- ☑ 骨格筋に多量に存在するため，ミオパチーなどの骨格筋障害でも高値となる．

高

主な疾患
急性心筋梗塞，心筋炎，多発性筋炎，皮膚筋炎

その他の疾患
甲状腺機能亢進症

基準値　総 CK 活性 50 ～ 200 IU/L
　　　　　 CK-MB 活性：5 ～ 20 IU/L

低
悪性高熱症，動脈閉塞症，脳外傷
長期臥床，妊娠

検体の採取・取り扱い・保存上の注意点　検査をするまえに考えること

- 幼児は成人の約 2 倍の高値であり，加齢とともに低下します．
- 男性は女性より 10 ～ 20 IU/L ほど高値です．
- 健常人の生理的変動幅は大きく，筋肉運動で数千 IU/L まで上昇することもあります．

何をみている？ どんなときに検査する？　検査の根拠を考えよう！

- 骨格筋，心筋や脳に傷害が起こると血中活性が上昇するため，これらの臓器の傷害の有無が推測されます．
- 胸痛を主訴として心筋梗塞が疑われるときには，CK とともにアイソザイム（CK-MB）の測定を行います．

なぜ異常値になるか？（異常値が出るメカニズム）　統合力をつけよう!!

- 心筋梗塞では高値となり，特に心筋特異性の高いアイソザイムである CK-MB は高値となります．
- 筋原性のミオパチー，特に Duchenne 型の筋ジストロフィーで高値となります．

ただし症状が進行すると逆に低値となるので，病期の判定に用いられます．
- 骨格筋に多量に存在するため，筋肉運動や筋肉内注射では高値となります．

← 関連する検査項目と併せて解釈すべき検査項目

- ミオシン軽鎖，トロポニン，ヒト心筋脂肪酸結合蛋白などの測定により，心筋梗塞の診断の精度が向上します．
- AST，ミオグロビンの測定により，筋疾患であるかを知ることができます．
- 甲状腺ホルモン検査により，甲状腺疾患由来の異常値かを知ることができます．

(正司　真，小林洋一)

検査結果をアセスメントする　情報を分析・評価して実践しよう！

◆患者の観察項目，判読のポイント

心筋梗塞を疑う場合
- 各種の酵素が上昇しますが，CKのMB型に特異的に認められます．発症6時間後の早期に上昇し始め，約24時間後に最高値となります．そして3～4日後には正常化します．

筋疾患を疑う場合
- 進行性筋ジストロフィーでは正常の十数倍の上昇を認めます．
- そのほかにも，激しい運動やけいれんなどの筋肉運動，悪性高熱症や熱中症でも上昇を認めます．

◆臨床症状
- 心筋梗塞の場合は，激烈な胸痛，放散痛（背中〜左肩）
- 筋ジストロフィーでは，左右対称の筋力低下・筋萎縮
- 甲状腺機能低下症や，気管支喘息に伴うものであれば，皮膚の乾燥，筋力低下，徐脈，低血圧，発作性呼吸困難，チアノーゼなどの症状が出現します．

◆看護のポイント
- 胸痛の軽減をはかるため，必要に応じて鎮痛薬・鎮静薬の投与をします．また，心筋の酸素需要量を増す因子の軽減をはかります（心拍数を多くする運動や食事，不安，恐怖をできるだけ避けます）．
- 心筋梗塞で起こる呼吸困難は，主に急性左心不全を伴うため，効果的な酸素吸入と，安楽な体位の調整をはかります．

◆ピットフォール
- 筋肉運動により上昇した値は，数日間持続するので注意が必要です．また，手術や筋肉内注射など筋肉障害を伴う場合も上昇します．
- CKが高値を示す疾患には多種多様なものがあるので，心筋梗塞のみと早合点しないことが大切です．

(志村みゆき)

トロポニン/ヒト心臓型脂肪酸結合蛋白

troponin/heart-type fatty acid binding protein

検査のポイント

- ☑ トロポニンは，筋原線維を構成する収縮蛋白で，心筋特異性が高い．
- ☑ トロポニンⅠとTが検査される．
- ☑ ヒト心臓型脂肪酸結合蛋白は，心筋細胞質に存在する蛋白で，心筋の障害の早期診断に有用である．
- ☑ トロポニン，ヒト心臓型脂肪酸結合蛋白は，心筋障害マーカーの代表的なものであり，併用して測定することにより診断精度を向上させることができる．

主な疾患（高）
心筋梗塞，不安定狭心症，心筋炎

その他の疾患
トロポニン高値
腎不全，筋ジストロフィー，多発筋炎，皮膚筋炎，外傷性骨格筋障害
ヒト心臓型脂肪酸結合蛋白高値
解離性大動脈瘤，多発筋炎，皮膚筋炎

基準値
トロポニン：0.05 ng/mL 未満
ヒト心臓型脂肪酸結合蛋白：6.2 ng/mL 未満

検体の採取・取り扱い・保存上の注意点 （検査をするまえに考えること）

- トロポニン：随時採血でよく，筋肉注射や運動の影響も受けません．
- ヒト心臓型脂肪酸結合蛋白：採血24時間以内に測定しない場合には，凍結保存が必要です．リウマトイド因子陽性検体では偽陽性を，抗平滑筋抗体陽性検体では偽陰性を示す場合があります．

何をみている？ どんなときに検査する？ （検査の根拠を考えよう！）

- 心筋障害が考えられたとき，すなわち急性心筋梗塞や不安定狭心症といった急性冠症候群や心筋炎などの診断に有用です．
- 急性冠症候群や心筋炎の重症度の評価，治療効果判定においても有用です．

なぜ異常値になるか？（異常値が出るメカニズム） 統合力をつけよう!!

- トロポニン：トロポニンは主に心筋の筋原線維を構成する収縮蛋白で，心筋特異性が高いマーカーです．超急性期診断では，ヒト心臓型脂肪酸結合蛋白やミ

オグロビンに劣るが，心筋特異性では勝っています．
- ヒト心臓型脂肪酸結合蛋白：急性心筋梗塞では，細胞質可溶性マーカーであるヒト心臓型脂肪酸結合蛋白が2時間以内に上昇するため，早期診断に優れています．一方，心筋特異性ではやや劣ります．
- トロポニン，ヒト心臓型脂肪酸結合蛋白は両蛋白とも分子量が小さいため，心筋障害の早期に循環血液中において検出されます．

関連する検査項目と併せて解釈すべき検査項目

- ミオグロビンの測定により，ヒト心臓型脂肪酸結合蛋白と併せて心筋梗塞の早期の診断することができます．心筋ミオシン軽鎖の測定により，トロポニンと併せて2，3日経過した心筋障害を診断することができます．

（正司　真，小林洋一）

検査結果をアセスメントする
情報を分析・評価して実践しよう！

◆患者の観察項目，判読のポイント
- 心筋障害後早期に血中に出現し，血中異常値が長期間持続します．血中半減期はいずれも2〜4時間と短時間であり，心筋障害の持続の有無の指標となります．

◆臨床症状
- 急性心筋梗塞：激烈な胸痛，放散痛（背中〜左肩）
- 心筋炎：感冒様症状，発熱，呼吸困難，胸痛
- 狭心症：前胸部絞扼感，放散痛，不整脈

◆看護のポイント
- クレアチンキナーゼ（CK）の項参照

◆ピットフォール
- 年齢，性別による変動はないが，慢性腎不全で，より高値となる場合があります．

（志村みゆき）

血液生化学検査

ミオグロビン

myoglobin

検査のポイント

- ✓ ミオグロビンは，主に心筋や骨格筋に存在するヘム蛋白である．
- ✓ 赤血球のヘモグロビンにより運ばれてきた酸素を受け取り，筋組織中で運搬，貯蔵しエネルギー産生系に供給する．
- ✓ 急性心筋梗塞で高値となり，特に早期診断で有用である．
- ✓ 骨格筋に多量に存在し，骨格筋障害で高値となる．

高 ↑

主な疾患	その他の疾患
心筋梗塞，不安定狭心症，心筋炎	筋ジストロフィー，多発筋炎，皮膚筋炎，甲状腺機能低下症，腎不全，悪性高熱症

基準値 65 ng/mL 以下

検体の採取・取り扱い・保存上の注意点 〈検査をするまえに考えること〉

- 筋肉注射，運動後，出産時に高値となることがあるので，安静を保った状態で採血しましょう．

何をみている？どんなときに検査する？ 〈検査の根拠を考えよう！〉

- 心筋および骨格筋傷害の存在診断や鑑別診断，治療効果判定として有用です．
- 心筋梗塞の場合は，梗塞量と関連があります．また，発症後早期に上昇するため，早期診断に有用です．

なぜ異常値になるか？（異常値が出るメカニズム） 〈統合力をつけよう!!〉

- 急性心筋梗塞では，心筋細胞膜が傷害されて，細胞質可溶性分画マーカーであるミオグロビンが循環血液中に遊出してきます．約10時間でピークに達します．
- 骨格筋障害（筋ジストロフィー，多発筋炎，皮膚筋炎など）では高値となります．
- 腎機能が低下している場合には高値となることがあり，注意が必要です．

関連する検査項目と併せて解釈すべき検査項目

- 心筋特異性が低いので，トロポニンや心筋ミオシン軽鎖などを併せて測定することにより，心筋傷害による上昇かを知ることができます．

- CK および CK アイソザイムを測定することにより，心筋傷害か骨格筋傷害かを知ることができます．

（正司　真，小林洋一）

検査結果をアセスメントする　情報を分析・評価して実践しよう！

◆患者の観察項目，判読のポイント
- 健常人の血中にも存在しますが，心筋細胞の崩壊時には細胞外へ逸脱して，血中に流入し，さらに尿中へ排泄されます．そのため，血中および尿中のミオグロビンの測定は，心筋梗塞などの筋傷害や筋ジストロフィーなどの骨格傷害における筋肉傷害判定やその重症度の判定に有用です．

◆臨床症状
- 尿潜血反応が陽性でも，尿沈査で赤血球が認められない場合，ヘモグロビン尿かミオグロビン尿が考えられるので，それぞれの原因疾患の有無の観察を行います．

ヘモグロビン尿	溶血性貧血，不適合輸血など
ミオグロビン尿	横紋筋融解症，外傷による筋肉損傷，急性心筋梗塞など

◆看護のポイント
- 安静，保温をし，刺激物やアルコールの摂取制限をします．また，水分の制限がなければ尿路を洗浄します．ミオグロビン尿で横紋筋融解症の場合，安静と水分摂取促進，利尿薬の投与を行います．

◆ピットフォール
- ミオグロビン尿による急性腎不全へ移行するリスクがあるので注意が必要です．

（志村みゆき）

血液生化学検査

ペプシノゲン

pepsinogen

検査のポイント

- ☑ ペプシノゲンは，胃液に含まれる蛋白分解酵素であるペプシンの前駆物質である．胃に分泌され，胃酸によってペプシンとなる．
- ☑ 胃粘膜で産生され，血中濃度は胃粘膜の主細胞量を反映する．
- ☑ 胃粘膜萎縮の広がりと程度を反映し，最大酸分泌量（MAO）と相関する．
- ☑ 胃・十二指腸潰瘍では高値，萎縮性胃炎，胃癌，悪性貧血では低値となる．
- ☑ 2つのアイソザイムがあり，Ⅰは胃底腺領域の主細胞・粘液頸細胞で産生され，Ⅱは胃底腺のほか，噴門腺，幽門腺，ブルンネル腺で産生される．

高　主な疾患
十二指腸潰瘍，Zollinger-Ellison症候群，腎不全，出血性胃びらん

基準値　15〜110 U/L

低
悪性貧血，萎縮性胃炎，胃癌，胃腺腫，切除胃

検体の採取・取り扱い・保存上の注意点　検査をするまえに考えること

- 食事の影響はなく，絶食でなくても検査可能です．

何をみている？どんなときに検査する？　検査の根拠を考えよう！

- 胃粘膜の萎縮度を知り，慢性胃炎では胃粘膜の萎縮が進むほど胃癌を発生しやすい．
- プロトンポンプ阻害薬では高値となり，服用前値に復するには1〜2カ月を要します．

なぜ異常値になるか？（異常値が出るメカニズム）　統合力をつけよう!!

- 萎縮性胃炎，胃癌，悪性貧血では，胃粘膜内での産生減少，胃粘膜量が減少するために，低値となります．
- 胃炎，胃・十二指腸潰瘍，ピロリ菌感染，腎不全では，胃粘膜内での産生増加や腎からの排泄減少のために高値となります．

🔙 関連する検査項目と併せて解釈すべき検査項目

- 胃癌の検診としてヘリコバクターピロリ（Hp）IgG 抗体で Hp 感染の有無を，ペプシノゲン検査で胃粘膜萎縮度を調べ，胃癌のリスクを調べます（ABC 検診）．
- 消化性潰瘍，胃癌が疑われる場合には，上部消化管内視鏡検査を行います．
- 悪性貧血が疑われる場合には，末梢血検査，骨髄穿刺検査，ビタミン B_{12}・葉酸を検査します．

（高木　康）

👐 検査結果をアセスメントする　情報を分析・評価して実践しよう！

◆患者の観察項目，判読のポイント
- ペプシノゲンは，胃粘膜の萎縮度を判定できます．萎縮度が高い場合，慢性萎縮性胃炎の症状になっていることが多く，萎縮性胃炎になると胃癌になるリスクが高くなるため，主に，胃癌のスクリーニング目的で行われます．

◆臨床症状
- 常に胃に不快感
- 胃もたれや食後の腹痛
- 時に空腹時痛
- 食欲不振
- 胸焼けや吐き気などの自覚症状
- なかにはほとんど自覚症状のない場合もある

◆看護のポイント
- アルコール，喫煙，胃への刺激が少ない食事を摂取するよう指導が必要です．また，精神の不安定やイライラなどが増強しないよう，精神的支援が必要です．

◆ピットフォール
- 基準値には個人差があるため，この数値に収まっていれば安心というわけではありません．

（志村みゆき）

ビリルビン

bilirubin

> **検査のポイント**
> - ☑ 胆汁の産生，排泄にかかわる肝臓，胆道系の機能をスクリーニングする検査である．
> - ☑ 肝臓の破壊や胆石，膵癌など閉塞性黄疸をきたす疾患で上昇する．
> - ☑ 溶血など赤血球が破壊される病態で特に間接型ビリルビンが上昇する．

↑高

主な疾患
黄疸をきたす病態：
肝胆道系の閉塞をきたす病変，急性肝炎

その他の疾患
I-Bil が D-Bil よりも優位に上昇
　溶血性疾患：溶血性貧血，不適合輸血
D-Bil が I-Bil よりも優位に上昇
　肝胆道系の良性疾患：胆石症，胆道ジスキネジア，急性肝炎，慢性肝炎，自己免疫性肝炎，薬剤性肝障害
　肝胆道系の悪性疾患：胆管癌，胆嚢癌，膵癌，肝細胞癌，転移性肝癌

基準値　総ビリルビン（T-Bil）：0.2～1.2 mg/dL
　　　　　直接ビリルビン（D-Bil）：0.4 mg/dL 以下
　　　　　間接ビリルビン（I-Bil）：0.1～0.8 mg/dL

検体の採取・取り扱い・保存上の注意点　〈検査をするまえに考えること〉

- 光線により分解される性質をもつため，検体を長時間明るい場所に置いてはいけません．血清分離後は遮光して検体を保管します．
- 光線による分解作用を応用した治療法が，新生児黄疸における光線療法です．

何をみている？ どんなときに検査する？　〈検査の根拠を考えよう！〉

- ヘモグロビンやミオグロビンが破壊された結果，ビリルビンとなります．
- ビリルビンはまず網内系で「間接ビリルビン」として産生され，肝臓でグルクロン酸抱合を受けて「直接ビリルビン」に転換されます．直接ビリルビンと間接ビリルビンを合わせた値が「総ビリルビン」となります．
- 直接ビリルビンは，胆管を通り胆嚢にて濃縮を受けた後，十二指腸に排泄されます．
- 消化管内に入ったビリルビンは，食事で摂取された脂肪の消化吸収に使われます．

- ビリルビンはその後ウロビリノゲンに分解されて腸管から吸収され，再度脂肪の消化に利用されます（腸肝循環）．

なぜ異常値になるか？（異常値が出るメカニズム）

- 赤血球分解の亢進（溶血）で増加
- 肝細胞の破壊による血中への逸脱で増加
- 肝細胞，胆管，胆嚢を通じた胆汁の通過障害で血中に増加

関連する検査項目と併せて解釈すべき検査項目

- 胆道系酵素（ALP, LD, γ-GT）の上昇→胆道を閉塞させる病態の存在（膵癌，胆囊癌，胆管癌，胆石など）→CAI9-9，DUPAN-2 など腫瘍マーカー，超音波，CT など画像診断で病変の証明．
- 急激な貧血の進行（Hb，Ht の低下）→溶血亢進による間接ビリルビン増加

（木村　聡）

検査結果をアセスメントする

◆患者の観察項目，判読のポイント

- 溶血性貧血，グルクロン酸抱合不全で間接ビリルビン値が上昇し，肝細胞障害（肝炎），胆汁うっ滞，胆管閉塞（胆石，胆管癌，膵臓癌による閉塞性黄疸）で直接ビリルビン値が上昇します．総ビリルビンが 2〜3 mg/dL 以上に上昇すると，肉眼的に黄疸が認められるようになります．

◆臨床症状

- 劇症肝炎：ウイルス性，アルコール性，薬剤性などさまざまな要因がありえますが，主に高度な黄疸，意識障害，凝固機能の著明な低下，腹水貯留などの症状がみられます．
- 閉塞性黄疸：黄疸に伴う搔痒感が出現します．

◆看護のポイント

- 臥床安静を保持し，血流量を増加させることにより肝細胞の修復をはかり，回復を早めます．また，疼痛の軽減をはかるため，安楽な体位の調整を行います．皮膚の搔痒感を緩和するためには，皮膚の乾燥をできるだけ防ぎ，衣類は刺激性の少ないものを選択します．また，搔き傷をつくらないよう爪は短く切り，手袋などを使用します．

◆ピットフォール

- 黄疸の部位と程度を観察することも必要ですが，随伴症状の有無と程度（食欲不振，全身倦怠感，搔痒感，嘔吐，腹部膨満感）の観察も重要です．

（志村みゆき）

血液生化学検査

総コレステロール（TC）

total cholesterol

> **検査のポイント**
> - ✓ コレステロールは疎水性であるため，血液中にはアポリポ蛋白と結合し，水溶性のリポ蛋白として存在する．
> - ✓ 血清中の総コレステロールは，リポ蛋白（LDL，HDL，VLDL）に含まれるコレステロールの総和を表す．
> - ✓ コレステロールは細胞膜の構成成分であり，さらにステロイドホルモンや胆汁酸の材料ともなり，生体内で重要な働きをしている．

主な疾患

高：家族性高コレステロール血症，家族性複合型高脂血症，家族性Ⅲ型高脂血症，ネフローゼ症候群，甲状腺機能低下症，Cushing症候群，原発性胆汁性肝硬変，糖尿病，閉塞性黄疸，薬剤（利尿薬，β遮断薬，コルチコステロイド，経口避妊薬，シクロスポリンなど）

基準値　150～219 mg/dL

低：無βリポ蛋白血症，甲状腺機能亢進症，肝硬変，Addison病，悪液質，慢性感染症

検体の採取・取り扱い・保存上の注意点　検査をするまえに考えること

- 食後採血でも大きく変化しません．
- 加齢とともに徐々に増加し，特に女性では閉経に伴い高値となります．

何をみている？ どんなときに検査する？　検査の根拠を考えよう！

- コレステロール値は，主として肝臓でのコレステロールの合成と異化により規定されており，両者のバランスにより数値が変動します．
- 肝臓での合成能や栄養状態の指標，動脈硬化性疾患のリスク評価を行うために測定します．

なぜ異常値になるか？（異常値が出るメカニズム）　統合力をつけよう!!

- 家族性高コレステロール血症は，肝臓での受容体の異常により高値になります．
- 閉塞性黄疸では，胆道でのコレステロールの異化障害により高値となります．
- ネフローゼ症候群では，肝臓での合成亢進により高値となります．
- 甲状腺機能低下症では，LDL受容体の減少により高値となります．

関連する検査項目と併せて解釈すべき検査項目

- コレステロール値に異常を認めた場合には，基礎疾患の検索や内服薬剤の確認を行います．
- 総コレステロール高値の場合には，LDL-C と HDL-C を検査して，動脈硬化性疾患のリスク評価を行います．
- LDL-C は直接測定も可能ですが，Friedewald（フリードワルド）の式から求めることが推奨されています．

　　Friedewald の式：LDL-C＝TC－HDL-C－TG/5

　　ただし，TG 値が 400 mg/dL 以上のときは，直接測定法にて LDL-C 値を測定します．

（林　俊行，平野　勉）

検査結果をアセスメントする

情報を分析・評価して実践しよう！

◆患者の観察項目，判読のポイント
- 総コレステロールは主に脂質異常症のスクリーニング検査として行われます．
- HDL コレステロール，LDL コレステロール，トリグリセリド（TG）を同時に測定するため，必ず確認をしましょう．

◆臨床症状
- 直接的には自覚症状はありません．

◆看護のポイント
- 生活習慣が数値に影響しますので，生活スタイルは大切な情報です．
- 食生活の改善が必要な場合は，管理栄養士の指導なども活用しましょう．
- 生活指導が必要な場合は，食事，アルコールの制限や運動の励行，禁煙がポイントになります．
- コレステロールは，日内変動や，そのときの食事は影響しないため，採血のタイミングは患者に合わせることができます．
- 自覚症状が乏しいため，病気である感覚をもっていないことが多いといえます．

◆ピットフォール
- 疾患や家族歴がなくても，女性の場合は閉経後にコレステロール値が上昇する傾向があります．

（白戸信行）

血液生化学検査

LDL/HDL コレステロール（LDL-C, HDL-C）

low-density lipoprotein cholesterol/high-density lipoprotein cholesterol

検査のポイント

- ☑ LDL コレステロールは，粥状動脈硬化の進展に働くリポ蛋白である．
- ☑ HDL コレステロールは，蓄積したコレステロールを引き抜き，粥状動脈硬化の進展抑制に働くリポ蛋白である．
- ☑ 高 LDL コレステロール血症と低 HDL コレステロール血症は，それぞれ独立した冠動脈疾患の危険因子である．

主な疾患

高 ↑

LDL-C
「総コレステロール」（前項）を参照

HDL-C
CETP 欠損症，HTGL 欠損症，原発性胆汁性肝硬変

基準値
LDL-C：70 〜 139 mg/dL
HDL-C：（男性）40 〜 70 mg/dL
　　　　（女性）45 〜 75 mg/dL

低 ↓

HDL-C
タンジール病，魚眼病，アポ A-I 欠損症，慢性腎不全，糖尿病

検体の採取・取り扱い・保存上の注意点　検査をするまえに考えること

- LDL-C，HDL-C ともに食後採血でも大きく変化しません．
- HDL-C は男性より女性が高値であり，妊娠中には高値となります．
- 喫煙や運動不足，肥満は HDL-C を低下させます．

何をみている？　どんなときに検査する？　検査の根拠を考えよう！

- 動脈硬化性疾患の危険因子である高 LDL-C 血症や低 HDL-C 血症の診断時に測定します．
- 生活習慣の改善や薬物治療の効果を判定するために，経時的に測定します．

なぜ異常値になるか？　（異常値が出るメカニズム）　統合力をつけよう!!

- LDL-C は総コレステロールと連動して増減することが多いため，総コレステロールの項目を参照
- 高トリグリセリド（TG）血症と低 HDL-C 血症は相互に関係し，肥満や運動不

足は高 TG 血症だけでなく，低 HDL-C 血症の原因にもなります．
- 飲酒は，HDL-C の増加をきたすことがあります．

← 関連する検査項目と併せて解釈すべき検査項目

- 脂質異常症の診断や表現型分類のために，併せて TG を測定します．食後採血や TG 400 mg/dL 以上の場合には non HDL-C（TC－HDL-C）を脂質管理の指標として使用します（基準値は LDL-C＋30 mg/dL）．

（林　俊行，平野　勉）

検査結果をアセスメントする　情報を分析・評価して実践しよう！

◆患者の観察項目，判読のポイント

HDL コレステロール
- HDL-C の低値は，単独で動脈硬化性疾患の危険因子になります．
- 総コレステロール，LDL-C，TG を同時に測定するため，必ず確認をしましょう．

LDL コレステロール
- LDL-C の高値は，動脈硬化性疾患の危険因子として最も重要です．
- 総コレステロール，HDL-C，TG を同時に測定するため，必ず確認をしましょう．
- LDL-C と総コレステロールは，通常は並行して増減します．ただし，高 HDL-C 血症の場合は，LDL-C と総コレステロールは並行して増減をしません．

◆臨床症状
- 直接的な自覚症状はありません．

◆看護のポイント
- 生活習慣が数値に影響しますので，生活スタイルは大切な情報です．
- 食生活の改善が必要な場合は，管理栄養士の指導なども活用しましょう．
- 生活指導が必要な場合は，食事，アルコールの制限や運動の励行，禁煙がポイントになります．
- コレステロールは日内変動や，そのときの食事は影響しないため，採血のタイミングを患者に合わせることができます．
- 自覚症状が乏しいため，病気である感覚をもっていないことが多いといえます．

◆ピットフォール
- HDL-C は，妊娠によって上昇します．
- Friedewald（フリードワルド）の式を使用して LDL-C を算出する場合は，朝食摂取前など空腹時の採血が必要となるため注意しましょう．その際は，食事制限の必要性を十分に説明しましょう．

（白戸信行）

その他の脂質関連物質〔リポ蛋白, small dense LDL, Lp(a)〕

small dense LDL

検査のポイント

- ☑ 血清脂質は，アポリポ蛋白（アポ蛋白）と結合し，リポ蛋白として存在する．
- ☑ リポ蛋白は，比重の軽いものから，カイロミクロン（CM），VLDL，IDL，LDL，HDL に大別される．
- ☑ Lp(a)は，アポ蛋白 B にアポ蛋白(a)が S-S 結合したリポ蛋白で，高値であると冠動脈疾患のリスクが高くなる．
- ☑ 大きさの異なる LDL 粒子のなかでも，小型高密度の LDL を small dense(sd) LDL とよぶ（粒子サイズ 25.5 nm 以下）．
- ☑ sd LDL は，LDL 受容体に対する結合親和性が悪く，酸化されやすいため動脈硬化を促進させる．

主な疾患

Lp(a)
虚血性心疾患，閉塞性動脈硬化症，脳血管障害，慢性腎不全

sd LDL
高 TG 血症，高アポ B 血症，2 型糖尿病，メタボリックシンドローム

基準値　リポ蛋白分画

VLDL：（男性）3～19％，（女性）2～12％
LDL ：（男性）46～68％，（女性）44～66％
HDL ：（男性）22～47％，（女性）27～50％
Lp(a)：30 mg/dL 以下，sd LDL-C：20 mg/dL 以下

何をみている？どんなときに検査する？　検査の根拠を考えよう！

リポ蛋白
- 脂質異常の詳細な分析や診断，治療方針を決定するために測定します．
- リポ蛋白のうち，LDL-C は 40 歳代までは男性が高値ですが，50 歳以降は閉経により女性のほうが高値となります．HDL-C は男性に比べて女性のほうが高値です．VLDL-C，LDL-C は加齢に伴い増加します．

Lp(a)
- Lp(a) は，血栓形成促進作用を有しており，動脈硬化性疾患で高値を示すことが多く，腎不全で特異的に増加します．

small dense LDL（sd LDL）
- sd LDL は，高トリグリセリド（TG）血症や高アポ B 血症，2 型糖尿病，メタボリックシンドロームなどで増加します．
- sd LDL の定量キットが販売されていますが，保険では認められていません．

なぜ異常値になるか？（異常値が出るメカニズム） 統合力をつけよう!!
- Lp(a) は，年齢や食事の影響を受けず，人種差が大きく，遺伝的にその濃度はほぼ規定されています．新生児臍帯血値はきわめて低く，2～3 歳ごろに成人値となります．
- LDL の小型化には，高 TG 血症が関係するため，高 TG 血症では sd LDL も増加し，動脈硬化性疾患の原因になります．その他，インスリン抵抗性をきたすメタボリックシンドロームや 2 型糖尿病でも sd LDL は増加します．

（林　俊行，平野　勉）

検査結果をアセスメントする　情報を分析・評価して実践しよう！

◆患者の観察項目，判読のポイント
- 脂質異常症の病態解析に必要な検査です．コレステロール，TG で脂質異常が疑われた場合，リポ蛋白，リポ蛋白リパーゼ（LPL），Lp(a) なども確認します．
- sd LDL は，インスリン抵抗性と密接な関係があります．

◆臨床症状
- 直接的には自覚症状はありません．

◆看護のポイント
- 生活習慣が数値に影響しますので，生活スタイルは大切な情報です．
- 食生活の改善が必要な場合は，管理栄養士の指導なども活用しましょう．
- 生活指導が必要な場合は，食事，アルコールの制限や運動の励行，禁煙がポイントになります．
- 自覚症状が乏しいため，病気である感覚をもっていないことが多いといえます．

◆ピットフォール
- これらの数値のみで判別することはありません．他の脂質関連項目（コレステロール，TG）も確認しましょう．

（白戸信行）

トリグリセリド（TG）

triglyceride

検査のポイント

- ☑ 血清トリグリセリド（TG）値の増加は，TG を運搬するリポ蛋白であるカイロミクロン（CM）や超低比重リポ蛋白（VLDL）が増加することによりひき起こされる．
- ☑ 食事や飲酒の影響を受け，変動が大きい脂質検査項目である．
- ☑ 高 TG 血症は，肥満や飲酒と密接に関連するため，その改善には食事・運動療法が重要である．

主な疾患

高度増加
リポ蛋白リパーゼ（LPL）欠損症，アポ蛋白 C Ⅱ 欠損症，アルコール多飲

軽度〜中等度増加
糖尿病，ネフローゼ症候群，肥満，甲状腺機能低下症

基準値 50 〜 149 mg/dL

低 βリポ蛋白欠損症，吸収不良症候群，悪液質，甲状腺機能亢進症

検体の採取・取り扱い・保存上の注意点 〔検査をするまえに考えること〕

- 血清 TG の判定は，12 時間以上絶食の早朝空腹時の検体で行います．
- 食事や飲酒の影響を受け，同一個体でも 1 日の変動が大きい脂質検査項目です．
- 食後の TG は，空腹時の TG より冠動脈疾患との関連が強いため，非空腹時の TG 測定も時には重要です．

何をみている？ どんなときに検査する？ 〔検査の根拠を考えよう！〕

- 動脈硬化性疾患の危険因子であるため，糖尿病や冠動脈疾患，メタボリックシンドロームなどで検査します．
- 極端な高 TG 血症は，急性膵炎の原因にもなるため，治療が必要です．

なぜ異常値になるか？（異常値が出るメカニズム） 〔統合力をつけよう!!〕

- 糖尿病やメタボリックシンドロームでは，CM や VLDL の生成亢進や異化障害により TG が増加します．

- 過食（特に炭水化物や脂質）やアルコール，ジュース類の多飲はTGを増加させ，減量や運動はTGを低下させます．

関連する検査項目と併せて解釈すべき検査項目
- 著明な高TG血症では，LPL欠損症やアポ蛋白CⅡ欠損症の鑑別のため，LPLやアポCⅡを測定します．
- 薬剤影響：利尿薬，非選択性β遮断薬，コルチコステロイド，エストロゲン，レチノイドなどで増加することがあります．

（林　俊行，平野　勉）

検査結果をアセスメントする
情報を分析・評価して実践しよう！

◆患者の観察項目，判読のポイント
- 総コレステロール，LDLコレステロール，HDLコレステロールを同時に測定するため，必ず確認をしましょう．
- TGが1,000 mg/dL以上継続すると，急性膵炎になる可能性があるため注意が必要です．

◆臨床症状
- 直接的には自覚症状はありません．

◆看護のポイント
- 生活習慣が数値に影響しますので，生活スタイルは大切な情報です．
- 食生活の改善が必要な場合は，管理栄養士の指導なども活用しましょう．
- 生活指導が必要な場合は，食事（特に糖質，脂質），アルコールの制限や運動の励行，禁煙がポイントになります．
- 自覚症状が乏しいため，病気である感覚をもっていないことが多いといえますが，動脈硬化のリスクであり，将来の動脈硬化の合併症について説明しましょう．

◆ピットフォール
- TGは明らかな日内変動があり，食事が大きく影響する（食後に上昇する）ため，より正確に測定する場合は，朝食前など空腹状態で採血をしましょう．その際は，食事制限の必要性を十分に説明しましょう．

（白戸信行）

血糖値

glucose

> **検査のポイント**
> - ☑ 血糖値は糖尿病の診断や治療の効果判定に欠かすことができない．
> - ☑ 糖尿病は，インスリン作用の不足により生じる慢性の高血糖を主徴とする代謝疾患である．
> - ☑ 空腹時血糖値が 126 mg/dL 以上，随時血糖値が 200 mg/dL 以上，75 g 経口糖負荷試験の 120 分値が 200 mg/dL 以上のいずれか（静脈血漿値）を示すと糖尿病型と判定することができる．別の日の再検査でも確認できれば，血糖値の結果だけで糖尿病と診断できる．

主な疾患（高）
1 型糖尿病，2 型糖尿病，その他の特定の機序，疾患によるもの，妊娠糖尿病

基準値　空腹時血糖値：70 〜 109 mg/dL

（低）
反応性低血糖，薬剤性低血糖，汎下垂体機能不全，ACTH 単独欠損症，副腎不全，敗血症，肝不全による二次性低血糖，インスリン過剰投与，インスリノーマ

検体の採取・取り扱い・保存上の注意点　〔検査をするまえに考えること〕

- 血糖測定に用いる検体には，静脈血漿，静脈血清，静脈全血，毛細管血があります．
- 中央検査室で測定する血糖値は，静脈血漿を使用します．
- 採血後，全血検体を放置しておくと赤血球がブドウ糖を消費するため，採血管には解糖阻止剤（NaF）が含まれています．
- 簡易血糖測定器による血糖測定に GDH（グルコースデヒドロゲナーゼ）を用い，さらに補酵素に PQQ（ピロロキノリンキノン）を使用している測定器では，マルトースを含む輸液中の場合，血糖値が偽高値を呈するので注意が必要です．
- 空腹時血糖値とは，前夜から 10 時間以上絶食し（飲水はかまわない），朝食前に測定したものをいいます．随時血糖値は，食事と採血時間との時間関係を問いません．

何をみている？ どんなときに検査する？　〔検査の根拠を考えよう！〕

- 妊娠糖尿病を含む糖尿病の診断，手術前のスクリーニング

- 日常診療の血糖コントロール状況を把握する．
- 空腹時血糖値が 110 〜 125 mg/dL，随時血糖値が 140 〜 199 mg/dL，HbA1c（NGSP）が 6.0 〜 6.4 %の場合は，75 g 経口糖負荷試験が強く推奨されています．
- 濃厚な糖尿病の家族歴，高血圧・脂質異常症・肥満など動脈硬化のリスクをもつときは糖尿病でなくとも将来糖尿病の発症リスクが高いため 75 g 経口糖負荷試験を実施することがあります．

なぜ異常値になるか？（異常値が出るメカニズム） 統合力をつけよう!!

- インスリン作用の不足により血糖値は上昇します．2 型糖尿病は膵臓から十分にインスリンを分泌することができないため，空腹時，食後血糖値は上昇します．
- 末梢組織（筋肉，肝臓，脂肪）におけるインスリン感受性の低下（インスリン抵抗性）によっても血糖値は上昇します．

関連する検査項目と併せて解釈すべき検査項目

- 1 型糖尿病のなかには，きわめて短期間で膵 β 細胞機能が廃絶する結果，著しい高血糖になる（典型的な症例の HbA1c は正常範囲です）劇症 1 型糖尿病があるので注意が必要です．
- CGMS（continuous glucose monitoring）を使用し，患者の皮下間質液中の糖濃度を連続的に測定することが可能となり，予測していなかった低血糖，高血糖を把握することが可能となりました．

（福井智康，平野　勉）

検査結果をアセスメントする 情報を分析・評価して実践しよう！

◆患者の観察項目，判読のポイント

- 血糖値とは血中のブドウ糖量であり，健常人では 1 日を通し 70 〜 110 mg/dL の範囲で変動し，食事や運動・ホルモンなどの影響を大きく受けます．
- 1 回の血糖値測定だけで糖尿病の診断も血糖コントロール状況も判断することはできないため，空腹時・食後・随時血糖値で，診断や血糖コントロール状態をみていきます．

◆臨床症状

- 症状はかなり進行するまで症状が現れないか，はっきりしないことがほとんどです．
- インスリン分泌（追加・基礎分泌）の不足または作用低下などにより，空腹時や食後の血糖値が変動します．
- 症状には，高血糖症状，低血糖症状，合併症症状があります．

- 高血糖症状には，口渇，多飲，多尿，倦怠感などがあります．
- 低血糖症状には，初期には空腹感，ボーっとする感じから，冷汗，動悸，手の震えなどがあり，進行すると意識障害から昏睡に進み，死に至ることもあります．
- 合併症症状には，神経障害（足のしびれや立ちくらみなど），増殖網膜症（飛蚊症や視力低下など），腎症によるもの（浮腫など）があります．

◆看護のポイント
- 血糖測定は，測定時に痛みを生じるため，患者に十分な説明が必要です．
- 低血糖は，さまざまなリスクを伴うので，低血糖症状の対処方法の指導を行います．
- 低血糖症状があり，血糖値が 75 mg/dL 以下で経口摂取が可能な場合はブドウ糖を服用し，1時間後に血糖値を再検査します．

◆ピットフォール
- 高血糖状態が急速に是正された場合，正常血糖値でも低血糖症状を訴える場合があり，注意が必要です．
- 高齢者の場合，肝・腎機能低下による薬物代謝・排泄遅延や，自律神経機能低下などで低血糖になることがあり，十分な経過観察が必要です．

（宮脇智子）

血液生化学検査

HbA1c/グリコアルブミン（GA）/1,5-アンヒドログルシトール（1,5-AG）

hemoglobin A1c/glycoalbumin/1,5-anhydroglucitol

検査のポイント

- ☑ HbA1cは，長期の血糖コントロールの指標として最も重要な臨床検査である．
- ☑ グリコアルブミン，1,5-アンヒドログルシトールは，短期の血糖コントロール状況を評価する指標として有用である．
- ☑ 血糖値が糖尿病型と判定され，同時に測定されたHbA1c（NGSP）が6.5％以上であれば，検査を別の日に反復せずに即日糖尿病と診断することが可能である．
- ☑ 糖尿病合併症予防の観点から「HbA1c 7％未満」が基本的な目標値となる．

高 **主な疾患**
血糖コントロールが不良の患者

基準値
HbA1c（NGSP）＊：4.6～6.2％
グリコアルブミン：11～16％
1,5-アンヒドログルシトール：14μg/mL以上

低 赤血球寿命の短縮する状況である大量出血，溶血性貧血，脾機能亢進の状況，エリスロポエチン投与中，異常ヘモグロビン血症の場合

＊2012年4月1日以降のHbA1cは，National Glycohemoglobin Standardization Program（NGSP）値で表記されたHbA1c（NGSP）に変更された．

検体の採取・取り扱い・保存上の注意点　検査をするまえに考えること

- 安定型HbA1cは，赤血球寿命の約120日間に血糖値に応じて緩徐に生成されるので，長期間の血糖コントロール状況の優れた指標となります．
- GAは，血清アルブミンの糖化産物であり，約1ヵ月間の短期の平均血糖値を反映しています．
- 1,5-AGは，尿糖排泄増加により低値となります．HbA1cがきわめて高く大量の尿糖排泄のある状態では，血糖コントロールが多少変化しても血清1,5-AG値に反映されにくいので，血糖コントロールが不良の患者の血糖コントロールの指標には適しません．

🔍 何をみている？どんなときに検査する？　検査の根拠を考えよう！

- HbA1c（NGSP）は，長期の血糖コントロールの指標として最も重要な臨床検査であり，HbA1c 6.0％未満を「血糖正常化を目指す際の目標」，同 7.0％未満を「合併症予防のための目標」，同 8.0％未満を「治療強化が困難な際の目標」と位置づけされています．
- HbA1c の一律的な目標設定には弊害も認められることから，治療目標は年齢，罹病期間，臓器障害，低血糖の危険性，サポート体制などを考慮して個別に設定します．
- 赤血球寿命が短縮しているときや，異常ヘモグロビン血症など HbA1c による血糖コントロール評価が困難な場合には，GA を指標にするとよいです．
- GA は，血清蛋白の代謝速度の影響を受けるので，ネフローゼ症候群の際は低値となり，肝硬変ではアルブミン合成能が低下するため高値を示します．このような疾患を併発する糖尿病患者のデータを解釈するときは，実際の血糖値の状況と解離することがあり，注意が必要です．
- 血清 1,5-AG は，比較的血糖コントロールがよい患者において，短期間の血糖コントロール状況を評価する指標として有用です．とりわけ食後過血糖の評価に適しています．

↗ なぜ異常値になるか？（異常値が出るメカニズム）　統合力をつけよう!!

- 1,5-AG は，腎臓の尿細管において血清 1,5-AG・マンノース・フルクトース共輸送体により大部分が再吸収されます．しかし，この再吸収機構はブドウ糖と共通しているため，ブドウ糖が尿細管へ増加すると 1,5-AG の再吸収が競合的に阻害され，糖尿病患者の血清 1,5-AG は低下します．

← 関連する検査項目と併せて解釈すべき検査項目

- HbA1c，GA の値が真値とならない状況もあるので，血糖，尿糖などを併せて評価することが大切です．

（福井智康，平野　勉）

👆 検査結果をアセスメントする　情報を分析・評価して実践しよう！

◆ 患者の観察項目，判読のポイント
- HbA1c は血糖コントロール状態の評価だけでなく，糖尿病の診断にも用いられます．
- 過去 1～2 ヵ月の平均血糖値を反映します．
- HbA1c には，6.0％未満・7.0％未満・8.0％未満の 3 つの区分があります．
 ※6.0％未満：血糖正常化を目指す際の目標，7.0％未満：合併症予防のための目標，

8.0％未満：治療強化が困難な際の目標
- HbA1cの高値が続く場合，糖尿病発症の危険性や可能性が高いといえます．
- GAは，過去約2週間〜1ヵ月間の平均血糖値がわかり，短期間での血糖値の変化をみる際に用いられます．
- 1,5-AGは血糖コントロールにきわめて鋭敏に反応し，最も早く血糖の変動を捉えられます．したがって，治療変更後早期の効果判定や薬剤投与量を調整したいときに有用です．

◆臨床症状
- HbA1c，GA，1,5-AGは，血糖コントロールの指標であり，血糖値の影響を受けるため，治療が遵守されていない場合や効果が得られていない場合は数値が上昇し，良好な血糖コントロールが得られていないことがわかります．それに伴い，低血糖や高血糖の症状が出現します．

◆看護のポイント
- 採血による多少の痛みがあることを事前に説明します．
- HbA1cは万能ではなく，見かけ上低値を示すこともあります．血糖値，GA，1,5-AGなどの値も参考にして総合的に判断することが大事です．
- 測定した血糖値の変化を患者と一緒に観察しながら，生活の振り返りを行います．

◆ピットフォール
- HbA1cは，Hb（ヘモグロビン）の影響を受けるため，Hbの寿命が短くなる場合には，偽低値になります．このほかに偽高値となる場合もあります．このような場合は別のコントロール指標を用います．

偽高値	偽低値
・腎不全	・溶血性貧血
・乳び血症	・大量出血後
・高ビリルビン	・妊娠時の貧血
・異常ヘモグロビン尿	・異常ヘモグロビン症
・大量のアスピリン服用	・肝硬変

- 1,5-AGは血糖ではなく，尿糖の量を反映します．多くの検査で「高値は問題」とされているのに対し，この検査は値が高いほうが血糖コントロールが良好であることを意味します．
- HbA1c値（HPLC法にて測定した）に影響を与える因子としては，異常ヘモグロビン血症，胎児ヘモグロビンが高値の場合があります．

（宮脇智子）

血液生化学検査

インスリン/C-ペプチド

insulin/C-peptide

検査のポイント
- ☑ 膵β細胞からインスリンは分泌される．
- ☑ インスリン分泌は，空腹でも分泌されている基礎インスリン分泌と，食直後から分泌される追加インスリン分泌に分類できる．
- ☑ インスリンの前駆物質であるプロインスリンから，インスリンとC-ペプチドが生成される．
- ☑ C-ペプチドの生物活性に関しては明らかになっていない．

高

主な疾患
インスリノーマ，インスリン自己免疫症候群，外因性にインスリン投与をしている場合，異常インスリン血症，インスリン受容体異常症

基準値　空腹時インスリン：5～10 μU/mL
　　　　　C-ペプチド：0.61～2.09 ng/mL

低　日常臨床で問題になることはあまりない

検体の採取・取り扱い・保存上の注意点　検査をするまえに考えること

- 内因性インスリン分泌能を調べるために，24時間蓄尿により尿中C-ペプチドを測定する方法がありますが，尿中C-ペプチドは変動が大きいため，繰り返し測定する必要があります．
- 尿中C-ペプチドの測定は，細菌汚染によりC-ペプチドが分解されるため，低温蓄尿あるいは防腐剤を添加する必要があります．
- 腎機能が低下している症例の血中C-ペプチドは上昇しますが，尿中C-ペプチドは低下します．

何をみている？どんなときに検査する？　検査の根拠を考えよう！

- 1型糖尿病（僅かに残存する膵β細胞機能を調べる），2型糖尿病の内因性インスリン分泌能を調べます．
- 2型糖尿病では，75g経口糖負荷試験の結果から得られる糖負荷早期のインスリン分泌が低下していることが特徴です．75g経口糖負荷試験において空腹時と糖負荷後30分における insulinogenic index（Δインスリン/Δ血糖値）が

各論　血液生化学検査　糖質と関連物質

インスリン/C-ペプチド　159

0.4 以上あれば，初期分泌は保たれていると評価できますが，多くの2型糖尿病患者は 0.1 未満と低下しています．
- 空腹時インスリン値と血糖値の積は，HOMA（homeostasis model assessment）指数としてインスリンの感受性低下（インスリン抵抗性）の指標になります．HOMA 指数が高い値の場合，インスリン抵抗性が強い症例と考えます．
  HOMA 指数＝空腹時インスリン（μU/mL）×空腹時血糖値（mg/dL）÷ 405
- インスリン注射をしている患者のインスリン分泌能を調べる場合，インスリンのかわりに血中 C-ペプチドを測定します．

なぜ異常値になるか？（異常値が出るメカニズム） 統合力をつけよう!!

- 日本人 2 型糖尿病のインスリン作用不足の原因は，インスリンの感受性の低下よりも，インスリンの分泌能の低いことが重要です．インスリン分泌能は，欧米人に比較して低値であることが報告されています．
- 1 型糖尿病は，膵 β 細胞機能の廃絶により，基礎インスリン（C-ペプチド）も追加インスリンも低下あるいは消失しています．

関連する検査項目と併せて解釈すべき検査項目

- 特になし

（福井智康，平野　勉）

検査結果をアセスメントする 情報を分析・評価して実践しよう！

◆患者の観察項目，判読のポイント
- 血中インスリンの測定を行い，インスリン分泌能や抵抗性を推定します．
- 早朝空腹時の血中インスリン値が 15μU/mL 以上の場合，インスリン抵抗性があります．
- C-ペプチドは内因性インスリン分泌能をみる検査です．
- 空腹時 C-ペプチドが 0.5 ng/mL，尿中 C-ペプチドが 30μg/日以下のときは，インスリン分泌低下を疑います．
- さらに空腹時 C-ペプチドが 0.3 ng/mL または尿中 C-ペプチドが 10μg/日以下のときは，インスリン分泌が枯渇している状態と考えられます．
- C-ペプチドは，腎不全などの腎機能障害がある場合，測定値に異常値が出ることがあります．
- 高値の場合は，肥満，先端巨大症，巨人症，インスリノーマ，甲状腺機能亢進症，クッシング症候群が疑われます．低値の場合は，1 型糖尿病，膵癌，膵炎，副腎不全が疑われます．

◆臨床症状
- 膵臓からある程度のインスリン分泌がなされていたとしても，肝臓や骨格筋で

のインスリンの効きが悪いため（インスリン抵抗性）に，糖の取り込みが悪くなると血糖値は上昇します．糖尿病では，慢性的に高血糖の状態が続くことになります．

◆**看護のポイント**
- 採血をするので，多少の痛みがあることを事前に説明します．
- 尿中 C-ペプチド検査の場合は，24 時間の蓄尿が必要であり，蓄尿忘れがあると結果が大きく変動するため，検査目的や蓄尿方法を十分に説明します．
- インスリン抵抗性の治療では，食事や運動といった生活習慣の改善が重要です．
- 正しく病態を理解してもらい，自己管理できるように介入することが重要になります．

◆**ピットフォール**
- C-ペプチドは 1 日のなかでも変動があり，食事の影響も受けます．食事制限は検査目的により変わるので，医師に確認が必要です．
- 尿中 C-ペプチドは腎機能による影響を受けるので，低値の場合，腎機能障害の有無を確認しましょう．

（宮脇智子）

ナトリウム(Na)/カリウム(K)/塩素(Cl)

sodium/potassium/chloride

検査のポイント

- ☑ Naは，細胞外液に多く，血漿浸透圧を形成する陽イオンであるため，体液量の推察に役立ちます．
- ☑ Kは，細胞内の主要な陽イオンで，細胞膜静止電位の主要要素であるため，神経筋機構，蛋白・糖代謝の調整に関与しています．
- ☑ Clは，細胞外液に存在する主要な陰イオンで，Na代謝や酸塩基平衡に関与します．

主な疾患

Na 高値
- 水分不足：浸透圧利尿，脱水，尿崩症
- Na過剰：原発性アルドステロン症，重曹の過剰投与

K 高値
- 負荷の亢進：K製剤過剰投与，熱傷，溶血性疾患
- 細胞外への移動：代謝性アシドーシス，インスリン欠乏症
- 腎からの排泄低下：慢性腎不全，レニン・アンジオテンシン系阻害薬

Cl 高値
- 高Na血症に伴う：脱水，原発性アルドステロン症，尿崩症
- 血清重炭酸イオン（HCO_3^-）低下に伴う：遠位型尿細管性アシドーシス

基準値　Na：135〜148 mEq/L，K：3.5〜5.3 mEq/L
　　　　　Cl：98〜100 mEq/L

Na 低値
- 循環血液量減少型：利尿薬，下痢，塩類喪失症候群
- 循環血液量正常型：副腎不全，甲状腺機能低下症，抗利尿ホルモン不適切分泌症候群，水中毒
- 循環血液量増加型：うっ血性心不全，肝硬変，腎不全
- 偽性：高血糖，高蛋白血症

K 低値
- 体外への喪失：下痢
- 細胞内への移動：代謝性アルカローシス，インスリン過剰，周期性四肢麻痺
- 腎からの喪失：原発性アルドステロン症，腎血管性高血圧，ループ利尿薬

Cl 低値
- 低Na血症に伴う：副腎不全，塩類喪失症候群
- 血清HCO_3^-増加に伴う：代謝性アルカローシス

検体の採取・取り扱い・保存上の注意点　検査をするまえに考えること

- 全血のままでは Na は細胞内へ移行し，血清濃度が低下するため，検体採取後ただちに血球を分離します．
- 採血で生じる溶血，白血球増多症，血小板増多症，血餅形成後の細胞内 K 放出により，血清 K が上昇するため注意します．

何をみている？ どんなときに検査する？　検査の根拠を考えよう！

- Na はその多くが細胞外液に含まれるため，血清 Na 測定は血清浸透圧を知る検査といえます．血清浸透圧＝ 2 × Na（mEq/L）＋ブドウ糖（mg/dL）/18 ＋ BUN（mg/dL）/2.5
- K は細胞内に多い（98％）ため，検査で過剰量や不足量を知ることは困難です．また，種々の要因で細胞内外を移動するため，体内総量とは独立して検査値は変動し，臨床的な影響を与えます．
- Cl は細胞外液に最も多く存在する陰イオンであり，Na と並行して増減します．また HCO_3^- と逆向きに変動し，血清 Na と Cl の差をみることで，酸塩基平衡障害の存在を予測することが可能です．

なぜ異常値になるか？（異常値が出るメカニズム）　統合力をつけよう!!

- Na 濃度異常は Na の過剰や欠乏だけでなく，水と Na の相対的な異常でも発生します．つまり高 Na 血症は，Na に対し相対的な水欠乏状態であり，低 Na 血症は，Na に対し相対的な水過剰状態であるといえます．
- K 濃度は，①K 負荷量，②細胞内外の K の移動，③腎臓からの排出によって変動し，腎臓やアルドステロンによる調整が重要です．また②は，インスリンや交感神経刺激，酸塩基平衡などにより調整されています．これらの調整の異常で血清 K 値は増減します．
- Cl 代謝異常は，Na 代謝異常に伴うものと，HCO_3^- やそれ以外の陰イオンの変動から酸塩基平衡障害を伴うものの 2 つに大別されます．

関連する検査項目と併せて解釈すべき検査項目

- 血清中の陽イオン（Na^+）と，陰イオン（Cl^- と HCO_3^- の和）の差で，アニオンギャップ（AG）が測定されます．
- AG が上昇していた場合（基準値：12 ± 2 mEq/L），乳酸アシドーシスやケトアシドーシス，尿毒症，アルコール中毒などが考えられます．　**（和田幸寛，柴田孝則）**

検査結果をアセスメントする
情報を分析・評価して実践しよう！

◆患者の観察項目，判読のポイント
- 血清Naは，血管内の浸透圧を調整するため，脱水（高張性，低張性）や浮腫，うっ血性心不全などを起こします．
- 血清Kは，筋細胞内に多く含まれるため，神経や筋組織に症状が出ます．
- 血清Clは，酸塩基平衡を調整します．Na濃度と並行して変化するためNaとのバランスが重要で，水代謝異常も現れます．

◆臨床症状
血清Na
- 高値：意識障害，血圧低下，脱水症状（口渇や皮膚の乾燥），浮腫，尿量減少など
- 低値：意識障害，けいれん，循環不全，脳浮腫など

血清K
- 高値：四肢のしびれや脱力感，心電図異常，不整脈など
- 低値：疲労感，筋力低下，筋肉のけいれんや麻痺による呼吸不全など

血清Cl
- 高値：尿細管アシドーシス，脱水，重炭酸イオン（HCO_3^-）減少，呼吸性アルカローシスなど
- 低値：嘔吐による胃液喪失，呼吸性アシドーシス，利尿剤（フロセミド）の使用，抗利尿ホルモン分泌異常症（SIADH）など

◆看護のポイント
- 血清Naは，水分出納管理とNaの調整（塩分制限）が重要です．Naの急激な補正は，意識障害の原因になるため，緩徐に行います．
- 血清Kは，心筋に影響を及ぼすため，心電図のモニタリングが必要です．K製剤の急激な投与は，高K血症となり，心停止を起こすため，希釈して緩徐に行います．
- 血清Clは，下痢や嘔吐，呼吸状態により酸塩基平衡の異常をきたすため，原因に対する緩和ケアを行います．

◆ピットフォール
- 食事摂取量の少ない方の塩分制限は，低Na血症になる場合もあり，嗜好や食事量の観察が大切です．

（加藤信明）

カルシウム（Ca）/無機リン（IP）

calcium/inorganic phosphorus

> **検査のポイント**
> - ☑ Caは多くが骨に存在し，血中Caは筋収縮や酵素活性，血液凝固などに重要である．
> - ☑ Pは多くが骨に分布している．一方，細胞内のPはエネルギー代謝や細胞膜の構成に重要である．
> - ☑ Ca，Pの調整ホルモンである副甲状腺ホルモン（PTH）と活性型ビタミンD（VD）は，主に副甲状腺，消化管，骨，腎臓においてその調節系を担っている．

主な疾患

Ca 高値
- **PTH作用亢進**：副甲状腺機能亢進症，異所性PTH産生腫瘍
- **VD作用亢進**：サルコイドーシス，結核
- **骨からの吸収亢進**：悪性腫瘍骨転移，長期臥床，多発性骨髄腫
- **腎臓での再吸収亢進**：脱水，サイアザイド系利尿薬
- **腸管からの吸収亢進**：VD製剤の過剰

P 高値
- **PTH作用低下**：副甲状腺機能低下症
- **VD作用亢進**：VD中毒
- **骨からの吸収亢進**：悪性腫瘍骨転移
- **腎臓からの排泄低下**：腎不全
- **細胞からの放出**：横紋筋融解症，腫瘍崩壊症候群

基準値　Ca：8.4〜10.0 mg/dL，P：2.5〜4.5 mg/dL

Ca 低値
- **PTH作用低下**：副甲状腺機能低下症，副甲状腺摘出術後
- **VD作用低下**：慢性腎不全，肝硬変，VD欠乏，日光曝露不足
- **骨形成亢進**：Hungry bone症候群
- **腎臓からの排泄増加**：尿細管性アシドーシス，Fanconi症候群

その他の疾患

薬剤（カルシトニン，ビスホスホネート），クエン酸大量投与（輸血）

> **P 低値**
> **PTH 作用亢進**：副甲状腺機能亢進症
> **VD 作用低下**：VD 摂取不足，VD 依存性くる病
> **骨からの吸収低下**：Hungry bone 症候群，カルシトニン投与
> **腎臓からの排泄亢進**：尿細管性アシドーシス
> **腸管からの吸収低下**：低栄養，吸収不良症候群

検体の採取・取り扱い・保存上の注意点 〜検査をするまえに考えること〜

- 採血時に EDTA 塩やシュウ酸 Na，クエン酸 Na などの抗凝固剤を使用すると，Ca はキレートされ，血漿 Ca 値は見かけ上低下します．
- 血清 Ca や P 値は，日内変動があり，食後に上昇するので，早朝空腹時に採血するよう心がけましょう．

何をみている？ どんなときに検査する？ 〜検査の根拠を考えよう！〜

- Ca は，99％が骨に，1％が細胞内や血液中に存在します．血清 Ca 濃度の約 50％は，神経や筋肉などの細胞機能の維持や調整に重要なイオン化 Ca（1.1〜1.3 mmol/L）であり，残りの約 40％がアルブミン（Alb）と結合しています．
- P は，85％が骨に，残りの大半が細胞内に存在し，細胞外液中にはごく僅かです．血清中の P は主に無機 P として存在し，細胞内の P は解糖系やヘモグロビン酸素解離など生命活動に欠かせない役割を担っています．
- 血清 P 値異常による症状は基本的にはありませんが，P が蓄積すると異所性石灰化をきたします．血清 Ca 値の異常は，脱力などの全身症状や消化器症状，意識障害，重篤な不整脈などをひき起こすため，Ca，P 値の測定は重要です．

なぜ異常値になるか？（異常値が出るメカニズム） 〜総合力をつけよう!!〜

- 血清 Ca 値は，①腸管からの吸収，②骨吸収と骨形成のバランス，③腎臓からの排泄（尿細管での再吸収）によって変動します．
- 血清 P 値は，①〜③に加え，④細胞内外の移動でも変動します．
- 血清 Ca，P 値は，①〜④で変動し，主に PTH や VD によって調整されています．したがって，これらの異常で Ca，P 値は増減し，異常値を呈します．

関連する検査項目と併せて解釈すべき検査項目

- 血清 Ca 値は，血清 Alb 値が 4 g/dL 以下のときは，Payne（ペイン）の補正式を用いて補正します．補正 Ca 濃度（mg/dL）＝実測総 Ca 濃度（mg/dL）＋ 4 － Alb 濃度（g/dL）
- 腎不全に伴う Ca・P 代謝異常では，腎機能低下により腎臓からの P 排泄が低下し，P が蓄積します．これによって，血清 Ca 値の低下，PTH の分泌促進と VD 産生低下が起こります．

（和田幸寛，柴田孝則）

検査結果をアセスメントする　情報を分析・評価して実践しよう！

◆患者の観察項目，判読のポイント

- 血清 Ca は悪性腫瘍や原発性副甲状腺機能亢進症などで上昇し，腎不全や副甲状腺機能低下症，ビタミン D 欠乏，低マグネシウム血症，低アルブミンなどで低下します．
- 無機リン（IP）は，横紋筋融解症，末端肥大症，腎不全，溶血などで上昇し，悪性腫瘍や原発性副甲状腺機能亢進症などで高 Ca 血症になると低下します．

◆臨床症状

血清 Ca
- 高値：筋力低下，腎結石（Ca の沈着），腎性尿崩症，精神症状，低 P 血症，血圧上昇など
- 低値：テタニー，神経過敏状態，異常感覚，下痢，頭痛など

IP
- 高値：低 Ca，異所性石灰化，骨粗鬆症など
- 低値：筋肉の麻痺，脱力，意識障害，血圧低下など

◆看護のポイント

- 血清 Ca は，異常値で意識障害や神経症状を起こすため，安全・安楽な環境を提供します．
- IP は，ブドウ糖を投与すると P も細胞内に移行します．アルコール依存症や低栄養の人に，高カロリー輸液をするとリフィーディング症候群を発症するため，P を補給しながら糖を投与します．
- 不整脈や神経，筋の異常運動，意識障害の有無などの観察も行います．

◆ピットフォール

- ビタミン D が不足すると，Ca と P が減少するため，ビタミン D を含む食品を摂取します．
- 女性は閉経後，エストロゲンが減少して骨粗鬆症になりやすくなるので，生活習慣（食事の嗜好，ADL，運動など）の指導も行いましょう．

（加藤信明）

血液生化学検査

その他の微量元素

essential trace elements

検査のポイント

- ☑ 体内では代謝など生命活動をするうえで酵素を利用し，その活性の中心には微量元素が使われている．
- ☑ 体内には必須微量元素として，クロム，モリブデン，マンガン，鉄，銅，亜鉛，セレン，ヨウ素がある．
- ☑ 不足や過剰により，人体に大きな影響がある．
- ☑ 銅と亜鉛について解説する．

主な疾患

高

銅（Cu）
　感染症，胆道閉塞症

亜鉛（Zn）
　溶血性貧血，赤血球増多症，好酸球増多症，甲状腺機能亢進症，Wilson病

基準値

銅（Cu）：70 〜 130 μg/dL
亜鉛（Zn）：84 〜 159 μg/dL

銅（Cu）
　Wilson病（銅代謝異常），Menkes症候群（銅吸収障害），摂取不足

亜鉛（Zn）
　味覚異常症，感染症，消化器障害（下痢），褥瘡，男性不妊症，発育障害

低

検体の採取・取り扱い・保存上の注意点　検査をするまえに考えること

- 微量しか存在しないため，汚染により正確な測定ができなくなります．
- 血清中に比較的安定していますが，保存する場合には−20℃で冷凍保存します．
- 銅，亜鉛は，日中に高く夜間に低くなる日内変動があります．

何をみている？ どんなときに検査する？　検査の根拠を考えよう！

- 銅は造血や骨代謝，結合組織の代謝に利用されています．
- 銅は血液中では95％がセルロプラスミンに結合して流れています．
- 亜鉛欠乏症では，味覚異常，免疫機能低下，創傷治癒能低下，精子形成低下などの症状を呈します．このため味覚の変化や免疫低下による胃腸障害（下痢な

ど）や褥瘡の多発や遷延などで検査をします．
- 亜鉛は，成長や記憶などにも影響するため，小児では欠乏状態を早期に発見する必要があります．

なぜ異常値になるか？（異常値が出るメカニズム）

- 血清銅は胆道閉塞症など胆汁中への分泌が障害されると増加します．
- 血清銅は，セルロプラスミンが急性期反応性蛋白であるため炎症では，銅も増加します．Wilson病では，セルロプラスミンの合成障害により血清銅は減少します．
- 摂取の低下や高カロリー輸液など点滴管理，未熟児などで低下します．

関連する検査項目と併せて解釈すべき検査項目

- 銅は，セルロプラスミンと結合して血中に存在するため，セルロプラスミンを検査します．
- 亜鉛は小児では，毛髪中の亜鉛濃度の測定なども利用されています．　　（安原　努）

検査結果をアセスメントする

◆患者の観察項目，判読のポイント

- 亜鉛は，蛋白・糖・脂質・骨の代謝に関与し，不足すると抗酸化作用の低下や老化の促進，妊娠異常や不妊，小児の発達遅延，味覚障害，褥瘡，創傷治癒力低下があります．
- 銅は，造血機能，骨代謝，結合織代謝に関与し，不足すると抗酸化作用の低下や免疫不全，がんや動脈硬化の促進などがあります．

◆臨床症状

亜鉛（Zn）
- 高値：鉄・銅の相対的欠乏，亜鉛中毒，嘔気・嘔吐，下痢，高アミラーゼ血症など
- 低値：口内炎，皮疹，脱毛，創傷治癒遅延，免疫低下，味覚障害，成長障害，精神症状など

銅（Cu）
- 高値：銅中毒，嘔気・嘔吐，下痢，ヘモグロビン尿症など
- 低値：貧血，白血球・好中球減少，骨変化（小児）など

◆看護のポイント

- Wilson病では銅代謝が阻害され，慢性銅中毒と同様の症状をきたし，肝臓や脳，角膜，腎臓へ蓄積するため，症状に応じたケアや不安の緩和が必要です．
- 栄養障害があり経口摂取ができない期間が長いと，亜鉛不足や口腔内の汚染か

その他の微量元素　169

ら食欲不振や味覚障害が生じます．義歯の清掃や口腔ケアを励行し，誤嚥性肺炎の予防にも努めます．

◆ピットフォール
- 栄養障害で褥瘡のある患者は，微量元素が不足していて治癒が遅延します．組織の材料となる蛋白質やエネルギー源のほか，微量元素やビタミンを投与してバランスのよい栄養管理をしましょう．

(加藤信明)

血液生化学検査

血清鉄（Fe）/総鉄結合能（TIBC）

serum iron/total iron binding capacity

検査のポイント

- ☑ 体内の鉄貯蔵量と鉄の代謝回転を反映する指標である．
- ☑ 血清鉄は，代謝回転（骨髄赤芽球造血と網内系からの動員）を反映し，生体内の鉄貯蔵量の直接的な指標とはならない．
- ☑ TIBCは，鉄結合蛋白トランスフェリン（Tfn）に結合できる鉄量を示している．Tfnは，肝臓で合成されるβ分画に属する血清蛋白である．鉄貯蔵量は，肝臓でのTfnの合成に影響を与える．TIBCは，Tfnの量に影響される．

高

主な疾患

血清鉄
　赤血球造血が低下する疾患（再生不良性貧血など），鉄過剰症（遺伝性，後天性）
総鉄結合能
　鉄欠乏性貧血

その他の疾患

血清鉄
　鉄剤の静注時，デフェラシロクス内服時
総鉄結合能
　妊娠

基準値

血清鉄：（男性）50〜180 μg/dL
　　　　（女性）35〜160 μg/dL
総鉄結合能：（男性）250〜450 μg/dL
　　　　　　（女性）250〜450 μg/dL

低

血清鉄
　鉄欠乏性貧血，鉄利用障害をきたす病態（感染症，慢性炎症，悪性腫瘍など）
総鉄結合能
　鉄利用障害をきたす病態（感染症，慢性炎症，悪性腫瘍など）

血清鉄
　真性赤血球増加症
総鉄結合能
　肝硬変，ネフローゼ症候群

検体の採取・取り扱い・保存上の注意点／検査をするまえに考えること

- 血清鉄には日内変動があります（日中は高く，夜には低下します）ので，朝食前の検体の採取が原則です．
- 血清鉄・TIBCには，男女差があります．
- 赤血球輸血は，血清鉄・TIBCに影響を与えるので，貧血の病態を知るためには輸血前の検査値が必要です．

🔍 何をみている？ どんなときに検査する？　検査の根拠を考えよう！

- 貧血の原因・病態を知りたいときに検査します．
- 鉄欠乏性貧血の治療経過を評価する目的では，血清鉄ではなく，TIBC を検査します．
- 体内の鉄蓄積量を知りたいときに検査します．遺伝性・続発性鉄過剰症の診断に用います．

⤴ なぜ異常値になるか？（異常値が出るメカニズム）　統合力をつけよう‼

- 体内の鉄の 70％は，赤血球の中のヘモグロビン鉄です．そのため鉄動態の変化と赤血球造血は，密接に関連します．
- 体内では，経口的に摂取される鉄（約 1 mg）よりも，再利用されるヘモグロビン由来の鉄（25 mg）が主体です（鉄の閉鎖系とよばれます）．腸管からの過剰な鉄吸収，赤血球輸血・鉄剤の静注により体内に鉄が蓄積します（鉄過剰症）．赤血球輸血 1 単位（全血 200 mL 由来）には，ヘモグロビン鉄 100 mg が含まれています．静注用鉄剤 1 アンプルは 40 mg の鉄を含みます．
- 肝細胞障害（肝硬変など）では，肝臓での Tfn の産生が低下するため，TIBC は減少します．Tfn の分子量は約 80 KDa で，ネフローゼ症候群では尿中への Tfn の喪失のため，TIBC は減少します．
- 経口鉄キレート薬であるデフェラシロクス（DFX）と鉄の結合体（DFX-Fe）は検査時，血清鉄として測定されるなどの影響を示すため，DFX 内服時には血清鉄，総鉄結合能が高値となることがあります．

⬅ 関連する検査項目と併せて解釈すべき検査項目

- トランスフェリン，血清フェリチン，ヘプシジン　　　　　　　　　　　（中牧　剛）

👍 検査結果をアセスメントする　情報を分析・評価して実践しよう！

◆患者の観察項目，判読のポイント
- 鉄は 2/3 が赤血球のヘモグロビン（Hb）に存在し，残りが貯蔵鉄（フェリチン）として主要臓器にあります．
- 鉄分の摂取状況や消化管の鉄吸収状況，網内系と骨髄への鉄の運搬状況，骨髄の造血能力を反映します．
- 感染・炎症・腫瘍・造血機能の異常に影響されます．

◆臨床症状
- 赤血球産生障害による血色素合成能低下や産生と崩壊のバランス，溶血・肝臓の細胞崩壊などにより，出血傾向，黄疸を生じます．

- 貧血による組織への酸素供給量低下から疲労感や倦怠感が生じ，酸素供給を補うために頻脈となり動悸が起こります．また脳への酸素不足により頭痛が起こります．
- 増殖能力が高い皮膚や粘膜は，鉄のバランスが負に傾くことで影響を受け，皮膚粘膜症状（スプーン爪，舌炎，口内炎など）を生じます．

◆看護のポイント
- 運動は，組織細胞の酸素不足や赤血球の破壊亢進を促進させます．そのため動悸，めまい，息切れなどの症状が出現しない程度に，運動・行動の制限をふまえて日常生活の援助を行いましょう．
- 新陳代謝が低下しているので，保温に気をつけ，余分なエネルギーは最小限にします．また感染に留意し，皮膚粘膜の保清・二次的な外傷予防に努めましょう．
- 高蛋白・高カロリー・鉄・ビタミンB_{12}/Cを含む食事を提供し，摂取状況の確認をしましょう．皮膚粘膜症状出現時は，口腔内の状態や痛みを観察し，薬剤の使用や食事形態の工夫をします．

◆ピットフォール
- 女性の多くは鉄欠乏状態にありますが，閉経後の女性では何らかの基礎疾患の合併を考えましょう．
- 日内変動を示し，早朝に高く，夜間に低くなります．

（小林恭代）

pH/塩基過剰（BE）

hydrogen ion exponent/base excess

検査のポイント

- ☑ pHとは，水素イオン濃度の指標の一つで，$pH = -\log_{10}[H^+]$ と定義される．
- ☑ 水素イオンが濃くなるほどpHは小さくなり（酸性），薄くなるほど大きくなる（アルカリ性）．
- ☑ 塩基過剰（ベースエクセス；BE）とは，血液をpH 7.4に戻すために必要な塩基の量を示す代謝性因子の指標である．
- ☑ 酸塩基平衡を酸性に傾かせる病態をアシドーシス，アルカリ性に傾かせる病態をアルカローシスという．

主な疾患

高

代謝性アルカローシス：嘔吐・吸引による胃液喪失，原発性アルドステロン症
呼吸性アルカローシス：脳炎，脳卒中，髄膜炎，過換気症候群，肺血栓塞栓症

基準値　pH：7.35〜7.45，BE：−2〜+2 mEq/L

低

代謝性アシドーシス：糖尿病性ケトアシドーシス，敗血症，下痢
呼吸性アシドーシス：肺気腫，気管支喘息，神経筋疾患

検体の採取・取り扱い・保存上の注意点　検査をするまえに考えること

- ●試料は全血を用いるので，ヘパリンが添加された容器で採血します．
- ●シリンジ内に気泡がある場合は速やかに気泡を抜きます．
- ●検査するまで，赤血球の分布を均一にするために，シリンジを水平にして両方の掌の間で転がすように撹拌します．
- ●しばらく保存する場合は，プラスチックシリンジではなくガラスシリンジを使って，氷水中に保存します．

何をみている？ どんなときに検査する？　検査の根拠を考えよう！

- ●体液の酸塩基平衡を評価します．
- ●採血のタイミングは病態により異なります．危機的な状況の有無を知るときは即座に計ります．
- ●肺や循環の状態を評価したい場合は，酸素投与などの処置後しばらくして，安

定している状態で採血します．

🔍 なぜ異常値になるか？　（異常値が出るメカニズム）　統合力をつけよう!!

- 細胞が生きていくうえで，乳酸，ケトン体など多くの酸が産生されます．これらの酸によって，生体は体内のpHが大きく変動しないように調節するしくみが備わっていることにより，酸塩基平衡が維持されています．
- pHを調節しているのは，腎臓の働きで変動する重炭酸イオン濃度（HCO_3^-）と肺のガス交換で変動する動脈血二酸化炭素分圧（$PaCO_2$）です．

← 関連する検査項目と併せて解釈すべき検査項目

- pHを単独で評価するのではなく，$PaCO_2$，HCO_3^- と併せて総合的に判定します．

（原田　拓，斎藤　司）

🖐 検査結果をアセスメントする　情報を分析・評価して実践しよう!

◆患者の観察項目，判読のポイント

酸性か塩基（アルカリ）性かの指標

- pH＜7.4をアシデミア，pH＞7.4をアルカレミアの状態といい，pHが酸性（アシドーシス）かアルカリ性（アルカローシス）の病態（変化）かをみます．
- 原因が代謝性か呼吸性かは，$PaCO_2$ および HCO_3^- の増減により判定します．
- 呼吸性異常（$PaCO_2$ の増減）は代償機構（HCO_3^- の増減）により，代謝性は呼吸性の代償機構によりpHを7.4以上に維持します．
- BEは酸塩基平衡にかかわる因子のうち，血液のpHにかかわる代謝性因子を量的に表します．

◆臨床症状

酸・塩基状態	検査値		症状
呼吸性アシドーシス	pH↓　$PaCO_2$↑ 代謝性代償 HCO_3^-↑	BE±2 or 正常	中枢神経症状：頭痛，興奮状態，無関心，昏睡，せん妄，けいれん
呼吸性アルカローシス	pH↑　$PaCO_2$↓ 代謝性代償 HCO_3^-↓		脳血流低下の影響：めまい，しびれ，失神，けいれん，テタニー
代謝性アシドーシス	pH↓　HCO_3^-↓ 呼吸性代償 $PaCO_2$↓	BE＞−2	クスマウル呼吸，頻脈，冷たく湿った皮膚，意識レベル低下，血圧低下，不整脈出現
代謝性アルカローシス	pH↑　HCO_3^-↑ 呼吸性代償 $PaCO_2$↑	BE＜＋2	低換気，低血圧，意識障害，筋力低下，けいれん，麻痺，知覚異常

◆看護のポイント

- pH＜7.0，pH＞7.8では生命維持が困難となるため，7.2＜pH＜7.6でパニック値として早急に是正する必要があります．
- 特にアシドーシスでは，薬剤の分子構造が変形・分解しカテコラミンに対する

pH／塩基過剰（BE）　175

反応性低下などが生じます.
- 代謝性アシドーシスが生じている場合，生体に危険な状態が起こっていることが考えられます．救急カートや除細動，心電図モニタリングなど急変に備えた準備もしましょう．

◆ピットフォール
- BE（−）＝代謝性アシドーシスではありません．呼吸性でも腎性代謝が生じると HCO_3^- が増え，BE は負に傾きます．

（小林恭代）

コラム

リスクのない児のルチーン血糖測定は必要？

　新生児の低血糖は頻繁に遭遇する病態で，その症状の出現は非特異的です．ただし，その対応が遅れると重篤な後遺症をひき起こしてしまうこともあり，血糖値のスクリーニングはすべての児に行われるべきと考えられがちです．
　しかし，出生直後に一過性に血糖値が低下することは，哺乳動物すべてで確認される事象です．出生と同時に母体から糖の供給が途絶するため，健康な正期産児でも出生後1〜3時間は生理的な一過性の血糖値の低下を示します．しかしその後，糖新生とグリコーゲンの分解が起こり，糖の産生が行われるようになります．また仮に生後早期に血糖値が下降するような状況下においても，新生児ではケトン体を燃料とすることで，これに対処できることが知られており，このような一過性の低血糖は，病的なものとは考えられていません．
　米国小児科学会でも，一過性低血糖を治療するのとしないのとでは，短期的および長期的予後に変わりがないと示しており，無症状の正期産児に，ルチーンに血糖をモニターする必要はないとされています．実際に血糖値が低値となるような状況であっても，前述したように新生児では，ケトン体を産生して対応します．新生児の脳は，乳児や成人の5〜40倍ものケトン体をエネルギーとして利用できるため，グルコースは新生児脳が必要とするエネルギーの70％程度を賄えばよいといわれます．母乳栄養児のほうが，人工栄養児より血中のケトン体濃度が有意に高いことがわかっており，興味深い点です．
　"低血糖症"の多くは，ハイリスク児に発症します．血糖は神経学的予後に重大な影響を及ぼしますが，新生児期の低血糖は非特異的な症状が多いため，ハイリスク児では低血糖を疑って血糖値を監視しましょう．特に高インスリン性の低血糖は要注意です．なぜなら，インスリン過剰症では，ブドウ糖以外の代替エネルギーもすべて利用できなくなるため，他の要因による低血糖症に比べて，重度の中枢神経障害を生じるリスクが高くなるからです．

（三浦文宏）

血漿 HCO₃⁻ 濃度（血漿重炭酸イオン濃度）

serum bicarbonate ion concentration

検査のポイント

- ☑ 酸塩基平衡の指標であり，主に腎臓の働きにより調節される．
- ☑ HCO₃⁻ は「塩基」である．
- ☑ HCO₃⁻ が低下すると pH は低下する（代謝性アシドーシス）．
- ☑ HCO₃⁻ が上昇すると pH は上昇する（代謝性アルカローシス）．
- ☑ 呼吸性に酸塩基平衡が障害されると，HCO₃⁻ は pH を正常に近づけるために変化する．これを代謝性代償という．

高 ↑

主な疾患
代謝性アルカローシス：嘔吐・吸引による胃液喪失，原発性アルドステロン症
呼吸性アシドーシスの代償

基準値　22～26 mEq/L

代謝性アシドーシス：糖尿病性ケトアシドーシス，乳酸アシドーシス，腎不全，下痢，薬物，尿細管性アシドーシス
呼吸性アルカローシスの代償

低 ↓

検体の採取・取り扱い・保存上の注意点　検査をするまえに考えること

- 動脈血と静脈血では値が異なるため，静脈を採血しないように注意してください．
- 試料は全血を用いるため，ヘパリンが添加された容器で採血します．
- 採血後はただちに測定します．
- 赤血球の分布を均一にするために，検査まで撹拌を続けます．シリンジを水平にして，両方の掌の間で転がすようにします．

何をみている？ どんなときに検査する？　検査の根拠を考えよう！

- 酸塩基平衡障害を疑うときに検査します．
- 呼吸状態とともに酸塩基平衡に関する代謝性要因の状態を把握することができます．

なぜ異常値になるか？（異常値が出るメカニズム）　統合力をつけよう!!

- pH を調節しているのは，腎臓（HCO₃⁻）と肺（PaCO₂）です．HCO₃⁻ と PaCO₂ の 2

因子のバランスで酸塩基平衡が決まります。
- HCO_3^- が低下するのは，HCO_3^- の腎からの排泄が多い場合，腸液からの喪失量が多い場合，細胞内の低酸素血症による酸の産生量が多い場合，腎臓からの不揮発酸の排泄量が少ない場合です。
- HCO_3^- が上昇するのは，HCO_3^- や塩基の過剰投与，腎での HCO_3^- 再吸収の亢進，胃液の喪失などによる酸の排泄量が多い場合です。

関連する検査項目と併せて解釈すべき検査項目

- HCO_3^- を単独で評価するのではなく，pH，$PaCO_2$ の値と総合的に判定します。
- 血清や尿中の電解質，血漿浸透圧も参考にします。

（原田　拓，斎藤　司）

検査結果をアセスメントする
情報を分析・評価して実践しよう！

◆患者の観察項目，判読のポイント
- 生体の pH の急激な変化を防ぎ恒常性を維持するために，緩衝系として機能します。腎尿細管で HCO_3^- の再吸収量を増減させ調整します。したがって腎臓の代謝機能がわかります。
- 重炭酸イオンの異常は，代謝性アルカローシスかアシドーシスです。異常がない場合は，呼吸性となります。
- 慢性的な呼吸性の $PaCO_2$ の増減における HCO_3^- の増減は，腎での代謝機序が働いているかの判断になります。
- 代謝性アシドーシスを示す原因の鑑別は，アニオンギャップ（AG）＝Na^+－(Cl^-＋HCO_3^-) の変化の有無で大別できます。

◆臨床症状
代謝性アルカローシス
- HCO_3^- が 50 mEq/L 以上になると，傾眠傾向，見当識障害，テタニー，けいれん，不整脈などを起こすことがあります。

代謝性アシドーシス
- 呼吸器症状（過呼吸），中枢神経症状（昏迷，昏睡），循環器症状（心収縮力の低下と末梢血管拡張による血圧低下，心不全，不整脈），消化器症状（悪心・嘔吐，食欲不振），電解質異常（高 K/Cl 血症など）を生じます。

◆看護のポイント
- 糖耐能など代謝異常による糖尿病性ケトアシドーシスや尿毒症のほか，乳酸アシドーシス，薬物中毒など体内で H^+ が産生され，HCO_3^- が消費され生じます。
- 腎や腸管からの HCO_3^- 吸収障害または喪失など重度の下痢で生じます。
- 長時間の嘔吐・胃液吸引などの消化管からの H^+ の喪失，低カリウム血症や重曹の過剰投与，乳酸化リンゲル・大量輸液・利尿薬投与など，腎臓からの H^+ の喪

失などに起因して起こります．脱水の有無とCl濃度は要チェックです．
- これらは体液バランスや電解質・pHの平衡を容易に障害するので，臨床症状はじめ厳重な出納管理と全身状態の観察を行います．同時に検査データの変化とともに患者の主観的・客観的なデータを統合・分析し，医師への適切な情報提供が病状悪化や生命危機の防止に重要となります．

◆ ピットフォール
- 呼吸（CO_2）による代償性変化は2～3分ですが，腎臓（HCO_3^-）では1～2日を要し緩徐です．

(小林恭代)

コラム/周産期の検査

GBS（Group B Streptococcus）

　母体では，絨毛膜羊膜炎による前期破水や早産の原因となり，分娩後では子宮内膜炎や子宮筋層炎の原因となります．また新生児や生後4ヵ月までの乳児の敗血症，化膿性髄膜炎，肺炎の主要な原因菌です．新生児のGBS感染症は，生後7日以内の早発型と生後7日以降の遅発型に分類されます．早発型では，母体からの垂直感染により敗血症や肺炎をきたし，日齢0での発症が多くを占め，出生直後より新生児仮死，呼吸不全を認める場合が多いです．予防のために，日本産科婦人科学会『産婦人科診療ガイドライン産科編』では，GBS陽性妊婦にはペニシリン系抗菌薬の予防投与が勧告されています．

GBS保菌診断と取り扱いに関するガイドライン

1. 妊娠33～37週に腟周辺の培養検査を行う．　＊当院では妊娠36週に実施
2. 以下の妊婦には経腟分娩中，ペニシリン系薬剤静注による母子感染予防を行う．
   ・前児がGBS感染症（今回のスクリーニング陰性であっても）
   ・GBS陽性妊婦（破水/陣痛のない予定帝王切開中の予防は必要ない）
   　＊当院ではペニシリン系の抗菌薬を初回量2g静注，以後4時間ごとに1gを分娩まで静注
3. 培養検査未検査あるいは検査結果が判明していない妊婦は，原則としてGBS陽性妊婦として取り扱う．

(佐藤吉壮：GBS感染症．周産期医学41（増刊号）：577, 2011を参照して作成)

(佐藤陽子)

動脈血 CO₂ 分圧 (PaCO₂)

partial pressure of arterial carbon dioxide

検査のポイント

- ☑ 酸塩基平衡の指標であり，主に肺の働きにより調節される．
- ☑ CO_2 は「酸」である．
- ☑ $PaCO_2$ が低下すると，pH は上昇する（呼吸性アルカローシス）．
- ☑ $PaCO_2$ が上昇すると，pH は低下する（呼吸性アシドーシス）．
- ☑ 代謝性に酸塩基平衡が障害されると，pH を正常化するために換気調節が行われ，$PaCO_2$ は変化する．これを呼吸性代償という．

主な疾患

高
呼吸性アシドーシス：肺気腫，気管支喘息，神経筋疾患
代謝性アルカローシスの代償

基準値　35〜45 Torr

低
呼吸性アルカローシス：脳卒中，脳炎，髄膜炎，過換気症候群，肺血栓塞栓症
代謝性アシドーシスの代償

検体の採取・取り扱い・保存上の注意点　検査をするまえに考えること

- 動脈血と静脈血では値が異なるため，静脈を採血しないように注意してください．
- 試料には全血を用いるため，ヘパリンが添加された容器で採血します．
- 採血後はただちに検査をします．
- 赤血球の分布を均一にするために，検査まで撹拌を続けます．シリンジを水平にして，両方の掌の間で転がすようにします．

何をみている？　どんなときに検査する？　検査の根拠を考えよう！

- 呼吸（ガス交換）の状態を評価します．
- 肺における酸素化を評価します．
- 酸塩基平衡を評価し，呼吸性要因の状態を把握します．

なぜ異常値になるか？（異常値が出るメカニズム）　統合力をつけよう!!

- pH を調節しているのは，腎臓（HCO_3^-）と肺（$PaCO_2$）です．HCO_3^- と $PaCO_2$ の 2 因子のバランスで酸塩基平衡が決まります．

- $PaCO_2$ が上昇するのは，代謝亢進などで CO_2 の産生量が多くなった場合か，換気障害で排泄量が少ない場合ですが，ほとんどは排泄量低下によります．
- $PaCO_2$ が低下するのは，CO_2 の産生量が少ない場合か，換気が促進され排泄量が多い場合です．ほとんどは排泄量の上昇によります．

関連する検査項目と併せて解釈すべき検査項目

- $PaCO_2$ 単独で評価するのではなく，pH，HCO_3^- の値と総合的に判定します．

(原田 拓，斎藤 司)

検査結果をアセスメントする
情報を分析・評価して実践しよう！

◆患者の観察項目，判読のポイント

肺胞換気量の指標
- $PaCO_2$ の規定因子は肺胞換気量に反映し呼吸抑制では増加，換気増大では低下します．
- 代謝量により変化し代謝が亢進すれば CO_2 の生産量は増加します．
- 種々の呼吸不全において PaO_2 は低下しますが，$PaCO_2$ が正常な（または低下）（かつ $A-aDO_2$ 開大する）場合を I 型呼吸不全，$PaCO_2$ が上昇する（$A-aDO_2$ は正常）場合を II 型呼吸不全とよび，この鑑別は酸素療法決定のポイントです．

◆臨床症状

高炭酸血症の場合
- $PaCO_2$ 増加により脳血流は拡張し，脳血流増加により頭蓋内圧が上昇，頭痛・吐気・意識レベルの低下・精神錯乱などが起こります．
- カテコラミン分泌増加や末梢血管収縮により，発汗・血圧上昇・心拍数は増加します．

過換気の場合
- CO_2 減少は，血管運動中枢を刺激し，血圧低下や呼吸中枢抑制により，無呼吸へと移行します．
- 冠血流量の低下により，狭心症や心筋梗塞となりやすいです．また脳虚血により，めまい・しびれ・テタニーなどが起こります．

◆看護のポイント

- 慢性閉塞性肺疾患（COPD）のように，高 CO_2 血症を伴う II 型呼吸不全患者に高用量の酸素を投与すると，呼吸抑制が促進され急速に呼吸状態が悪化し，意識障害（CO_2 ナルコーシス）を起こします．そのためまずは，低用量酸素から開始し SpO_2 90～92％を目標に換気を改善させます．患者のそばを離れず呼吸，意識の密な観察が重要です．
- 緊張や不安を取り除き，酸素消費量を最小限に体位の工夫や呼吸法を支援しま

しょう．
- 日ごろから低酸素血症に曝されている場合もあり，常に酸素を投与する前にCO_2ナルコーシスの可能性を考えましょう．
- 酸素投与の判断の前に，既往などの病歴を確認し，医師と連携して情報共有することが重要です．

◆ピットフォール
- 加齢に伴って正常値が増加する点に注意しましょう．

(小林恭代)

コラム/周産期の検査

HPV

　ヒトの皮膚や粘膜に感染するウイルスで，現在100種類以上あります．粘膜に存在するHPVのうち約15種類が子宮頸癌の原因となり，発がん性の低いものは尖圭コンジローマをひき起こします．特にHPV16とHPV18は20〜30代の女性の子宮頸癌の70〜80％にみられます．発がん性のあるHPVは性行為によって感染し，進行するまで自覚症状が少ないため，定期健診やワクチン接種が予防には有効です．2013年から小学校6年生〜高校1年生の女児を対象に，子宮頸癌予防ワクチンが定期接種となりました．

　その後，子宮頸癌予防ワクチンによる副反応の報告が続いたため，2013年6月に厚生労働省は子宮頸癌予防ワクチンの接種を積極的には勧めず，有効性とリスクを理解したうえで定期接種するよう呼びかけています．

(佐藤陽子)

血液生化学検査

動脈血 O_2 分圧（PaO_2）

partial pressure of oxygen in arterial blood

検査のポイント

- ☑ 動脈血中の酸素に関する指標である．
- ☑ 肺や組織のガス交換は分圧の差で行われ，その速度は分圧差に比例することから，ガス交換の指標になる．
- ☑ 年齢や姿勢で変動する．加齢とともに低下し，坐位より仰臥位のほうが低くなる．

	主な疾患	その他の疾患
高	過換気症候群	
基準値	80～100 Torr	
低	肺炎，気管支喘息，心不全，肺血栓塞栓症	慢性閉塞性肺疾患，神経筋疾患，薬物，敗血症，肝不全

検体の採取・取り扱い・保存上の注意点　検査をするまえに考えること

- ●動脈血と静脈血では値が異なるため，静脈を採血しないように注意してください．
- ●試料には全血を用いるため，ヘパリンが添加された容器で採血します．
- ●採血後はただちに検査をします．
- ●シリンジ内に気泡がある場合は，速やかに気泡を抜きます．
- ●しばらく保存する場合は，プラスチックシリンジではなくガラスシリンジを使って，氷水中に保存します．
- ●赤血球の分布を均一にするために，検査まで撹拌を続けます．シリンジを水平にして，両方の掌の間で転がすようにします．

何をみている？　どんなときに検査する？　検査の根拠を考えよう！

- ●動脈血に溶解している酸素の圧力をみており，呼吸状態（ガス交換の状態）を把握する必要があるときに検査します．

なぜ異常値になるか？（異常値が出るメカニズム）　統合力をつけよう!!

- ●動脈血酸素分圧が低下する原因は，大きく分けると次の2つです．
  ① 吸入する酸素や肺胞内の酸素分圧が低い状態
  ② 肺での酸素取り込み能力の低下をきたす状態

関連する検査項目と併せて解釈すべき検査項目

- 低酸素血症の病態を把握するためには，pH，$PaCO_2$，HCO_3^- も調べ，酸塩基平衡障害の有無も確認します．

（原田 拓，斎藤 司）

検査結果をアセスメントする
情報を分析・評価して実践しよう！

◆患者の観察項目，判読のポイント
肺における血液酸素化能力の指標
- $PaO_2 < 80$ Torr を低酸素血症，$PaO_2 \leqq 60$ Torr 以下を呼吸不全といいます．
- 低酸素には，肺におけるガス交換能の低下によりひき起こされる低酸素分圧（PaO_2 低下）と，組織に対して供給される酸素量が低下する低酸素血症（CaO_2 の低下）があります．
- PaO_2 が低下する原因は，①肺胞低換気，②拡散機能障害，③換気・血流比の不均等，④シャントです．同時に測定した $PaCO_2$ や $A-aDO_2$ と組み合わせて考えることで，換気不全による①と，肺でのガス交換の障害による②③④に大別できます．

◆臨床症状
低酸素血症
- 低酸素が重症になると，PaO_2 60〜40 Torr：呼吸困難・心悸亢進，PaO_2 40〜20 Torr：精神症状（不穏，興奮，見当識障害），PaO_2 20 Torr 以下：徐脈・昏睡が出現します．

◆看護のポイント
- 血液中の酸素濃度だけをみていると患者の臨床症状との乖離が生じます．慢性呼吸不全の場合は症状も現れにくいため，安静時や体動時の臨床症状の有無を確認します．
- 人工呼吸器の不適切な設定やチューブの不具合など，痛み・過剰なストレスでも起こります．まずは原因が何か，1回換気量や呼吸パターン・挿管チューブの閉塞の有無なども確認しましょう．
- 痛みや興奮など過剰な生体反応が原因なら，患者に合った鎮静・鎮痛スケールを用いて評価し，適切な鎮静・鎮痛管理をしていきましょう．

◆ピットフォール
- パルスオキシメータによる SpO_2 を測定することで，おおよその PaO_2 が把握できます．$PaO_2/SpO_2 = 40-50-60$ Torr／70−80−90％ルールを知っておきましょう．

（小林恭代）

血液生化学検査

経皮的動脈血 O₂ 飽和度（SpO₂）
percutaneous arterial oxygen saturation

検査のポイント

- ☑ 酸素飽和度とは，血液中のヘモグロビンのうち，酸素と結合しているものの割合（%で表示）を示したものである．
- ☑ SpO₂ は，パルスオキシメータを使って非観血的に動脈血酸素飽和度を測定したものである（動脈血採血で測定したものは SaO₂ とよぶ）．
- ☑ パルスオキシメータによる測定は簡単で，時と場所を選ばず測定できる．
- ☑ 身体に十分な酸素を供給できているかをみる指標であるが，これだけで酸素供給量のすべてを把握することはできない．

主な疾患（高）
過換気症候群

その他の疾患

基準値　96～99%

主な疾患（低）
肺炎，気管支喘息，心不全，肺血栓塞栓症

その他の疾患
慢性閉塞性肺疾患，神経筋疾患，薬物，敗血症，肝不全

検体の採取・取り扱い・保存上の注意点　検査をするまえに考えること

- パルスオキシメータは，光センサーが組織を透過する光を分析して酸素飽和度を測定します．ヘモグロビンが酸素と結合しているときと結合していないときで，赤色光の吸収度合いが異なることを利用しています．
- 拍動を感知して動脈血を認識していることから，①血圧低下（＜ 80 mmHg），②指先がひどく汚れている，マニキュアをしている，③寒冷で手指が冷たい，④血管病変や血管外傷がある場合は，正確に測定できません．
- 赤血球中のすべてのヘモグロビンが酸素と結合できるわけではありません．一酸化炭素と結合したヘモグロビンやメトヘモグロビンには，酸素と結合する能力がありません（CO 中毒，メトヘモグロビン血症）．またヘモグロビンの数自体が少ない貧血時も正確に測定できません．

何をみている？　どんなときに検査する？　検査の根拠を考えよう！

- 酸素の供給量という観点から，ガス交換の状態を把握する必要があるとき

なぜ異常値になるか？　（異常値が出るメカニズム）

- 動脈血酸素飽和度が低下する原因は，大きく分けると以下の 3 つです．

①吸入する酸素や肺胞内の酸素分圧が低い状態：高地など
②肺での酸素取り込み能力の低下をきたす状態：呼吸中枢の抑制，胸郭運動の制限，死腔換気量の増加，換気血流比の不均等分布増大など
③血液の酸素運搬量の低下：貧血，CO中毒，異常ヘモグロビン血症

関連する検査項目と併せて解釈すべき検査項目

- 低酸素血症の病態を正確に把握するためには，動脈血採血を行い pH，$PaCO_2$，HCO_3^- も調べ，酸塩基平衡障害の有無も確認します．

（原田　拓，斎藤　司）

検査結果をアセスメントする　情報を分析・評価して実践しよう！

◆患者の観察項目，判読のポイント
- SpO_2 90％のときの PaO_2 は約 60 Torr となり重度の呼吸不全があるといえます．
- 吸入している酸素濃度にほぼ比例しますが，高濃度の酸素投与中は，肺の酸素化能が破綻直前まで 100％を示すため，SpO_2 より PaO_2 を指標にします．

◆臨床症状
- SpO_2 が正常でも血中ヘモグロビンが低下する貧血や，心臓から拍出される循環血液量が低下している場合，組織に供給する酸素量が低下するため，息切れや呼吸困難，努力性の呼吸，チアノーゼを認めます．

◆看護のポイント
- SpO_2 が 93％以下になると顔色が悪い，調子が悪そう，呼吸補助筋の使用など，印象や見た目からも推測できます．低酸素が疑われる数値を示したら，A：気道，B：呼吸，C：循環，とフィジカルアセスメントを行い低酸素状態の徴候か確認し，医師への報告・早期対応が必要です．SpO_2 90％以下は酸素療法の適応です．
- 高濃度酸素投与中は「SpO_2 が 100％問題ない」ではありません．高濃度の酸素を長時間吸入すると，肺機能障害や中枢神経障害などをきたします．酸素投与量が適正か，血液ガス検査を医師に相談し評価をすることも重要です．
- 慢性閉塞性肺疾患（COPD）などの慢性的な肺疾患などの場合は，SpO_2 が低下しても呼吸困難を自覚しない場合もあります．臨床徴候と患者の訴え，症状が合致する所見なのか否か，慎重に確認しましょう．

◆ピットフォール
- 測定値の信頼性を判断するポイントは，モニター上の心電図または脈拍と同期した波形がきちんと得られているかです．
- マニキュアなど着色した指や脱水（循環血液量減少）や血圧低下，カテコラミン投与中（末梢血管を締める）など，末梢血流の悪い場合に誤差が出ることを知っておきましょう．

（小林恭代）

血液生化学検査

コラム

血液ガス：臍帯血での出生児の評価

『産婦人科診療ガイドライン 2014 産科編』では，「分娩直後の臍帯動脈血ガス分析結果は，分娩前・分娩中の胎児の血液酸素化程度を反映する．この評価は「分娩中胎児血液酸素化が障害されていなかったことの証明」に極めて重要である」と記されています．臍帯動脈血ガスを調べる意味は，分娩時に胎児にアシドーシスがあったかどうかを判断することにあります．表に，臍帯動脈血ガスの正常値を示します．

臍帯動脈血液ガスの正常値

	平均	範囲
pH	7.27	7.15～7.38
PCO_2 (mmHg)	50.3	32～68
HCO_3^- (mmol/L)	22.0	15.4～26.8
BE (mEq/L)	－2.7	－8.1～0.9

(Ramin SM et al：Umbilical cord blood acid-base analysis. UpToDate, 2013 より引用)

出生児は正常でも，呼吸性アシドーシスの状態にあります．ここに組織での低酸素・虚血が原因の代謝性アシドーシスが加わると，より重度なアシドーシス（混合性アシドーシス）となり，出生児は新生児仮死を呈することになります．新生児仮死とは，出生時の呼吸・循環不全状態で，先天異常や未熟性がない場合，多くは分娩中の低酸素・虚血に続発します．重度の新生児仮死の場合，全臓器の機能障害がひき起こされ，特に中枢神経系では，低酸素性虚血性脳症に陥ると脳性麻痺，てんかん，精神運動発達障害など重篤な神経学的後遺症を残すことになります．このため，出生時に重度のアシドーシスの存在を否定することは，産科的に非常に重要となります．逆に，重度のアシドーシスがあれば，低酸素・虚血による神経学的後遺症発症の可能性を考えた集約的な新生児蘇生が必要になります．

しかし，重度なアシドーシスの基準と考えられる pH は定まっていません．pH 7.0 未満では，出生児の新生児死亡や神経学的後遺症が生じるリスクが上昇することは確かですが，それでも多くの出生児は合併症なく発育します．そこで，一部でも予後が悪い例が生じる可能性を考えて，pH 7.1 未満では，注意深い観察またはエキスパートへの相談を考慮すべきとの意見が多いです．臍帯動脈血ガス分析の重要性を理解し，分娩時に測定することをお勧めします．

（新垣達也，市塚清健，関沢明彦）

血液生化学検査

ICG/BSP 試験

indocyanine green test/bromsulphalein test

検査のポイント

- ☑ ICG/BSP 試験は肝の色素排泄能の検査で，肝機能試験として一般に用いられている．
- ☑ BSP は肝毒性が強いため，特異的な Dubin-Johnson 症候群以外の診断には用いられていない．

主な疾患 (高)
Dubin-Johnson 症候群

基準値 血中停滞率（15分値）：10%以下

検体の採取・取り扱い・保存上の注意点 — 検査をするまえに考えること

- 浮腫・腹水がある場合には，数値が不正確になります．
- 静脈量や採血時間が不正確な場合には，誤ったデータとなります．
- BSP の胆汁中への排泄はビリルビンと競合し，血清ビリルビンが 3～5 mg/dL 以上では，肝障害の程度を正確に反映できなくなります．
- BSP は，肝毒性が強く，ショックを生ずることがあるため，Dubin-Johnson 症候群の診断のほかにはあまり使用されません．

何をみている？ どんなときに検査する？ — 検査の根拠を考えよう！

- ICG，BSP は肝細胞に取り込まれ，胆汁中へ排泄されるため，肝疾患が疑われ，肝機能，肝予備能を検査するときに検査します．
- Dubin-Johnson 症候群では，抱合された BSP が胆管へ排泄されず血中へ逆流するため，45分ごろを境に BSP が再上昇します．
- ICG は光に対して不安定なので，試薬溶解後は速やかに使用します．

なぜ異常値になるか？（異常値が出るメカニズム） — 統合力をつけよう!!

- ICG，BSP は静注すると肝細胞に取り込まれ，胆汁へ排泄されます．肝外で処理されることはないため，停滞率が高値となるのは，肝細胞での処理能が低下していることを反映しています．

関連する検査項目と併せて解釈すべき検査項目

- ICG と BSP 試験結果は相関しますが，最近は ICG 試験のみが行われています．

- 慢性肝障害時に行うので，一般肝機能検査，原因となるウイルスマーカーの検索を行います．

（高木　康）

検査結果をアセスメントする
情報を分析・評価して実践しよう！

◆患者の観察項目，判読のポイント
- 慢性肝炎から肝硬変への進展に伴い，高値を示します．
- 肝血流量の影響を受けるため，高齢者や心不全患者では高値傾向を示します．
- 著しい肥満者や浮腫，腹水がある患者では高値傾向を示し，るいそう患者では低値傾向を示します．そのような患者の場合は標準体重が用いられることがあります．

◆臨床症状
- 臨床症状がなくても，異常値の場合には，何らかの肝機能障害を起こしていると考えられます．

肝炎・肝硬変（代償期）を疑う場合
- 肝酵素（AST，ALT，γ-GT）などの上昇がみられます．
- 凝固因子の生成機能が低下するため，出血傾向がみられます．
- 低アルブミン血症，高ビリルビン血症などがみられることがあります．

肝硬変（非代償期）を疑う場合
- 黄疸，肝性脳症，肝性腹水などがみられます．

◆看護のポイント
肝炎・肝硬変（代償期）では
- 安静（肝血流量を増加させ，肝細胞を再生・回復させる），食事療法（高蛋白，高エネルギー，高ビタミン），肝不全徴候の早期発見，定期受診の動機づけなどを行います．

肝硬変（非代償期）では
- 安静，食事療法（低蛋白，高エネルギー，高ビタミン），黄疸や腹水による腹部膨満感など苦痛緩和，セルフケア不足に対する援助などを行います．
- 検査結果により，治療で使用する薬剤量が変わることがあります．そのため，結果をふまえた治療方針の確認が必要です．

◆ピットフォール
- ICG 試験は，BSP 試験と比較して副作用の危険が少なく短時間で行えるため，一般的によく行われています．

（笠沼智子）

血液生化学検査

Fishberg 濃縮試験

Fishberg concentration test

検査のポイント

- ☑ 水分摂取制限による抗利尿ホルモン（ADH）増加に対する尿の濃縮能を評価する．
- ☑ 前日の夕食後から飲食は控え，就寝前に完全排尿し，翌朝に尿の比重・浸透圧を測定する．起床から1時間おきに3回採尿し，最高値をもって成績とする．
- ☑ 腎髄質障害やADHの分泌・作用に問題がある場合，尿の比重・浸透圧は低値を示す．

基準値 尿比重 1.025 以上，尿浸透圧 850 mOsm/kg 以上

低
腎髄質機能の異常：急性および慢性腎不全，間質性腎炎，慢性腎盂腎炎，閉塞性尿路疾患，多発性嚢胞腎，骨髄腫腎，薬剤性腎障害
ADH の分泌不全：尿崩症
ADH に対する集合管の反応性低下：腎性尿崩症

検体の採取・取り扱い・保存上の注意点　検査をするまえに考えること

- 蛋白制限食は，尿素不足による濃縮能の低下をきたすため，試験前数日間は蛋白質の摂取を十分に行います．
- 利尿薬の使用，寒冷，喫煙などは結果に影響するため，試験前日から利尿薬の使用を禁止とし，被験者には保温を促して禁煙させます．
- 腎不全患者では病態の悪化，ネフローゼ症候群患者では血栓症を誘発することがあるので検査を控えましょう．尿崩症が強く疑われる場合も検査を控えましょう．

何をみている？　どんなときに検査する？　検査の根拠を考えよう！

- 尿は，皮質部集合管以降の遠位側尿細管において，主として ADH に依存して濃縮されます．
- 本試験は，飲水制限により血漿浸透圧を上昇させ，ADH 分泌亢進下での尿の濃縮力を評価する検査です．
- ADH の分泌・作用に異常がなければ，腎髄質における集合管機能を評価する検査でもあり，同部位の病変の有無を判定することが可能です．

なぜ異常値になるか？（異常値が出るメカニズム）　統合力をつけよう!!

- 正常な腎臓であれば，水分摂取を中止すると，体内の水分量を維持するために

尿を濃縮しながら少ない尿量で老廃物を効率よく排泄します．その結果，尿の比重や浸透圧が高くなります．
- 腎疾患で腎機能が低下すると，尿の濃縮は十分にできません．それに伴い，老廃物の排泄も満足に行うことができなくなります．もちろん，尿の比重は低いものとなり，本検査は異常値を呈します．

← 関連する検査項目と併せて解釈すべき検査項目
- 結果の解釈にあたっては，加齢による生理的な濃縮力低下があることを考慮してください．
- 女性よりも男性，冬季よりも夏季のほうが，結果は高値を示す傾向にあります．
- 糖や蛋白など分子量が大きな物質が多量に尿中に存在する場合，比重は増加傾向を示すため，結果の解釈では浸透圧を重視してください．　　（和田幸寛，柴田孝則）

検査結果をアセスメントする　情報を分析・評価して実践しよう！

◆患者の観察項目，判読のポイント
腎性尿崩症を疑う場合
- 水利尿により，高ナトリウム血症を認めます．
- 中枢性尿崩症と異なり，バソプレシン（抗利尿ホルモン）値は，正常から高値であることが多いです．

◆臨床症状
腎性尿崩症を疑う場合
- 口渇，多飲，多尿，夜間頻尿などの臨床症状が認められます．
- 後天性が疑われる場合，腎盂腎炎，高カルシウム血症，低カリウム血症，薬剤性などが原因と考えられます．
- 進行すると，体液減少により，発汗減少，皮膚・粘膜の乾燥，微熱などが認められることがあります．

◆看護のポイント
- 水分制限によって，一時的に脱水状態をひき起こして行う検査のため，患者に絶飲食の十分な説明と同意を得て，協力してもらう必要があります．
- 利尿薬を投薬している場合，糖尿病や慢性腎臓病などでは，正確な結果が出ない可能性があるため，検査前に投与中の薬剤の確認と既往歴の確認が必要です．
- 脱水により皮膚が乾燥するため，皮膚の保護と保湿に努める必要があります．

◆ピットフォール
- 尿濃縮力障害をひき起こす疾患のほか，加齢による生理的な尿濃縮力低下，尿糖など浸透圧物質の存在，利尿薬の投薬などによって異常値が出る可能性があります．

（笠沼智子）

PSP 試験

PSP excretion test

> **検査のポイント**
> - ☑ フェノールスルホンフタレイン（phenolsulfonphthalein：PSP）は，大部分が近位尿細管から分泌され，再吸収されることなく尿中へ排泄される．
> - ☑ PSP 排泄試験は，PSP を経静脈的に投与し尿中への排泄能をみる検査であり，近位尿細管機能をみる検査として利用されている．
> - ☑ PSP 排泄試験の 15 分値は，腎血流量を反映する．

主な疾患

高 ↑
腎血流量増加：妊娠

基準値　15 分値：25 ～ 50%，30 分値：40 ～ 60%
　　　　　60 分値：50 ～ 75%，120 分値：55 ～ 85%

低 ↓
腎実質性障害：急性腎炎，慢性腎炎，糖尿病性腎症，腎硬化症，尿細管間質性腎炎
腎血流量低下：心不全，脱水症
尿路通過障害：水腎症，尿管結石

検体の採取・取り扱い・保存上の注意点　〈検査をするまえに考えること〉

- まず尿の確保のために 300 mL 飲水します．その後，PSP（毒性のない色素）を静脈内注射し，15 分，30 分，60 分，120 分後に採尿し，アルカリ添加により発色させて，PSP の回収率を算出します．
- 定められた時間以外にはトイレに行くことはできません．事前に排尿を済ませましょう．
- 排尿困難などが考えられる場合は，膀胱留置カテーテルを検討してください．
- PSP の排泄を阻害する作用をもつアスピリン，ペニシリン，プロベネシドなどは休薬してください．

何をみている？ どんなときに検査する？　〈検査の根拠を考えよう！〉

- 腎臓の糸球体では有用成分もいったん濾過されますが，健常であれば，有用成分の大部分は，尿細管を通過する際に再吸収され，老廃物と異物だけが体外に排出されます．
- PSP は体内で代謝されず，全体の約 5% が糸球体から濾過され，90% 以上が近

- 位尿細管から排泄されて尿中に移行します．したがって，本試験は近位尿細管の機能を知る検査となります．
- パラアミノ馬尿酸クリアランス（C_{PAH}）は，腎血流量を反映する精密検査として知られ，PSP排泄試験15分値とC_{PAH}との間には，有意の直線相関が存在します．したがって，本試験は腎血流量の推定にも用いられます．

なぜ異常値になるか？（異常値が出るメカニズム）

- 腎疾患で尿細管機能が低下すると，尿量は低下し，PSP排泄量も低下します．
- 浮腫や腹水など体液の分布容積が大きくなると，腎血流量が低下し，近位尿細管からのPSP排泄量は低下します．

関連する検査項目と併せて解釈すべき検査項目

- 検査値としては15分後の値が最も重要視されます．このときのPSP排泄量が25％以下の場合，尿素窒素やクレアチニン，クレアチニンクリアランスなどの検査も行い，腎機能を詳細に評価してください．
- 尿中のN-acetyl-β-D-glucosaminidase，β_2-ミクログロブリン，α_1-ミクログロブリンなどは，尿細管障害を反映するマーカーであり，併せて評価してください．

（和田幸寛，柴田孝則）

検査結果をアセスメントする

◆**患者の観察項目，判読のポイント**

- 排泄遅延が認められる場合は，尿路死腔が疑われ，泌尿器科的精密検査が必要です．

腎炎・ネフローゼ症候群を疑う場合
- 血尿，蛋白尿のほか，高血圧が認められます．
- ネフローゼ症候群では，蛋白質の大量排泄により，低アルブミン血症が認められることがあります．

Fanconi症候群を疑う場合
- 近位尿細管での再吸収が阻害されており，低ナトリウム血症，低カリウム血症，低リン血症など電解質異常が認められます．
- 尿素窒素，クレアチニンの上昇がみられますが，上昇しないこともあります．

◆**臨床症状**
- 原因疾患により，電解質の変化がみられることがあります．

腎炎・ネフローゼ症候群を疑う場合
- 自覚症状がない場合が多いですが，血漿膠質浸透圧の低下に伴い，浮腫，血圧上昇が認められることがあります．

Fanconi 症候群を疑う場合
- Fanconi 症候群では，ネフローゼ症候群，多発性骨髄腫，アミロイドーシス，尿細管性腎炎などの原因疾患がありますので，原因疾患の症状観察が必要になります．

◆**看護のポイント**
腎炎・ネフローゼ症候群を疑う場合
- 安静（腎血流量を増加させる），食事療法（塩分制限，低蛋白）が必要です．
- 副腎皮質ステロイド薬投与や低蛋白血症などにより，易感染状態が予測されます．しかし，原因疾患の自覚症状がないこともあるため，感染予防の患者指導が必要です．

◆**ピットフォール**
- PSP 検査は，得られた結果の特異度が低いなどの理由で，最近ではほとんど実施されていません．

（笠沼智子）

血液生化学検査

BT-PABA 試験

N-benzoyl-L-tyrosyl-p-aminobenzoic acid test

検査のポイント

- ☑ 膵外分泌酵素キモトリプシンの分泌機能を推測するために行う．
- ☑ 膵外分泌機能障害を疑うとき，消化管手術後の消化障害などの診断，経過観察目的で行う．
- ☑ 膵外分泌機能障害が進行すると，キモトリプシン分泌が低下し，その結果，消化管で吸収され尿中に排泄される PABA も低下する．

基準値　70％以上

低：慢性膵炎，膵癌，急性膵炎後

検体の採取・取り扱い・保存上の注意点　検査をするまえに考えること

- わが国では PFD 試験とよばれることが多いです．
- 消化吸収不良症，肝疾患，腎機能障害では，排泄が低下する可能性があります．
- サルファ薬，サイアザイド系利尿薬，経口糖尿病薬での SU 剤は，測定に影響を与えます．
- 経口血糖改善薬では，偽陰性となりえます．

何をみている？どんなときに検査する？　検査の根拠を考えよう！

- 膵外分泌機能を検査するときに検査します．
- BT-PABA は，キモトリプシンにより特異的に分解され，分解産物は PABA となり，小腸で吸収され，肝で抱合され，尿中へ排泄されます．

なぜ異常値になるか？（異常値が出るメカニズム）　統合力をつけよう!!

- キモトリプシン分泌能が低下すると，BT-PABA が分解されずに，尿中へ PABA が排泄されないために，低値となります．

関連する検査項目と併せて解釈すべき検査項目

- 血中アミラーゼ，リパーゼ，トリプシンの膵外分泌機能を検査する．
- 必要に応じて，腹部超音波検査，腹部 CT・MRI，PSTI，CA19-9 の検査を行います．

（高木　康）

👉 検査結果をアセスメントする　情報を分析・評価して実践しよう！

◆患者の観察項目，判読のポイント
- 膵外分泌機能を評価する検査ですが，試薬を服用後，尿中に排泄されるまでに膵臓以外でも障害があれば，異常値を示します．
- 消化吸収障害の小腸疾患，代謝障害のある肝臓疾患，腎機能障害がある腎疾患などがある場合には，検査結果の判読には注意が必要です．
- 経口糖尿病薬など，薬剤によって，検査結果に影響があることがあります．

膵炎が疑われる場合
- 血清アミラーゼ・リパーゼの上昇，炎症所見（白血球，CRP）の上昇が認められます．

◆臨床症状
膵炎が疑われる場合
- 上腹部痛（圧痛），筋性防御，背部痛，発熱，嘔気・嘔吐の症状がみられます．
- 重症では，多臓器不全，ショックに至る可能性があります．

◆看護のポイント
膵炎が疑われる場合
- 膵臓の自己消化による後腹膜刺激の上腹部痛や背部痛はとても激しいため，非麻薬性鎮痛薬の使用を医師と検討する必要があります．
- 生活指導では，禁酒，禁煙，食事療法（低脂肪）が必要になります．

◆ピットフォール
- BT-PABA試験は，慢性膵炎の患者に有用とされていましたが，近年，画像診断が発達したため，行われる機会が少なくなりました．

（笠沼智子）

甲状腺刺激ホルモン（TSH）

thyroid stimulating hormone

検査のポイント

- ☑ 視床下部からの甲状腺刺激ホルモン放出ホルモン（thyrotropin releasing hormone：TRH）により下垂体前葉から分泌され，甲状腺ホルモンの合成・分泌を促す．
- ☑ 甲状腺ホルモンが過剰になると分泌が抑制され，足りないと促進される．
- ☑ 原発性甲状腺機能亢進症や低下症をきたした際に最も敏感に反応するホルモンである．

高

主な疾患
原発性甲状腺機能低下症（クレチン症，慢性甲状腺炎の一部，甲状腺の手術・照射・アイソトープ治療後など）

その他の疾患
SITSH（甲状腺ホルモン不応症，TSH産生腫瘍など）

基準値　測定する試薬により異なる

原発性甲状腺機能亢進症（Basedow病，Plummer病など），破壊性甲状腺中毒症（無痛性甲状腺炎・亜急性甲状腺炎の急性期）

中枢性甲状腺機能低下症〔二次性（下垂体性）・三次性（視床下部性）〕，甲状腺ホルモン過剰摂取

低

検体の採取・取り扱い・保存上の注意点　検査をするまえに考えること

- 血中のTSHは比較的安定であり，低温で数日間，凍結保存で数年間保存可能です．

何をみている？　どんなときに検査する？　検査の根拠を考えよう！

- 甲状腺機能異常の原因が甲状腺によるもの（原発性）か，視床下部-下垂体によるものかを知りたいとき
- 新生児の先天性甲状腺機能低下症のスクリーニング

なぜ異常値になるか？（異常値が出るメカニズム）　統合力をつけよう!!

- 視床下部疾患（腫瘍など）によりTRHの分泌が抑制された場合や，下垂体疾患（シーハン症候群，下垂体炎など）により産生が低下します．
- 甲状腺に原因があって甲状腺機能亢進状態になると，フィードバックにより抑制され，甲状腺機能低下状態になると高値となります．

- 破壊性甲状腺中毒症後の回復期において，甲状腺濾胞の破壊により一過性に甲状腺機能低下症となり，フィードバックにより TSH 高値となることがあります．
- TSH 測定系への干渉物質により，TSH が偽高値となることがあります．

関連する検査項目と併せて解釈すべき検査項目

- 甲状腺ホルモン（特に FT_4）と同時に測定して，甲状腺機能異常の原因を調べます．
- 甲状腺ホルモンが低値で，TSH が低値ないし正常であれば，中枢性甲状腺機能低下症と診断します．TRH 負荷試験を施行し，無〜低反応なら下垂体性，正常または遅延反応なら，視床下部性を疑います．
- 下垂体性甲状腺機能低下症の場合，その他の下垂体ホルモンやコルチゾールなどを測定し，機能低下が下垂体−甲状腺系以外に合併していないか確認します．
- 甲状腺機能亢進症ではコレステロール低値，ALP 高値となり，低下症ではコレステロール高値，CK 高値となります．

（大塚史子）

検査結果をアセスメントする
情報を分析・評価して実践しよう！

◆患者の観察項目，判読のポイント
- TSH は，甲状腺ホルモンの分泌量を調整しており，甲状腺機能異常を疑わせる臨床症状があったら，甲状腺ホルモン値と併せて測定し，病態の評価を行います．

◆臨床症状
- TSH により甲状腺から分泌される甲状腺ホルモンは，体内の細胞の代謝に関与するホルモンです．甲状腺ホルモンが高値や低値になると，それぞれ典型的な症状を呈します（甲状腺ホルモンの項を参照）．

◆看護のポイント
- 甲状腺機能亢進症の場合は，身体活動性が増し，発汗も増加するので，清潔に努めるよう指導します．また，精神的にも攻撃的になることがあるので，訴えに傾聴する姿勢を示すことが必要です．
- Basedow 病や甲状腺機能低下症では，服薬が長期になることがあり，自己中断により甲状腺機能が悪化するため，服薬のコンプライアンスの維持に努めるよう指導を行います．また，Basedow 病で内服する抗甲状腺薬では，皮膚症状や肝機能障害，無顆粒球症などの副作用が出現することがあり，注意が必要です．

◆ピットフォール
- 一部の患者（特に高齢者）では，Basedow 病での典型的な臨床症状（活動性亢進，眼球突出など）が表に出てこないことや，甲状腺機能低下での倦怠感などの不定愁訴や認知症と間違われ，見逃されてしまうことがあります．
- 薬剤（インターフェロン，アミオダロン，ヨードなど）により，甲状腺機能異常を呈することもあるため，投薬内容の確認も必要です．

（宮脇智子）

内分泌検査

副腎皮質刺激ホルモン（ACTH）

adrenocorticotropic hormone

検査のポイント

- ☑ 下垂体から分泌される副腎皮質刺激ホルモンで，コルチゾールの分泌を刺激する．
- ☑ コルチゾールによってフィードバック制御され，コルチゾールが過剰だと分泌が抑制され，足りないと促進される．
- ☑ 視床下部 CRH（コルチコトロピン放出ホルモン）により分泌刺激を受け，朝高く夜低い，という日内変動がある．
- ☑ ストレスに反応して分泌される．
- ☑ 下垂体以外の腫瘍から産生されることがある．

高　主な疾患
ACTH 依存性 Cushing 症候群（下垂体 Cushing 病，異所性 ACTH 症候群），原発性副腎機能低下症（Addison 病など）

その他の疾患
ストレス時，低血糖発作時，先天性ステロイド合成酵素欠損症，うつ病

基準値　測定する試薬により異なる

低
汎下垂体機能低下症（Sheehan 症候群，下垂体炎，下垂体腫瘍など），ACTH 単独欠損症，副腎性 Cushing 症候群

ステロイド内服

検体の採取・取り扱い・保存上の注意点　検査をするまえに考えること

- ストレスや運動により上昇するので，ストレスを避け安静にして採血します．
- 1 日のうちいつ採血したかも重要です．通常早朝空腹時に採血しますが，それ以外の場合は，何時に採血したかを記録しておきます．
- 室温で速やかに失活します．EDTA 入り容器を用い，採血後はただちに氷水中に入れ，できるだけ速やかに冷却遠心して，血漿を冷凍保存します．

何をみている？ どんなときに検査する？　検査の根拠を考えよう！

- コルチゾール分泌異常症（Cushing 症候群，機能低下症）の原因が副腎性か ACTH 依存性かを判断するのに使われます．
- コルチゾールの作用を鋭敏に反映しますので，コルチゾールの値がそれほど異常でない軽度の機能異常の検出に有効です．

🔍 なぜ異常値になるか？（異常値が出るメカニズム）

- 下垂体の病変により産生が低下します．副腎性や外来性にコルチゾールが過剰なときもフィードバックにより低下します．
- 副腎の原因でコルチゾールが不足すると，フィードバックにより高値となります．
- ACTH 産生腫瘍では，自律性に分泌が亢進し，日内変動も消失します．
- ストレス時や低血糖発作時には，CRH が分泌されて高値となります．

← 関連する検査項目と併せて解釈すべき検査項目

- コルチゾールと同時に測定して，副腎皮質機能異常の原因が副腎性か下垂体性（または異所性）かを判定します．
- CRH 負荷試験は，下垂体機能低下症の診断に使われますが，ACTH 依存性 Cushing 症候群でも，下垂体性では ACTH が過剰反応となるので，異所性 ACTH 症候群との鑑別の一助となります．
- インスリン低血糖試験は，慎重に行う必要がありますが，CRH 試験と併用することで，機能低下が下垂体性か視床下部性かを判定するのに有用です．
- 下垂体機能低下症が疑われるときには，他の下垂体ホルモンや甲状腺ホルモンを測定し，機能低下が ACTH 系に限局したものかどうかを評価します．

（谷山松雄）

👍 検査結果をアセスメントする　情報を分析・評価して実践しよう！

◆患者の観察項目，判読のポイント
- 副腎皮質刺激ホルモンは，朝高く夜低い日内変動がみられます．
- ストレスに反応して分泌が促進され上昇します．
- ACTH が高値の場合は，Cushing 病，原発性副腎機能低下症（Addison 病），異所性 ACTH 産生腫瘍，ストレス，うつ病，神経性食欲不振症が疑われます．
- ACTH が低値の場合は，下垂体機能低下症，副腎性 Cushing 症候群，ACTH 単独欠損症などが疑われます．

◆臨床症状
- 過剰だと色素沈着を呈し，低値が続くと色素脱出します．
- ACTH の臨床症状については，コルチゾールの項を参照

◆看護のポイント
- 採血は早朝空腹時に安静の状態で行うため，検査の目的や注意事項を事前に説明します．
- Cushing 症候群における看護活動のポイントは，コルチゾールの項を参照

◆ ピットフォール
- 原発性副腎機能低下症（Addison 病）の初期では，副腎皮質の障害が軽度なため，ホルモン分泌も生活に支障がない程度に保たれています．自覚症状も少なく，気がつかないことがほとんどです．しかし，この状態のときにけがや発熱などで強いストレスがかかった場合，急性副腎不全をきたして危険な状態になることがあります．
- 小児の場合は，泣いたり注射針を刺す刺激だけでも ACTH 濃度は上がります．

（宮脇智子）

コラム／周産期の検査

サイトメガロウイルス

妊娠中の母子感染症である TORCH 症候群のうちの一つです．母体が感染すると，ウイルスが胎盤を通過し胎児に感染します．妊娠中に初感染した場合，胎内感染率が最も高く，40％に胎内感染が成立します．妊娠中の母子感染の診断は羊水中に，新生児では生後 3 週までに採取された尿，血液，髄液などからサイトメガロウイルスを検出することで確定します．

サイトメガロウイルス感染を疑う母体・胎児・新生児の所見

母 体	原因不明の発熱，発疹，肝機能障害，羊水量の異常
胎 児	脳室拡大，小頭症，子宮内胎児発育遅延，腹水，胎児水腫，子宮内胎児死亡，肝腫大，腸管高輝度エコー像
新生児	網膜炎，点状出血斑，血小板減少，肝脾腫大，脳室拡大，小頭症，Light for date，上衣下嚢胞

出生前治療として，ガンシクロビルやヒト免疫グロブリンの投与などが検討されています．

サイトメガロウイルスの母乳への移行度は高率であるため，母乳バンクによるもらい乳には，慎重な対応が必要です（母乳中のサイトメガロウイルスは －20℃，72 時間の冷凍保存で不活化するとされる）．感染した児の 10％に巨細胞封入体症（CID）を発症します．

（佐藤陽子）

内分泌検査

黄体化ホルモン（LH）/ 卵胞刺激ホルモン（FSH）

luteinizing hormone/follicle stimulating hormone

検査のポイント

- ☑ LH，FSHともに，脳下垂体前葉から分泌される性腺刺激ホルモンである．
- ☑ 標的である性腺に対して作用する．
- ☑ 成人女性では，月経周期による変動がある．
- ☑ 視床下部からの性腺刺激ホルモン放出ホルモン（GnRH）により分泌が促進され，性ステロイドによるフィードバックの作用を受けているため，下垂体前葉だけでなく視床下部，性腺機能の状態も反映している．

高 ↑

主な疾患
更年期・閉経後，卵巣性無月経，Turner症候群

その他の疾患
精巣性女性化症，多嚢胞性卵巣症候群（LH＞FSH）

基準値
（卵胞期）LH：0.9〜15.5 mIU/mL
　　　　　FSH：3.1〜23.9 mIU/mL
（排卵期）LH：2.2〜87.5 mIU/mL
　　　　　FSH：3.5〜24.0 mIU/mL
（黄体期）LH：0.4〜21.6 mIU/mL
　　　　　FSH：1.0〜17.2 mIU/mL
（閉経期）LH：4.2〜79.6 mIU/mL
　　　　　FSH：12.6〜235.7 mIU/mL

低 ↓
汎下垂体機能低下症，下垂体腫瘍，Sheehan症候群，Kallmann症候群

視床下部性無月経，神経性食欲不振症

検体の採取・取り扱い・保存上の注意点　検査をするまえに考えること

- 測定は血清を用いますが，血漿や検体が溶血した場合でも，測定値に大きな差はありません．
- 女性では卵巣機能の状態により値が大きく変動するため，年齢，月経周期に留意して測定値を評価します．
- 基礎値は，月経開始3〜5日目（卵胞期早期）に測定します．

- 排卵期は，LH・FSHともに高値を示します．

何をみている？　どんなときに検査する？　検査の根拠を考えよう！

- 下垂体前葉から分泌される性腺刺激ホルモンであり，視床下部からのGnRHにより分泌が促進され，性ステロイドによるフィードバックの作用を受けているため，下垂体前葉だけでなく視床下部，性腺機能の状態も反映しています．
- 月経周期異常（無月経，希発月経など）のスクリーニングとして検査します．
- 排卵障害に伴う不妊症などでも，原因部位の特定のために，LH・FSH値とGnRHテストを行います．

なぜ異常値になるか？　（異常値が出るメカニズム）　統合力をつけよう!!

- 下垂体前葉より分泌される性腺刺激ホルモンであるため，下垂体機能障害の際，LH・FSH値は低値となります．
- 卵巣機能が低下している状態（更年期や閉経後，卵巣性無月経，放射線治療や化学療法による卵巣機能低下など）では，下垂体前葉へのネガティブフィードバックにより，LH・FSH値は高値となります．
- 多嚢胞性卵巣症候群では，FSHは正常範囲でLHのみ軽度から中等度高値を示し，LH/FSH＞1を示すのが特徴ですが，詳細なメカニズムについては，まだ完全に解明されていません．
- 性ホルモン剤投与中や投与終了後2週間以内の患者では，LH・FSH測定値が基礎値より抑制される影響が出る可能性があるので，判断には注意が必要です．

関連する検査項目と併せて解釈すべき検査項目

- 月経周期異常，排卵障害が認められる場合は，GnRH負荷テストを行い，LH・FSHの15分，30分（詳細部位が必要なときは60分後，120分後を測定）の反応値をみることで，原因部位の特定をすることができます．
- 多嚢胞性卵巣症候群では，卵巣の超音波断層法を行い，ホルモン値と併せて確定診断を行います．
- 汎下垂体機能低下症を疑う場合は，下垂体から分泌される他のホルモン（GH，ACTH，TSHなど）を測定し，低下していることを確かめます．
- 更年期障害や卵巣機能低下が疑われる場合は，血中エストラジオールを測定し，低下していることを確認します．

（坂本美和，関沢明彦）

月経周期におけるホルモン動態

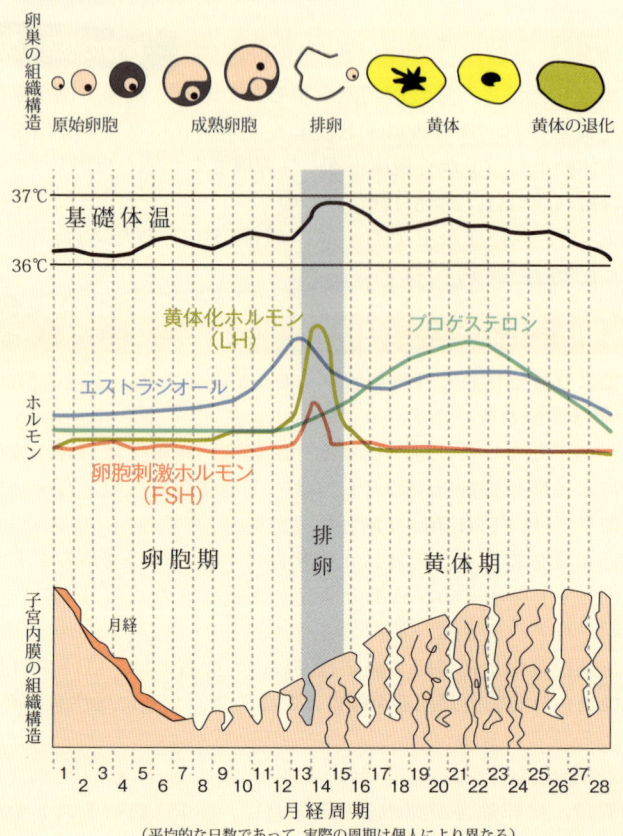

卵巣の組織構造: 原始卵胞　成熟卵胞　排卵　黄体　黄体の退化

基礎体温 37℃ / 36℃

黄体化ホルモン（LH）
プロゲステロン
エストラジオール
卵胞刺激ホルモン（FSH）

卵胞期　排卵　黄体期

子宮内膜の組織構造　月経

月経周期 1 2 3 4 5 6 7 8 9 10 11 12 13 14 15 16 17 18 19 20 21 22 23 24 25 26 27 28

（平均的な日数であって，実際の周期は個人により異なる）

検査結果をアセスメントする
情報を分析・評価して実践しよう！

◆患者の観察項目，判読のポイント
- 体内ではFSH分泌とエストロゲン分泌は，逆相関するような調節機序が働いています．
- 卵胞が小さくエストロゲン分泌が少ないときには，FSHが高まります．
- LHが排卵期で急激に分泌されることを，ポジティブフィードバック作用といいます．
- 卵胞が排卵に近づくにつれエストロゲンが高まると，FSH分泌は低下します．
- FSHが排卵を刺激してエストロゲン産生を促進します．
- 排卵が進むと，LHもFSHも正常値に戻ります．

◆ **臨床症状**
- LH・FSH 低値：間脳障害→ホルモン分泌異常
- LH・FSH 低値＋GnRH テストにて反応不良：長期間続いた間脳障害，下垂体機能不全
- LH 正常かやや高値，FSH 正常かやや低値＋GnRH テストにて LH の過剰反応＋エストロゲン正常：多嚢胞性卵巣症候群（PCOS）
- LH・FSH 高値＋GnRH テストにて過剰反応＋エストロゲン低値：早発閉経，卵巣性無月経，卵巣摘出手術後
- FSH は年齢とともに漸増し，初月経の 9〜10 歳にかけて明らかに上昇し，13 歳をピークとして一定の値を維持します．

◆ **看護のポイント**
- 体重減少，摂食障害，過度な運動などのストレスから，視床下部から GnRH パルス状分泌障害が起き，LH・FSH のパルス状分泌がなくなります．あるいは，LH サージが起こらないと無月経・無排卵障害が起きます．

◆ **ピットフォール**
- 主に思春期の女子に，ダイエットや摂食障害が増えています．無月経や頻発月経，希発月経の場合は，生活習慣の把握が大切です．
- 排卵障害を悪化させないためにも，ピルの内服や Kaufmann 療法（内服・注射・貼付）という治療法があるので，排卵障害の症状がある場合は，早めの受診を勧めることも大切です．

（峯尾アヤ）

甲状腺ホルモン（FT₃, FT₄）

free triiodothyronine, free thyroxine

検査のポイント

- ☑ 末梢組織で実際にホルモン作用を発揮する遊離型の甲状腺ホルモンである．
- ☑ 視床下部-下垂体系により調節され，甲状腺機能亢進症で高値，低下症で低値となる．
- ☑ 全身臓器の代謝活性を高める作用だけでなく，脳や骨の発育，脂質・糖・蛋白質代謝，造血亢進などにも作用する．

主な疾患（高）
原発性甲状腺機能亢進症（Basedow病，Plummer病など），破壊性甲状腺中毒症（無痛性甲状腺炎・亜急性甲状腺炎の急性期）

その他の疾患（高）
SITSH（甲状腺ホルモン不応症，TSH産生腫瘍など），甲状腺ホルモン製剤過剰摂取

基準値　測定する試薬により異なる

主な疾患（低）
原発性甲状腺機能低下症（クレチン症，慢性甲状腺炎の一部，甲状腺の手術・照射・アイソトープ治療後など），ヨード摂取過剰

その他の疾患（低）
Nonthyroidal illness, 二次性（下垂体性）甲状腺機能低下症，三次性（視床下部性）甲状腺機能低下症，ステロイド大量投与時

検体の採取・取り扱い・保存上の注意点　検査をするまえに考えること

- 採血時間は随時で問題なく，一般的に血清で測定します．凍結保存で長時間安定しています．
- 従来甲状腺機能として測定していたT₃，T₄のように，TBG（thyroxine binding globulin）の増減による影響を受けないため，直接甲状腺ホルモンの過剰・不足を評価することができます．

何をみている？ どんなときに検査する？　検査の根拠を考えよう！

- 甲状腺機能異常が疑われるとき，甲状腺腫大があるとき，眼球突出が認められる場合に検査します．

なぜ異常値になるか？（異常値が出るメカニズム）

- 甲状腺ホルモンが高値となる原因として，①甲状腺ホルモン合成亢進（Basedow病，Plummer病，TSH産生腫瘍など），②甲状腺ホルモン放出過剰（破壊性甲状腺中毒症），③外因性（甲状腺ホルモン過剰摂取）があり，最も多いのはBasedow病です．
- 甲状腺ホルモンが低値となる原因として一番多いのは，慢性甲状腺炎（橋本病）です．

関連する検査項目と併せて解釈すべき検査項目

- 甲状腺機能異常の原因鑑別のため，TSHを必ず同時に調べます．
- 原発性甲状腺機能亢進症（甲状腺ホルモン高値かつTSH低値）の場合，Basedow病と無痛性甲状腺炎の鑑別に，TRAb（抗TSH受容体抗体）を測定します．圧痛を伴う甲状腺を触れ，亜急性甲状腺炎を疑ったら，赤沈，CRPを測定します．
- 原発性甲状腺機能低下症（甲状腺ホルモン低値かつTSH高値）の場合や，びまん性に甲状腺が腫大している場合は，慢性甲状腺炎（橋本病）かどうか確認するため，TgAb（抗サイログロブリン抗体），TPOAb（抗甲状腺ペルオキシダーゼ抗体）を測定します（TgAbおよびTPOAbは，Basedow病でも陽性のことがあります）．

（大塚史子）

検査結果をアセスメントする　情報を分析・評価して実践しよう！

◆患者の観察項目，判読のポイント

- T_3，T_4は，甲状腺刺激ホルモンの刺激を受けて，甲状腺から分泌されます．
- 甲状腺ホルモン量は，甲状腺機能亢進症で上昇，機能低下症では減少します．
- 上昇する疾患では，Basedow病，甲状腺機能亢進症
- 減少する疾患では，甲状腺機能低下症
- 遊離トリヨードサイロニン（FT_3）は，甲状腺以外の手術や疾患に伴う体力低下によって低値になることがあります．

◆臨床症状

- 甲状腺ホルモンは，成長を促進させる作用があります．成長期には特に必要で，このホルモンが欠乏すると発育が止まってしまいます．
- 甲状腺機能亢進症の症状は，甲状腺の腫れと特徴的な症状（動悸，頻脈，発汗，多食，体重減少，手指の振戦，易疲労など）があります．頻脈が続くと脈が乱れ，さらに心不全を起こす場合があります．また，眼球突出や眼光が鋭くなるなどは有名な症状です．

- 甲状腺機能低下症の症状は，全身がエネルギーを利用できなくなるため，症状は多岐にわたります．主な症状は無力感，皮膚の乾燥，発汗減少，便秘，体重増加，むくみ（粘液水腫）などがあります．

◆看護のポイント
- 甲状腺機能亢進症では，精神的な不安に陥る場合が多いので，精神的な不安についても観察していきます．
- 基本的にイライラしたり，精神的に不安定になるため，落ちついた態度で接するようにします．
- クリーゼを起こさないように日常生活の指導をします．
- ボディイメージの変化への支援を行います．
- 代謝亢進による清潔への援助を行います．
- 甲状腺機能低下症は慢性疾患であり，定期的な服薬が必要である点を十分に説明し，理解してもらうことが大切です．自己判断で中断しないように説明します．

◆ピットフォール
- 甲状腺機能亢進症の疾患のうち，Basedow病ではFT$_3$/FT$_4$比が比較的高値，亜急性甲状腺炎や無痛性甲状腺炎では比較的低値です．
- 甲状腺機能亢進症では，代謝が盛んになり，頻脈，のぼせ，発汗，精神不安などの症状が現れることがあるので，これらの症状と更年期障害や自律神経障害の症状を鑑別することが重要になります．
- 全身性重症疾患で，T$_3$に加え，T$_4$も低下する場合は，予後不良を示唆します．

（宮脇智子）

内分泌検査

コルチゾール

cortisol

検査のポイント

- ☑ 副腎皮質から分泌されるステロイドホルモンである．
- ☑ 視床下部-下垂体系によって調節され，ACTHの刺激で分泌する．
- ☑ 朝高く夜低い，という日内変動がある．
- ☑ 副腎または下垂体に原因がある副腎皮質機能亢進で高値，機能低下で低値となる．
- ☑ ストレスに反応して分泌される．

高 ↑

主な疾患
Cushing症候群（副腎性・ACTH依存性），ストレス時，低血糖発作時

その他の疾患
うつ病，慢性アルコール多飲，神経性食欲不振症

基準値 測定する試薬により異なる

慢性副腎機能低下症（Addison病），急性副腎不全，汎下垂体機能低下症（Sheehan症候群，下垂体炎など），ACTH単独欠損症

ステロイド内服，先天性ステロイド合成酵素欠損症

低 ↓

検体の採取・取り扱い・保存上の注意点 — 検査をするまえに考えること

- ストレスや運動により上昇するので，ストレスを避け安静にして採血します．
- 通常早朝空腹時，安静後に採血しますが，日内変動があるのでそれ以外の場合は，何時に採血したか，ストレス状態にあったかなどを記録しておきます．
- 検体は通常血清を用いますが，血漿でも測定可能です．

何をみている？ どんなときに検査する？ — 検査の根拠を考えよう！

- 副腎皮質機能をみる検査です．
- Cushing症候群を疑うとき，ACTHと同時に検査します．
- 全身倦怠感，低Na血症，低血糖など，副腎機能低下や下垂体機能低下が疑われるときに調べます．
- 特に低血糖発作時は，副腎機能が正常かを確認するのに重要です．

なぜ異常値になるか？（異常値が出るメカニズム）

- ACTHにより分泌調節されるので，下垂体や異所性のACTH産生腫瘍による過剰なACTHの刺激により高値となり，下垂体障害によりACTHの分泌が低下すると低値になります．
- 副腎のコルチゾール産生腫瘍では，制御が効かずコルチゾールを産生し続けて高値となり，副腎の破壊や先天性の合成障害では生成が低下し低値となります．
- 低血糖を含むストレス時には，反応性にコルチコトロピン放出ホルモン（CRH）が分泌されACTHが分泌されて高値となりますが，これは正常な反応で，高値にならないときは下垂体・副腎機能の低下を疑います．

関連する検査項目と併せて解釈すべき検査項目

- ACTHと同時に検査することで，Cushing症候群や副腎皮質機能低下症の原因鑑別が可能となります．また両者の相対的な多少で評価することも重要で，ACTHが低値でもコルチゾールが見合った低値でない場合は，下垂体機能低下より副腎皮質機能亢進を疑います．
- 尿中遊離コルチゾール（1日蓄尿）で，分泌の多少を評価できます．
- 高値でCushing症候群が疑われるときは，デキサメタゾン抑制試験で診断し，原発性機能低下症が疑われるときは，ACTH刺激試験で副腎の予備能をみます．
- 末梢血好酸球は，コルチゾールの作用が過剰だと減少し，不足すると増加するので参考にします．

（谷山松雄）

検査結果をアセスメントする

◆患者の観察項目，判読のポイント

- ストレスに反応し，過度なストレスを受けると分泌量が増加します．
- コルチゾールは，低血糖時に増加し，上がらないときは副腎不全が疑われます．

コルチゾール高値	ACTH高値	Cushing病（下垂体腺腫），異所性ACTH産生腫瘍
コルチゾール高値	ACTH低値	Cushing症候群（副腎性）
コルチゾール低値	ACTH高値	原発性副腎機能低下症（Addison病），先天性副腎皮質機能低下症
コルチゾール低値	ACTH低値	続発性副腎機能低下症，下垂体機能低下症，ACTH単独欠損症

◆臨床症状

副腎皮質機能低下症

- グルココルチコイド分泌不全により，全身倦怠感，脱力感，筋力低下，体重減少，食欲不振，低血圧，低血糖，精神症状（無気力・不安・性格変化），月経異常，体毛脱落（女性）などがあります．

Cushing 症候群
- グルココルチコイドの分泌過剰により，中心性肥満やざ瘡，皮膚線条，皮下出血，筋力低下，筋萎縮，高血圧，耐糖能異常などの症状があります．

◆ **看護のポイント**
- コルチゾールは朝に採血を行うため，実施方法と注意事項（安静臥床や食前実施など）を説明します．
- 尿中遊離コルチゾール測定は，24 時間蓄尿が必要なため，蓄尿の目的や方法を説明します．
- Cushing 症候群では，グルココルチコイドの分泌過剰により，ざ瘡，皮下出血，耐糖能異常などの症状が出現するため，スキンケア（ざ瘡や皮下出血の悪化防止）や耐糖能異常の悪化防止の生活指導（食事指導）が必要です．

◆ **ピットフォール**
- コルチゾールは 1 日のなかでも数値が大きく変動します．正確な検査実施のためにも，検査方法や注意事項について患者に十分に説明を行い，協力を得ることが重要です．

（宮脇智子）

内分泌検査

心房性ナトリウム利尿ペプチド（ANP）
atrial natriuretic peptide

検査のポイント
- ✓ 心房性ナトリウム利尿ペプチドは，主に心房で合成・分泌されるナトリウム利尿ペプチドファミリーの一つである．
- ✓ 心房の心房筋の伸展により，合成・分泌が調整される．
- ✓ 高値となるのは，体液量が増加する病態が主である．

高

主な疾患
本態性高血圧，慢性心不全，慢性腎不全，上室性頻脈，ネフローゼ症候群，肝硬変

その他の疾患
体液量増加，塩分過剰，輸液過剰，ANP投与中

基準値　43 pg/mL 以下

検体の採取・取り扱い・保存上の注意点　検査をするまえに考えること
- 食塩摂取過剰時や採血時の体位（立位から臥位に体位変換後など）により高値となるので，採血時の体位や時間を考慮しましょう．
- 早朝，空腹，絶飲食で，少なくとも30分間の安静臥位にて採血することが望ましいです．

何をみている？どんなときに検査する？　検査の根拠を考えよう！
- 心不全や腎不全など，体液量が増加する疾患の重症度，効果判定の指標として有用です．
- 薬剤としてのANP静脈投与時の血中ANP濃度モニターとしても有用です．

なぜ異常値になるか？（異常値が出るメカニズム）　統合力をつけよう!!
- ANPは主に心房において，心房筋の伸展により合成・分泌が調整されます．
- 体液量（右房圧や肺動脈楔入圧に反映される）の指標として重要であり，心不全，腎不全，高血圧症では高値となります．
- 心房に対する急性，慢性負荷に対して合成・分泌が促進するため，頻脈や心房細動でも高値となります．

関連する検査項目と併せて解釈すべき検査項目
- ANPは，主に心房に対する体液負荷の指標として用いられますが，脳性ナトリ

ウム利尿ペプチド（BNP）を測定することにより，心室の機能や心筋障害の程度を知ることができます．
- 甲状腺，下垂体，副腎系の内分泌検査により，体液量の異常の有無と原因を推察することができます．

（正司　真，小林洋一）

検査結果をアセスメントする
情報を分析・評価して実践しよう！

◆患者の観察項目，判読のポイント
- ANPの分泌は，心房圧による心房筋の伸展によって刺激されます．ANPが高値の場合は，心房負荷や循環血漿量の増加を起こす病態が存在することを意味しています．
- ANPは正常時に心房で合成・分泌されますが，心不全では心室における合成・分泌が増加します．
- ANPは，心不全や腎不全などの重症度や治療効果を判定するときに検査されます．その他，高血圧の病態把握，内分泌疾患のスクリーニングなどにも用いられています．したがって，それら疾患に関する観察を行う必要があります．

◆臨床症状
①左心不全症状：肺循環系のうっ血による肺水腫，起坐呼吸，喘鳴，泡沫状ピンク色の痰や頻脈，チアノーゼ，手足の冷感，尿量減少，意識低下などが出現します．
②右心不全症状：体循環系のうっ血による頸静脈怒張，浮腫，胸水，腹水，肝腫大などが出現します．
③慢性腎不全：尿毒症，高血圧，肺うっ血，肺水腫，浮腫などが出現します．
④原発性アルドステロン症：高ナトリウム血症による高血圧や頭痛，低カリウム血症による周期性四肢麻痺（筋力低下や脱力），アルカローシスなどが出現します．

◆看護のポイント
- 心不全に対しては，心臓の負担を軽減するための介入が必要です．呼吸困難時は，起坐位を促します．
- 腎不全に対しては，食事の管理，水分摂取量と尿量の自己管理について教育を行います．
- 原発性アルドステロン症に対しては，塩分制限や安静保持にて血圧のコントロールをはかります．また，電解質失調による周期性四肢麻痺の出現に注意します．

◆ピットフォール
- 心房性不整脈，心房ペーシング挿入患者ではANP分泌が亢進します．
- 急性心筋梗塞では，BNPに比べANPの変化は少ないです．
- ANPは体液量に影響を及ぼす薬剤（利尿薬など），食塩摂取量などの影響を受けます．

（篠原大輔）

内分泌検査

脳性ナトリウム利尿ペプチド（BNP）

brain natriuretic peptide

検査のポイント

- ☑ 脳性ナトリウム利尿ペプチドは，主に心室において合成・分泌されるナトリウム利尿ペプチドファミリーの一つである．
- ☑ 心室に対する負荷に対して合成・分泌が調整される．
- ☑ 心不全の重症度をよく反映し，心機能障害の指標や予後判定にも有用である．

高

主な疾患
本態性高血圧，心不全，急性心筋梗塞，慢性腎不全，上室性頻脈，ネフローゼ症候群，肝硬変，閉塞型肥大型心筋症

その他の疾患
体液量増加，塩分過剰，輸液過剰

基準値 18.4 pg/mL 以下

検体の採取・取り扱い・保存上の注意点　検査をするまえに考えること

- 食塩摂取過剰時や採血時の体位（立位から臥位に体位変換後など）により高値となるので，採血時の体位や時間を考慮しましょう．
- 早朝，空腹，絶飲食で，少なくとも30分間の安静臥位にて採血することが望ましいです．
- 年齢とともに軽度に増加します．
- 腎機能悪化例では，測定値が上昇します．

何をみている？　どんなときに検査する？　検査の根拠を考えよう！

- 呼吸不全を主訴とする緊急性のある疾患において，心不全が呼吸困難の原因であるかどうかの鑑別に有用です．
- 心室の機能や心筋障害の指標として，心機能を生化学的に把握することができます．
- 急性および慢性心不全（収縮不全，拡張不全）の重症度診断に有用です．

なぜ異常値になるか？（異常値が出るメカニズム）　統合力をつけよう!!

- 心筋障害や局所的な心筋負荷に反応して分泌されるため，高血圧，心不全では高値となります．
- 心房性ナトリウム利尿ペプチド（ANP）と比較して変化率が大きく，閉塞型肥大型心筋症で異常高値となります．

- 心拡大が妨げられる病態（心膜疾患など）では，心不全症状を呈していても低値となることがあります．

関連する検査項目と併せて解釈すべき検査項目

- ANPを測定することにより，心房に対する体液負荷の程度を知ることができます．
- CKやそのアイソザイム，トロポニンなどの心筋傷害マーカーを測定することにより，急性心筋梗塞の病勢を評価することができます．

（正司　真，小林洋一）

検査結果をアセスメントする
情報を分析・評価して実践しよう！

◆**患者の観察項目，判読のポイント**
- ANPと同様に，心不全の臨床的指標として有用です．
- BNPは，ANPと比較して変化率が大きいのが特徴です．重症の心不全ではANPより上昇するため，心不全の指標としてはANPより優れています．
- BNPは，心不全の治療にて徐々に低下しますが，低下しない症例では予後が悪いです．
- 心室機能の把握，心不全や心肥大の治療効果の確認，抗腫瘍薬，向精神薬の心筋障害の早期感知にも役立てられています．したがって，それら疾患に関する観察を行う必要があります．

◆**臨床症状**
①左心不全症状
②右心不全症状
③慢性腎不全
　①②③はANPの症状と同じ．
④急性心筋梗塞
- 前胸部絞扼感，圧迫感，放散痛，呼吸困難，嘔吐など．発作時には心拍数上昇や血圧上昇を生じます．

◆**看護のポイント**
- 心不全，腎不全に対する看護は，ANPと同様です．
- 心筋梗塞に対しては，発作後急性期では早期合併症発生予防のために，心負荷増大を防止します．また回復期には，生活指導（運動，食事，禁煙，内服）を行います．

◆**ピットフォール**
- 最初はブタの脳から発見されたため「脳性」と名づけられていましたが，その後の研究でANPと同じく心臓から分泌されていることがわかりました．
- BNPは，体液量に影響を及ぼす薬剤（利尿薬など），食塩摂取量などの影響を受けます．

（篠原大輔）

免疫グロブリン E（IgE）

immunoglobulin E

検査のポイント

- ☑ 血清中に存在する免疫グロブリンの一つである．
- ☑ 吸入あるいは経皮，飲食などで取り込まれた抗原に反応し形質細胞から産生される抗体である．
- ☑ I 型アレルギーを疑うときに検査する．
- ☑ 高値を示したときにはまずアレルギー性疾患を疑う．

高　主な疾患
気管支喘息（アトピー性），アトピー性皮膚炎，アレルギー性鼻炎，花粉症，寄生虫感染，IgE 骨髄腫，膠原病，肝疾患など

基準値　FEIA 法：170 IU/mL 以下

低
IgE 以外の骨髄腫，慢性リンパ性白血病，サルコイドーシス，低 γ グロブリン血症，石綿肺など

検体の採取・取り扱い・保存上の注意点　検査をするまえに考えること

- 血清または血漿中の非特異的免疫グロブリン E（IgE）量を測定します．
- 診断は，他の関連する検査結果や臨床症状などに基づいて総合的に判断します．
- IgE の基準値は，年齢によって大きく変動します．
  1 歳未満　20 IU/mL 以下，1 ～ 3 歳　30 IU/mL 以下，4 ～ 6 歳　110 IU/mL 以下，7 歳～成人　170 IU/mL 以下
- 基準値は条件によりばらつくことがあるため，各施設で設定することが望ましい．

何をみている？ どんなときに検査する？　検査の根拠を考えよう！

- I 型アレルギーが疑われるときに検査します．
- アレルギー性疾患や寄生虫疾患の診断，疾患活動性や治療効果の経過観察の指標として有用です．

なぜ異常値になるか？（異常値が出るメカニズム）　統合力をつけよう!!

- 体内に呼吸や飲食物の摂取，薬剤，注射，接触などによって抗原が入ってくると，それを防ぐために血清中に IgG，IgA，IgM，IgD，IgE などの抗体ができま

す．このうちアレルギーに密接に関係するときに，IgE 抗体が上昇します．
- この IgE 抗体が一度体内にできて増えたところに，再び抗体のできるきっかけとなった抗原が入ってくると，急激に反応し，発作，発疹，発熱，鼻汁，涙，痒み，ショックなどのアレルギー性疾患をひき起こします．

← 関連する検査項目と併せて解釈すべき検査項目

- 血清 IgE 検査は，アレルギー体質の診断，経過観察の目的で，IgE の総量を測定するものです．特定のアレルゲンでの反応性をみるには，特異的 IgE 抗体検査のほうが優れています．
- アレルギー性疾患においては，血中 IgE 値の季節性の変動があるので，その増減の判定には注意を要します．
- 血清 IgE 値が正常でも，抗原特異的 IgE 抗体が証明されることがあります．
- アレルギー性疾患が認められなくて IgE 値が高い場合は，寄生虫疾患や他の疾患の検索を行います．

(相良博典)

コラム/周産期の検査

抗 HTLV-1 抗体

　母乳，性行為（精液），輸血などにより感染し，母乳は母子感染の主たる感染経路となります．

　母乳中に HTLV-1 が含まれるため，生後 4 ヵ月以上母乳を飲ませ続けた場合，約 20% が感染します．そのため母乳哺育を中止し，人工栄養にすることで約 95% は感染を防ぐことができます．しかし，一切母乳を与えなくても約 3% 感染するといわれているため，①現在人工栄養のみ，②生後 3 ヵ月までの母乳，その後人工栄養，③凍結母乳を与える，という 3 種類の方法がとられています．

(佐藤陽子)

免疫グロブリンA（IgA）

immunoglobulin A

検査のポイント
- ☑ 免疫グロブリンの1種で抗体活性をもっている．
- ☑ 血液中では単体で，粘膜上では主にJ鎖で結合した2量体として存在している．
- ☑ 外界との接点である粘膜に多く分布し，侵入防御に関与している．

高 ↑ 主な疾患
多発性骨髄腫（IgA型），IgA腎症，慢性炎症疾患（気管支喘息，関節リウマチ）

基準値　70～470 mg/dL

低 ↓ 原発性免疫不全症候群，他の骨髄腫により抑制

検体の採取・取り扱い・保存上の注意点　検査をするまえに考えること
- 大部分は粘膜上に存在していますが，血液中にも検出されます．
- 小児期は非常に低値で思春期ごろに成人値になります．
- 血清を保存する場合は－20℃で冷凍保存することができます．
- 検査のたびに冷凍と融解を繰り返すと減少します．

何をみている？ どんなときに検査する？　検査の根拠を考えよう！
- 免疫グロブリンは，Bリンパ球から分化した形質細胞が外からの異物に反応し，対応した抗体を産生する免疫応答として増加しています．
- 分泌型のIgAは，一度感染もしくは侵入した異物に対して，再度の侵入を防ぐため侵入経路の粘膜に配置され，再侵入を防いでいます．
- 異常増加している場合は，M蛋白血症などが考えられます．
- 減少している場合は免疫不全症や骨髄抑制疾患が考えられます．

なぜ異常値になるか？ （異常値が出るメカニズム）　統合力をつけよう!!
- 体内に侵入や接触したことで，それを阻止するために増加します（慢性感染症，感染）．
- 形質細胞が腫瘍化し，無秩序に抗体を産生します（M蛋白）．

- IgA腎症では腎糸球体のメサンギウム領域に沈着し炎症を起こし，慢性腎炎や血尿の原因になります．
- 免疫不全症では，先天的に産生能力が低いためにIgAの産生が少なくなります．出生直後も免疫細胞が未熟で，ほとんど産生されていません．
- 後天的には，免疫細胞への感染で免疫細胞が障害を受け産生が低くなるものや，骨髄で腫瘍が増加することで抑制され産生が低下するものがあります．

← 関連する検査項目と併せて解釈すべき検査項目

- 免疫電気泳動を行うことで，どのようなIgA型のM蛋白が増加しているかがわかります．またその他の免疫グロブリンが抑制されているかもわかります．
- 腎機能検査を実施し，腎の障害の程度を把握します．
- 腎臓の生検を行い，沈着しているIgAの鏡検を行うとともに，糸球体の障害程度を観察することができます．

（安原　努）

免疫血清検査

免疫グロブリン M（IgM）

immunoglobulin M

検査のポイント
- ☑ 巨大分子蛋白で，J鎖によって5量体を形成している．
- ☑ 免疫により最初に上昇し，感染初期に増加する．
- ☑ 血液型の抗A，抗B血清はIgM型の抗体である．

高 ▲ 主な疾患
原発性マクログロブリン血症，感染症初期，原発性胆汁性肝硬変

基準値　40〜350 mg/dL

低 ▼
無γグロブリン血症，骨髄抑制疾患

検体の採取・取り扱い・保存上の注意点　〈検査をするまえに考えること〉
- 食事や運動，日内変動も少ないので，随時採血で検査ができます．
- 免疫グロブリンは保存に比較的安定しており，冷凍保存が適しています．
- IgM寒冷凝集素がある場合には，37℃以下で遠心分離する必要があります．

何をみている？　どんなときに検査する？　〈検査の根拠を考えよう！〉
- リンパ球の形質細胞への分化の過程で初期に産生されるのがIgM型の抗体です．
- 凝集能はIgGより高く，巨大分子蛋白なので架橋をつくりやすいです．
- 感染症を疑った場合や，免疫機能の低下を疑ったとき検査を行います．

なぜ異常値になるか？　（異常値が出るメカニズム）　〈統合力をつけよう!!〉
- 形質細胞は，感染初期に免疫応答に応じてIgMの分泌を開始します．その後クラススイッチを経て，IgGなどへ産生を変化させます．このためIgMの増加は，比較的最近の抗原の曝露を示唆します．
- 分化過程の初期に障害を受け腫瘍化すると，無秩序にIgMの産生を行う原発性マクログロブリン血症を発症します．
- 先天的もしくは後天的に，免疫細胞の不応や減少により免疫不全をきたし，IgMも減少します．

関連する検査項目と併せて解釈すべき検査項目

- 血液中に大量に増加する場合には，M 蛋白血症を念頭に詳細な検査が必要です．免疫電気泳動により M 蛋白とそのタイプが検出できます．
- 尿検体の免疫電気泳動では巨大蛋白であるため，IgM の M 蛋白の検出頻度は低くなりますが，Bence Jones 蛋白（BJP）の分泌も増加していることが多く，BJP を検出することが多いです．
- サイトメガロウイルスや EB ウイルスなどで，特異 IgM を検査すると，各種感染症の感染の動向（感染初期に IgM が増加するので活動性など）が推測できます．

（安原　努）

検査結果をアセスメントする
情報を分析・評価して実践しよう！

◆患者の観察項目，判読のポイント

ウイルス感染症を疑う場合
- 発熱などの臨床症状に比べ，CRP の上昇が少ない．
- 白血球の減少や血小板の減少などの，骨髄抑制がみられます．
- 異型リンパ球がみられます．
- 肝酵素（AST，ALT）上昇がみられます．
- トキソプラズマ IgM は感染初期に出現し，3〜6ヵ月で消失するため妊娠中の初感染の診断法として用いられます．
- サイトメガロウイルス（CMV）は初感染時に限らず，既感染であっても潜伏感染を繰り返すため，ウイルスの再活性化により IgM が検出されることがあります．

◆臨床症状
- 麻疹は発熱とカタル症状，発疹，水痘は紅斑から水疱，風疹はリンパ節腫脹から発疹，ムンプスは発熱と耳下腺腫脹の症状があります．CMVやトキソプラズマは不顕性感染が多く臨床症状がない場合が多いです．
- 生体内に抗原が侵入すると，まず最初にその抗原に特異的な IgM がつくられ，一過性に上昇します（5日ほどで低下）．IgG は感染後期に上昇し，持続します．

IgM，IgG による感染症診断

IgM 陰性	IgG 陰性	未感染
IgM 陽性	IgG 陰性または低値	初感染，感染初期
IgM 陰性	IgG 陽性または低値	感染後期，または抗体保有者 IgG をペアで測定し，有意に上昇していれば感染の証明になる
IgM 陰性	IgG 陽性	既感染（感染の既往あり）

◆**看護のポイント**
- 発疹や腫脹を伴う感染症（水痘，ムンプス）では，痛みや痒みを伴う場合があります．痛みの程度を評価し，鎮痛薬の使用を医師と相談しましょう．また，アイシングで，局所の痛みや痒みを軽減することができます．
- 抗体がない人（既往歴がない，ワクチンを接種していない）に感染する可能性があります．ワクチン接種前の乳幼児や免疫不全患者と接触しないようにしましょう（その他ウイルスの項を参照）．
- CMVはTORCH症候群のなかで最も高頻度に胎児感染を起こし，乳幼児に神経学的な障害をきたします．CMVは幼児期に感染し，生涯宿主に潜伏感染し排泄物や唾液などが感染源になるため，CMV抗体のない妊婦は，感染予防の指導が必要です（IgGの項を参照）．

◆**ピットフォール**
- 免疫不全患者（移植，副腎皮質ステロイド長期使用，AIDS）は，抗体が上昇しない場合があります．臨床症状の観察が重要です．

（中根香織）

免疫血清検査

免疫グロブリン G（IgG）

immunoglobulin G

検査のポイント

- ☑ IgG は抗体活性をもつ免疫グロブリンである．
- ☑ 異物の再侵入に対して反応して，速やかに異物を除去する．
- ☑ ワクチンは対応した IgG を人為的に増やす予防方法である．
- ☑ 形質細胞で産生され H 鎖と L 鎖が 2 本ずつで組み合わさった 4 量体を形成し Y の字をした蛋白質である．

高 ↑ 主な疾患
慢性感染症，悪性腫瘍，多発性骨髄腫，膠原病〔関節リウマチ，全身性エリテマトーデス（SLE），Sjögren 症候群〕，橋本病

基準値 800～2,000 mg/dL

低 ↓ 免疫不全症候群（先天性，後天性），骨髄抑制症候群

検体の採取・取り扱い・保存上の注意点 — 検査をするまえに考えること

- 検体は，血清検体を用いて検査します．
- 検体を保存する場合は，−20℃で冷凍保存することができます．
- 検査のたびに冷凍と融解を繰り返すことにより，減少してきます．

何をみている？ どんなときに検査する？ — 検査の根拠を考えよう！

- 免疫グロブリンは，リンパ球から分化した形質細胞で産生されている抗体活性のある蛋白質です．
- 外部から異物が侵入し免疫系に感知されることで，免疫グロブリン（抗体）が産生されます．最初は IgM，続いて IgG が産生されます．
- 自己免疫疾患では，自己に対する免疫グロブリン（特に IgG）が活性化し増加しています．
- 特異抗体の種類（IgM か IgG か）によって，感染源が同定できます．
- 多発性骨髄腫などでは，免疫グロブリンがモノクローナルに異常増加しています．

なぜ異常値になるか？（異常値が出るメカニズム）

- 外部からの抗原に反応して，形質細胞が刺激され増加します．
- 自己免疫疾患や慢性感染症などで，炎症反応が続くことにより，免疫応答が続きポリクローナルに IgG が増加します．
- 形質細胞の腫瘍では，無秩序に腫瘍化した細胞が増加しますが，1 種類の抗体しか産生できないため，モノクローナルに抗体が増加します（M 蛋白血症）．

関連する検査項目と併せて解釈すべき検査項目

- 免疫電気泳動で IgG のどのタイプが増加しているかが判定できます．また増加している IgG が，モノクローナルかポリクローナルかが判定できます．
- IgG が増加している場合でも，どの抗体が増加しているかは不明なので，特異抗体を検査することで感染原因の特定ができます．
- 骨髄穿刺検査で，腫瘍性に増加している形質細胞が検出できます． （安原　努）

検査結果をアセスメントする

◆患者の観察項目，判読のポイント

- IgM 陰性，IgG 陽性は既感染を意味します．医療者の麻疹，風疹，水痘，ムンプスワクチン接種後の抗体測定に用いられます．

疾患名	抗体価陰性	抗体価陽性 （基準を満たさない）	抗体価陽性 （基準を満たす）
麻疹	EIA 法（IgG）陰性 あるいは PA 法＜1：16 あるいは中和法＜1：4	EIA 法（IgG）±～16 あるいは PA 法 1：16，32，64，128 あるいは中和法 1：4	EIA 法（IgG）16 以上 あるいは PA 法 1：256 以上 あるいは中和法 1：8 以上
風疹	HI 法＜1：8 あるいは EIA 法陰性	HI 法 1：8，16 あるいは EIA 法±～8.0	HI 法 1：32 以上 あるいは EIA 法 8.0 以上
水痘	EIA 法（IgG）＜2.0 あるいは IAHA 法＜1：2 あるいは中和法＜1：2	EIA 法（IgG）20.～4.0 あるいは IAHA 法 1：2 あるいは中和法 1：2	EIA 法（IgG）4.0 以上 あるいは IAHA 法 1：4 以上 あるいは中和法 1：4 以上
流行性耳下腺炎	EIA 法（IgG）陰性	EIA 法（IgG）±	EIA 法（IgG）陽性

（一般社団法人日本環境感染学会ワクチンに関するガイドライン改訂委員会：一般社団法人日本環境感染学会 医療関係者のためのワクチンガイドライン 第 2 版．29 Supplement Ⅲ，2014．S7．http://www.kankyokansen.org/modules/publication/index.php?content_id=17）

◆臨床症状

- 感染初期は IgM が上昇し，IgG は陰性または低値を示します．
- 臨床症状があり，IgG が低値の場合は 2 週間ほど期間をおいてペア血清の IgG を測定し，有意に上昇した場合はウイルス感染を推定します．

◆**看護のポイント**
- 妊婦健診では先天性風疹症候群を予防するため，風疹抗体（IgG）を測定します．抗体陰性の妊婦には，飛沫感染予防の指導を行いましょう．また，妊娠を考える方たちへ，妊娠する前に風疹ワクチン接種歴を確認し，未接種者と不明者にはワクチン接種を勧めましょう．自治体により風疹抗体検査の費用助成を行っているので，居住地の保健所に確認しましょう．
- 妊娠初期にサイトメガロウイルス（CMV）IgGを測定し，陰性者には初感染予防のため，小児との接触感染予防策として，おむつ交換や唾液，鼻汁に触れた後の手指衛生，食べ物や食器，リネン類の共有を避けることなどを指導しましょう．

◆**ピットフォール**
- 医療者の抗体確認のためのIgGは，陽性でも低値の場合は発症のリスクがあるため，ワクチン接種の記録（2回接種）を確認することが重要です．ワクチン接種歴がわかる母子手帳や予診票を確認しましょう．

（中根香織）

免疫血清検査

クリオグロブリン

cryoglobulin

> **検査のポイント**
> - ☑ 健常人では検出されず，低温で白色の沈殿物として析出し，37℃に加温すると再溶解する異常蛋白である．
> - ☑ 血液腫瘍や自己免疫疾患，ウイルス性肝炎などで検出することが多い．
> - ☑ 低温で析出し，加温により再溶解しない場合は，フィブリンなどの蛋白や脂質が考えられる．

陽性 ↑

主な疾患
リンパ性白血病，多発性骨髄腫，原発性マクログロブリン血症，悪性リンパ腫，自己免疫疾患〔全身性エリテマトーデス（SLE），関節リウマチ（RA）〕，ウイルス肝炎（特にC型肝炎）

基準値	陰性（−）

検体の採取・取り扱い・保存上の注意点　検査をするまえに考えること

- 低温になると析出するため，採血から遠心分離を行うまで37℃の条件下で行う必要があります．析出した状態で遠心分離すると検出が難しくなります．
- 血清検体を冷蔵保存している間に析出して気づくことがあります．
- 長時間放置する場合は，細菌の汚染に注意する必要があります．

何をみている？　どんなときに検査する？　検査の根拠を考えよう！

- 温度変化で析出と溶解をきたす異常蛋白です．
- 寒冷過敏症状をきたす場合には，クリオグロブリン陽性の可能性があります．
- 多発性骨髄腫のような血液腫瘍や免疫グロブリンが増加している疾患（自己免疫疾患，リンパ増殖性疾患）で検査する必要があります．
- 慢性肝炎（特にC型肝炎）を発症している場合は，陽性になる可能性があります．

なぜ異常値になるか？（異常値が出るメカニズム）　総合力をつけよう!!

- クリオグロブリンは，免疫グロブリンの複合体が増加することにより出現します．
- 免疫グロブリンが単一で起きる単一型と，免疫グロブリンに補体など非免疫グロブリンとの複合体を形成して出現する混合型とがあります．
- C型肝炎ウイルスの成分が，複合体を形成することもあります．

← 関連する検査項目と併せて解釈すべき検査項目

- クリオグロブリンが出現している場合，M蛋白に合併していることが多いため，蛋白分画や免疫電気泳動でM蛋白の有無を確認します．
- C型肝炎に合併して出現することが多いため，AST，ALTやHCVなどの肝炎関連検査を実施します．
- 自己免疫疾患に合併することが多いため，自己抗体の検索も併せて実施したい検査です．

（安原　努）

検査結果をアセスメントする　情報を分析・評価して実践しよう！

◆患者の観察項目，判読のポイント
- 何らかの基礎疾患に伴って出現する異常蛋白のことです．
- 陽性となる疾患として，膠原病（RA，SLE，強皮症，Sjögren症候群，皮膚筋炎など），肝疾患（C型肝炎，肝硬変），腎疾患（糸球体腎炎，ループス腎炎），血液疾患（慢性リンパ性白血病，悪性リンパ腫，多発性骨髄腫など）があります．

◆臨床症状
- 基礎疾患による症状出現に注意しましょう．
  例：膠原病（関節痛や倦怠感など），肝疾患（全身倦怠感，食欲不振，悪心・嘔吐など），腎疾患（高血圧，浮腫，血尿など），血液疾患（リンパ節腫大など）

◆看護のポイント
- バイタルサイン（血圧，呼吸，脈拍，体温，意識障害）の異常がみられた場合は，速やかに医師に報告をしましょう．

◆ピットフォール
- クリオグロブリンが陽性の検体で，補体価が低値となることがあります．特に，C型肝炎患者血清の補体価が予想外に低値を示した場合，クリオグロブリンの値を参照します．

（秋間悦子）

免疫血清検査

Bence Jones 蛋白（BJP）

Bence Jones protein

検査のポイント

- ☑ 56℃に加熱すると凝固，白濁し，さらに加温で100℃以上にすると再溶解する熱凝固性をもつ異常蛋白である．
- ☑ 低分子蛋白で，尿検体中に検出されやすい．
- ☑ 尿蛋白試験紙法では，BJP は検出することができない．
- ☑ 多発性骨髄腫などの M 蛋白血症で検出頻度が高い．

陽性

主な疾患
多発性骨髄腫，原発性マクログロブリン血症，骨髄異形成症候群，リンパ増殖性疾患，アミロイドーシス

基準値　陰性（−）

検体の採取・取り扱い・保存上の注意点　検査をするまえに考えること

- 尿検体を用いて検査をするため，時間が経つと蛋白が変性するおそれがあるため，なるべく新鮮なものを使用します．
- 尿中蛋白が少量の場合，50倍程度に濃縮して検索します．
- アルブミンに特異性が高い尿試験紙検査では，検出は困難です．
- 煮沸試験では56℃付近まで加温すると白色に沈殿し，さらに加温し100℃以上で再溶解してきます．この反応は可逆的で，冷却すると56℃で再沈殿します．

何をみている？ どんなときに検査する？　検査の根拠を考えよう！

- BJP は，免疫グロブリンを構成する L 鎖の単量体，2量体，時に4量体で構成されています．
- 健常人でも L 鎖の産生量が若干多いため血液内には存在しますが，きわめて微量のため測定することはできません．
- 炎症反応などで免疫機能が亢進していると増加してきます．
- 低γグロブリン血症の場合，BJP 型の M 蛋白による骨髄抑制の可能性があります．
- 骨髄腫などでみられる血液粘稠度の上昇する疾患では，BJP も検出されることが多いです．

なぜ異常値になるか？（異常値が出るメカニズム）

- 形質細胞では，L 鎖と H 鎖が別々に産生され，最後に SS 結合され，血液中に分泌されています．
- 腫瘍化により産生比率が異なってくると，余分になった L 鎖が単体で血液中に増加します．
- BJP は，低分子な蛋白なので，糸球体基底膜を容易に通過し尿中に排泄され，尿中での検出率が高くなります．

関連する検査項目と併せて解釈すべき検査項目

- 免疫グロブリンが増加している疾患に合併して出現することが多い．検出頻度として多発性骨髄腫が多いため，免疫電気泳動や蛋白分画で M 蛋白の有無を検索します．
- BJP は，尿細管で再吸収され尿細管障害をきたすことがあるため，NAG や β_2-ミクログロブリンなど尿細管機能を推定できる検査を合わせて行うことで，尿細管障害を検査することができます．

（安原　努）

検査結果をアセスメントする

◆患者の観察項目，判読のポイント

- Bence Jones 蛋白は，尿中に排泄されるため，血清よりも尿のほうが証明されやすいとされています．多発性骨髄腫，アミロイドーシス，原発性マクログロブリン血症などで異常値を示します．

◆臨床症状

- 多発性骨髄腫では，貧血や骨折しやすく，また，感染症に罹患しやすくなります．
- 倦怠感や息切れ，出血傾向などの症状が出現することがあります．

◆看護のポイント

- バイタルサイン（血圧，呼吸，脈拍，体温，意識障害）の異常がみられた場合，速やかに医師に報告をしましょう．
- 症状（倦怠感や息切れ）の出現により，活動性が低下することがあります．患者の状況に合わせた日常生活援助（清潔，更衣，排泄，睡眠など）をしましょう．
- 感染症徴候に注意しましょう．
- 多発性骨髄腫および原発性マクログロブリン血症では，血液の循環障害を起こし腎機能が低下することがあります．尿量や尿性状などに異常がみられた場合は，医師に報告をしましょう．

◆ピットフォール

- 検査時に提出する尿は，蓄尿では細菌繁殖する可能性があるため，検体提出時に採取するようにしましょう．

（秋間悦子）

免疫血清検査

補 体

complement

検査のポイント

- ☑ 細胞性免疫や免疫グロブリンを補完するシステムとして補体成分がある.
- ☑ 補体の蛋白は, $C_1 \sim C_9$ の9成分ある.
- ☑ 活性をみる CH_{50} と, C_3, C_4 の蛋白量で検査する.
- ☑ 炎症蛋白としての性質から炎症反応で上昇する.
- ☑ 全身性エリテマトーデス(SLE)や糸球体腎炎などでは,消費が亢進して低下する.

高

主な疾患
悪性腫瘍,感染症

基準値 C_3:63〜134 mg/dL, C_4:13〜22 mg/dL, CH_{50}:30〜45 U/mL

著明に低下
補体欠損症

低下
cold activation(CH_{50}のみ),自己免疫疾患(SLE,RA:CH_{50},C_3,C_4とも低下),腎炎(急性糸球体腎炎,膜性増殖性腎炎:CH_{50},C_3の低下),播種性血管内凝固症候群(DIC)

低

検体の採取・取り扱い・保存上の注意点 — 検査をするまえに考えること

- なるべく新鮮な検体(血清)で検査することが望ましいです.
- 検体を保存する場合は,−20℃で保存します.補体価(CH_{50})は,−80℃での保存が望ましいです.
- cold activation とは,クリオグロブリン様物質による試験管内反応により,CH_{50} が低下することで,この場合 C_3,C_4 の低下は認めません.

何をみている? どんなときに検査する? — 検査の根拠を考えよう!

- CH_{50} は,一連の補体のカスケードにより50%ヒツジ赤血球を溶血するのに必要な血清量です.
- 補体の活性経路には2経路あり,C_1 から始まる古典経路と C_3 から始まる第2副経路があります.

- C_3はどちらの経路でも活性化しますが，C_4は古典経路のときに活性化します．
- 補体は，免疫を補完するため，通常は反応性に増加します．消費の亢進する疾患の活動性や，先天的な免疫異常があるときに検査します．

なぜ異常値になるか？（異常値が出るメカニズム） 統合力をつけよう!!

- 炎症性蛋白として，感染，悪性腫瘍など炎症性疾患では，産生が増加します．
- SLEや関節リウマチ（RA）では，免疫機序の亢進により古典経路が活性化し，CH_{50}，C_3，C_4ともに低下します．
- 膜性増殖性腎症や急性糸球体腎炎では，第2経路が活性化しCH_{50}，C_3が低下します．
- 先天的に欠損している場合，補体蛋白の減少や計測不能になります．

関連する検査項目と併せて解釈すべき検査項目

- 自己免疫性疾患：自己抗体検査
- 腎疾患や感染性心内膜炎など：胸部超音波検査や腎機能検査
- cold activation：EDTA血漿検体での再検

（安原　努）

検査結果をアセスメントする 情報を分析・評価して実践しよう！

◆患者の観察項目，判読のポイント
- 補体は，正常血清中に存在しています．炎症時に産生が増加し，感染防御や炎症反応などのための重要な役割を果たします．
- 高値は，体内における炎症の存在を反映します．
- 低値は，消費によるもの，または肝臓での産生低下によりひき起こされます．消費性の場合は，病勢の進行時に低下が顕著となります．

◆臨床症状
- 基礎疾患による症状出現に注意しましょう．
  例：SLE・RA（発熱，関節痛，倦怠感など），肝疾患（全身倦怠感，食欲不振，悪心・嘔吐など），腎疾患（高血圧，浮腫，血尿など）など

◆看護のポイント
- バイタルサイン（血圧，呼吸，脈拍，体温，意識障害）の異常がみられた場合，速やかに医師に報告をしましょう．

◆ピットフォール
- 免疫系が関与する疾患の診断や経過観察に用いられるため，CH_{50}，C_3，C_4のそれぞれを測定して評価が行われます．
- 予想外の低値を示した場合，採血後の低下でないことを確認します．特に，C型肝炎患者の血清は，低温保存することで補体価低下が高頻度で起こります．

（秋間悦子）

免疫血清検査

リウマトイド因子（RF）

rheumatoid factor

検査のポイント

- ☑ RFは変性IgG（免疫グロブリン）に対する自己抗体である．
- ☑ RFは基本的にはIgMクラスの抗体であるが，IgAやIgGクラスなどの抗体も存在している
- ☑ 関節リウマチ（RA）で陽性となるが，その他の疾患や高齢者でも陽性になることがある．

高

主な疾患
関節リウマチ，Sjögren症候群，混合性結合組織病，強皮症，全身性エリテマトーデス（SLE）

その他の疾患
ウイルス肝炎，慢性感染症，悪性腫瘍，高齢者

基準値　ラテックス凝集比濁法：15 IU/mL 未満

検体の採取・取り扱い・保存上の注意点　検査をするまえに考えること

- 採血後は，その日のうちに血清分離し4℃に保存します．長期の保存には，−20℃以下で凍結して保存しますが，検体の凍結・融解の繰り返しは非特異的反応や力価の変化をひき起こす原因となることもありますから避けましょう．

何をみている？　どんなときに検査する？　検査の根拠を考えよう！

- RFは変性IgGに対する自己抗体であり，RAに比較的特異性が高い検査です．
- 関節痛・関節炎を伴う疾患の鑑別に有用で，高値陽性例ではRAを強く疑います．しかしRA以外の膠原病疾患，感染症，悪性腫瘍や健康成人（高齢者など）でも陽性になりますから，その判断には注意が必要です．
- RAが進行するに従い陽性率も高くなります．しかし初期に陰性でも経過とともに陽性となることがありますので，関節炎があれば経過観察が必要です．

なぜ異常値になるか？（異常値が出るメカニズム）　統合力をつけよう!!

- RA以外にも膠原病疾患などの自己抗体を産生する疾患では，陽性となることがあります．特にRAと併存しやすいSjögren症候群では高率に陽性になります．
- 他のほとんどの自己抗体と同じように，出現する機序はわかっていません．

関連する検査項目と併せて解釈すべき検査項目

- RFと同時に比較的新しい疾患マーカーである抗CCP抗体が陽性であれば，さ

らにRAを強く疑います．RAの最新の米国・欧州の分類基準（2010年）では，この2つの因子が診断項目に入っています．
- 抗核抗体を同時に測定することにより，その他の膠原病が鑑別できます．
- RFが単独陽性であり関節痛や発熱などの症状がなく，炎症反応などがなく自己免疫疾患が疑わしくないときには経過観察のみでよいですが，時に悪性腫瘍の合併などの場合がありますので注意が必要です．

（笠間　毅）

検査結果をアセスメントする
情報を分析・評価して実践しよう！

◆患者の観察項目，判読のポイント
関節リウマチを疑う場合
- RAの約80％が陽性となります．
- 赤沈の亢進やCRPの上昇がみられます．
- RFよりも抗CCP抗体が早期から陽性になります．
- RAの活動性が高いときは，微熱や易疲労感が出現します．

◆臨床症状
関節症状（朝のこわばり，関節の腫脹と変形）
- 自己免疫反応によって，関節の毛細血管が増加し，血管内から関節滑膜組織にリンパ球やマクロファージなどが出てきます．これらが産生するサイトカインにより関節内に炎症反応を惹起し，関節の内面を覆っている滑膜細胞の増殖が起こり，関節のこわばりや疼痛，腫脹を起こし，関節液が増加し，骨破壊が進んでいきます．

◆看護のポイント
- 関節痛や腫脹が強いときは関節の安静を保ちますが，活動性が低下し，関節痛が軽いときは，疲れが残らない程度にできるだけ動かします．衣服のボタンがかけにくい，ペットボトルのふたが開けられないといった関節のこわばりや疼痛，変形によって日常生活に支障をきたすことがあります．衣類の工夫やゴム手袋などの補助具の活用を勧めるとともに，今までできていたことができなくなったことへのショックや自尊心の低下への心理的援助が必要です．さらに，RAは30～50歳代の女性に多く，関節症状によって家事などが行えないなどの役割の喪失感やボディイメージの変化に悩むことがあります．
- 副腎皮質ステロイド薬や免疫抑制薬での治療が必要となるため，感染予防に注意が必要です．

◆ピットフォール
- RFが陽性でも，Sjögren症候群，変形性関節症，リウマチ熱，感染性関節炎などのRA以外の疾患の可能性もあるため，その他の抗体検査の確認や臨床症状の観察が重要です．

（柏崎純子）

免疫血清検査

ANA（ds-DNA, ss-DNA）

anti-nuclear antibody

検査のポイント

- ✓ ANA（anti-nuclear antibody；抗核抗体）は，細胞の核成分に対する自己抗体の総称である．
- ✓ 全身性エリテマトーデス（SLE）をはじめとする膠原病などの自己免疫疾患で陽性となることが多く，診断において重要である．
- ✓ 抗 ds-DNA（二本鎖 DNA）抗体と抗 ss-DNA（一本鎖 DNA）抗体は，この抗核抗体のなかで，特に DNA に対する抗体である．
- ✓ 抗 ds-DNA 抗体は，SLE の疾患標的抗体である．

陽性 ↑

主な疾患

蛍光抗体法陽性
全身性エリテマトーデス，混合性結合組織病，強皮症，炎症性筋疾患（多発性筋炎，皮膚筋炎），シェーグレン症候群

抗 ds-DNA 抗体
全身性エリテマトーデス（特異性高い）

抗 ss-DNA 抗体
全身性エリテマトーデス

その他の疾患

蛍光抗体法陽性
関節リウマチ，自己免疫性肝炎，ウイルス感染症

抗 ss-DNA 抗体
混合性結合組織病，強皮症，炎症性筋疾患（多発性筋炎，皮膚筋炎），Sjögren 症候群など

基準値　陰性（蛍光抗体法；40 倍未満）
　　　　　抗 ds-DNA 抗体：12 IU/mL 未満（ELISA 法）
　　　　　抗 ss-DNA 抗体：25 AU/mL 未満（ELISA 法）

検体の採取・取り扱い・保存上の注意点 — 検査をするまえに考えること

- 採血後は，その日のうちに血清分離し 4℃に保存します．
- 長期の保存には，−20℃以下で凍結して保存しますが，検体の凍結・融解の繰り返しは，非特異的反応や力価の変化の原因となることもあるので避けましょう．

何をみている？ どんなときに検査する？ — 検査の根拠を考えよう！

- ANA は間接蛍光抗体法で検出し，対応抗原の違いにより特異な蛍光染色パターンを示します．発熱や関節痛，皮疹などの症状がある場合に検査し，特に高力価の場合には何らかの膠原病の存在を疑い，さらに ANA の種類を同定します．
- 抗 ds-DNA 抗体は，SLE に特異性が高く，特に腎障害（ループス腎炎）が存在する

ときに高値となり，SLE の診断基準には，抗核抗体陽性とともに含まれています．
- 抗 ss-DNA 抗体の疾患特異性は低く，SLE をはじめ各種の膠原病でも陽性となりやすく，その診断には症状や他の自己抗体などの存在を考慮することが重要です．

なぜ異常値になるか？（異常値が出るメカニズム）

- ANA は，免疫染色法で検出するため，その染色像のパターンから均質型，斑紋型，辺縁型や粒状斑紋型などに分類されます．抗 DNA 抗体は辺縁型を示します．
- 細胞に普遍的にある細胞核や核内の DNA に対する自己抗体（抗核抗体や抗 DNA 抗体など）が出現する機序はわかっていません．

関連する検査項目と併せて解釈すべき検査項目

- ANA は，スクリーニング検査として有用ですが，陽性となった場合には，その染色パターンから特異抗体の測定を追加します．
- 健常人においても，低力価（40 ～ 160 倍）の抗核抗体が認められることがありますが，抗 DNA 抗体（特に抗 ds-DNA 抗体）が認められることはまれです．

（笠間　毅）

検査結果をアセスメントする　　情報を分析・評価して実践しよう！

◆患者の観察項目，判読のポイント

全身性エリテマトーデス（SLE）を疑う場合

- 抗 ds-DNA 抗体が高値となります．
- SLE の場合は，抗 Sm 抗体が特異的に高値を示します．
- 免疫反応によって全身の臓器に障害をきたします．
- 紫外線曝露や感染，妊娠などが誘因となることがあります．
- 赤沈は高値を示しますが，C 反応性蛋白（CRP）は高値を示すことは少ないです．

SLE の診断基準

1. 顔面紅斑
2. 円板状皮疹
3. 光線過敏症
4. 口腔内潰瘍（無痛性で口腔あるいは鼻咽腔に出現）
5. 関節炎（2 関節以上で非破壊性）
6. 漿膜炎（胸膜炎あるいは心膜炎）
7. 腎病変（持続性蛋白尿），細胞性円柱
8. 神経学的病変（けいれん，精神症状）
9. 血液的異常（溶血性貧血，白血球・リンパ球減少，血小板減少）
10. 免疫学的異常（抗 DNA 抗体，抗 Sm 抗体，抗リン脂質抗体が陽性，梅毒反応偽陽性）
11. 抗核抗体陽性

＊上記 11 項目のうち 4 項目以上を満たす場合，全身性エリテマトーデスと診断する．

◆**臨床症状**

蝶形紅斑
- 90％以上に何らかの皮膚症状が出現します．顔面の蝶形紅斑やレイノー現象，脱毛などがみられます．

◆**看護のポイント**
- 紫外線が増悪因子となるため，海水浴やスキーなどの強い直射日光を避けることが必要です．SLEは20〜40歳の女性に多く発症します．そのため，皮膚症状によるボディイメージの影響は大きいです．さらに，非活動期が6ヵ月以上，続いていれば妊娠可能ですが，産褥期に悪化しやすいことや胎児の奇形の可能性から免疫抑制薬の使用が禁忌となっていることなどから，結婚・妊娠などのライフイベントへの影響も大きいため，心理的援助が欠かせません．
- 治療として副腎皮質ステロイドや免疫抑制薬が使われます．そのため，易感染状態になりますので，できるだけ人混みを避け，手洗いやうがい，マスクの装着など感染予防が必要です．

◆**ピットフォール**
- 抗ss-DNA抗体のみが陽性の場合は，薬剤性ループスを考えます．　　　（柏崎純子）

免疫血清検査

抗ミトコンドリア抗体

anti-mitochondrial antibody

検査のポイント

- ☑ 原発性胆汁性肝硬変（PBC）において高頻度に認められる自己抗体であり，診断基準の一つになっている．
- ☑ 細胞内のミトコンドリア分画に対する自己抗体である．
- ☑ 抗ミトコンドリア抗体のなかで特にミトコンドリア M_2 に対する抗体（抗 M_2 抗体）は特異性が高い．

主な疾患
原発性胆汁性肝硬変

その他の疾患
自己免疫性肝炎，肝硬変，ウイルス肝炎，全身性エリテマトーデス，Sjögren 症候群，悪性貧血，心筋炎，重症筋無力症，梅毒

基準値 7.0 未満
（ELISA 法 MESACUP-2 テスト ミトコンドリア M_2）

検体の採取・取り扱い・保存上の注意点 — 検査をするまえに考えること

- 採血後は，その日のうちに血清分離し，4℃に保存します．
- 長期の保存には，−20℃以下で凍結して保存しますが，検体の凍結・融解の繰り返しは，非特異的反応や力価の変化の原因となることもありますから避けましょう．

何をみている？ どんなときに検査する？ — 検査の根拠を考えよう！

- 抗ミトコンドリア抗体のなかでより特異性が高いのは，抗ミトコンドリア M_2 抗体です．
- 中年女性に黄疸などの肝機能障害，皮膚の痒み（掻痒感）などが認められた場合，原発性胆汁性肝硬変を疑い検査しますが，高力価の場合は，診断的意義が高い抗体です．
- 自己免疫性肝炎や Sjögren 症候群などでも検出されることがありますが，常に原発性胆汁性肝硬変の合併を疑います．

なぜ異常値になるか？（異常値が出るメカニズム） — 統合力をつけよう!!

- すべての細胞に存在するミトコンドリアに対する自己抗体ですが，自己免疫疾患，特に原発性胆汁性肝硬変で陽性になる機序はまだよくわかっていません．

関連する検査項目と併せて解釈すべき検査項目

- アルカリフォスファターゼ（ALP）やγ-GTPなどの胆道系酵素の異常と，皮膚掻痒感を認めた場合に疑い，抗ミトコンドリア抗体を検査します．さらに肝生検で特徴的な所見（慢性非化膿性破壊性胆管炎）が得られれば，原発性胆汁性肝硬変と診断されます．
- 他の肝疾患や膠原病でも低力価陽性になることがあるので，症状などから鑑別診断します．

（笠間　毅）

検査結果をアセスメントする
情報を分析・評価して実践しよう！

◆患者の観察項目，判読のポイント
原発性胆汁性肝硬変（PBC）を疑う場合
- 約90％の高率で出現しますが，自覚症状がない無症候性PBCが多いです．
- 胆汁うっ滞性の肝疾患であるため，総ビリルビン値や胆道系酵素（ALP，γ-GTP）が上昇します．
- 抗gp210抗体や抗セントロメア抗体も陽性となることがあります．

◆臨床症状
皮膚掻痒感
- 診断後も無症状のまま経過する患者が多いですが，特徴的な症状は皮膚掻痒感です．その後，数年経過した後に黄疸が出現するようになります．自己免疫によって胆管が破壊され，肝臓内に胆汁がうっ滞するために，ビリルビンが血管内に逆流して，全身の組織にビリルビンが沈着し，黄疸が生じます．病態が進行すると次第に肝細胞が破壊され，徐々に肝硬変に移行します．

◆看護のポイント
- 皮膚の掻痒感によって睡眠障害を生じることがあります．睡眠中に皮膚を掻破してしまうために，皮膚に傷をつくる場合もあります．掻痒感の原因である胆汁成分である胆汁酸を腸管から取り除く目的でコレスチラミンを投与することが多いです．対症療法として，抗アレルギー薬，抗ヒスタミン薬を使うこともあります．睡眠障害が継続するなら，睡眠導入薬の服用を検討しましょう．
- 肝硬変が進むと身体の浮腫や腹水貯留が出現します．浮腫や腹水の早期発見のために体重のモニタリングが重要となります．
- 無症状で経過することが多いですが，ウルソデオキシコール酸（ウルソ®）の内服によってPBCの進行を抑制するといわれているため，確実な内服が重要です．

◆ピットフォール
- 5〜10％の患者では，抗ミトコンドリア抗体が陰性のこともあります．

（柏崎純子）

抗カルジオリピン抗体/ループスアンチコアグラント

anticardiolipin antibody/lupus anticoagulant

検査のポイント

- ☑ 抗カルジオリピン抗体とループスアンチコアグラントは，抗リン脂質抗体のなかに含まれる自己抗体（IgG）であり，さまざまな抗体が存在している．
- ☑ 抗カルジオリピン抗体は，細胞成分のカルジオリピン（CL）やアポリポ蛋白である β_2-グリコプロテインⅠ（GPI）などを抗原としており，IgG 抗カルジオリピン-GPI 複合体抗体や IgG 抗カルジオリピン抗体などが主に測定される．
- ☑ ループスアンチコアグラントは，リン脂質依存性凝固反応を阻害する IgG であり，プロトロンビンや CL-β_2-GPI 複合体などを認識する．
- ☑ 抗リン脂質抗体症候群（APS）や全身性エリテマトーデス（SLE）の診断に重要な自己抗体である．
- ☑ 習慣性流産や血栓症などの原因となる．

陽性

主な疾患
APS，SLE

その他の疾患
Sjögren 症候群，関節リウマチなど（軽度陽性となるが，診断的意義は乏しい）

基準値　抗カルジオリピン-β_2-GPI 抗体：陰性（3.5 IU/mL 未満）
　　　　　ループスアンチコアグラント：陰性（1.3 未満）

検体の採取・取り扱い・保存上の注意点　検査をするまえに考えること

- 血清分離後は 4℃に保存し，長期の保存には－20℃以下で凍結して保存しますが，検体の凍結・融解の繰り返しは，非特異的反応や力価の変化をひき起こす原因となることもありますから避けましょう．
- ループスアンチコアグラントはクエン酸ナトリウムを含んだスピッツで採血し，遠沈し血小板の混入を極力少なくする必要があります．

何をみている？　どんなときに検査する？　検査の根拠を考えよう！

- 複数回の流産歴（習慣性流産）や動静脈血栓症の既往があるときに検査します．
- SLE でも陽性となることがあり，診断上重要な抗体です．

なぜ異常値になるか？（異常値が出るメカニズム）

- 抗カルジオリピン抗体は，直接カルジオリピンを認識しているのではなく，カルジオリピンに結合する β_2-GPI そのもの，あるいはカルジオリピンとの複合体に対する抗体です．抗体はカルジオリピンなどのリン脂質に結合することにより構造変化を起こした β_2-GPI 分子上に現れる新たなエピトープを認識することにより産生されると考えられています．
- ループスアンチコアグラントは，試験管内でのリン脂質依存性凝固反応を抑制する度合いで測定します．このループスアンチコアグラント活性をもつ抗リン脂質抗体の85％以上は，β_2-GPI またはプロトロンビンを結合している抗体です．

関連する検査項目と併せて解釈すべき検査項目

- APS あるいは SLE を疑った場合には，スクリーニング検査として，活性化部分トロンボプラスチン時間（APTT）を測定し，延長していれば，抗カルジオリピン抗体やループスアンチコアグラントを検査します．
- 梅毒に感染歴がないにもかかわらず血清診断（STS）が陽性となる場合は，この抗リン脂質抗体の存在を疑います．
- 鑑別診断として，SLE が疑われる場合には，抗核抗体，抗 ds-DNA 抗体および抗 Sm 抗体，尿・血液一般検査なども実施します．また，特にループスアンチコアグラントの検査は，凝固因子の先天的部分的欠損・低下や抑制因子の存在も影響しますから，中和試験や確認試験を行い鑑別します．

（笠間　毅）

検査結果をアセスメントする

◆患者の観察項目，判読のポイント

抗リン脂質抗体症候群（APS）を疑う場合

- 抗カルジオリピン抗体，ループスアンチコアグラントともに高率に検出されます．
- 約40％が SLE に合併することが多いです．
- 脳梗塞や深部静脈血栓症，流産を繰り返す人は APS であることが多いです．
- 血液凝固の検査において凝固時間の延長（APTT 延長）がみられます．
- 血小板の減少も起こります．数日以内に急速に血栓症を生じ，多臓器障害になる劇症型抗リン脂質抗体症候群もあります．

◆臨床症状

動静脈血栓症

- 下肢の深部静脈血栓症の頻度が多く，症状としては下肢の発赤と腫脹，疼痛があります．肺塞栓の場合は胸痛や呼吸困難が起こり，命にかかわることがあり

ます．脳梗塞や一過性脳虚血も比較的多いといわれています．

◆**看護のポイント**
- 血栓症の場合，治療としてワルファリンなどによる抗凝固療法やアスピリンなどによる抗血小板療法を行います．長期にわたって血栓予防のための内服の継続が必要であるため，定期受診の必要性を説明しておきましょう．また，ワルファリンを内服している場合，納豆やクロレラ，青汁などのビタミンKを多く含む食品によって効果が減少するため，そのような食品の摂取を控えるように説明します．
- 子宮胎盤循環不全によって流産を繰り返すため，心理面への支援が必要になります．

◆**ピットフォール**
- APSでは，血小板減少やAPTT延長が特徴的ですが，血小板数やAPTTが正常値のこともありうるため，抗カルジオリピン抗体とループスアンチコアグラントを測定することが重要です．

(柏崎純子)

免疫血清検査

抗 GAD 抗体

anti-glutamic acid decarboxylase antibody

> **検査のポイント**
> - ☑ 1型糖尿病の診断のために抗GAD抗体を測定する．
> - ☑ 緩徐進行1型糖尿病では，抗体価が10 U/mL以上の場合は，インスリン依存状態に至る可能性が高い．
> - ☑ 発症早期における陽性率が高く，罹病期間の長い患者における陽性率も他の抗体に比べると高い．

主な疾患
1型糖尿病（緩徐進行1型糖尿病を含む）

その他の疾患
スティッフパーソン症候群，各種自己免疫疾患，Batten病

基準値 1.5 U/mL 以下

低： 2型糖尿病，劇症1型糖尿病，健康　　罹病期間の長い1型糖尿病

検体の採取・取り扱い・保存上の注意点 （検査をするまえに考えること）

- 血清，血漿（クエン酸Na，フッ化Na，ヘパリンNaの採血管）間で測定値に差は生じません．
- 室温で7日まで，−20℃で17ヵ月までは安定しています．

何をみている？ どんなときに検査する？ （検査の根拠を考えよう！）

- GAD（グルタミン酸脱炭酸酵素）は，抑制神経伝達物質GABA（γ-aminobutyric acid；γ-アミノ酪酸）の合成酵素であり，脳組織をはじめ膵β細胞，甲状腺，副腎皮質，精巣，卵管，胃壁などに分布しています．
- GADは2つのアイソフォーム（GAD65，GAD67）が存在し，膵β細胞ではGAD65がほとんどを占めています．
- GADに対する自己抗体は1型糖尿病の診断・予知マーカーとして注目されています．
- 1型糖尿病（緩徐進行1型糖尿病を含む），スティッフパーソン症候群，Batten病を疑ったときに，診断の補助として測定します．劇症1型糖尿病では，通常陰性です．

なぜ異常値になるか？ （異常値が出るメカニズム） 統合力をつけよう!!

- 1型糖尿病の約80％は自己免疫が関与し，β細胞を認識する自己反応性T細胞により膵島が破壊されると考えられています．膵β細胞破壊の過程において，

β細胞に特異的な蛋白抗原に対する自己抗体が血清中に出現します.

関連する検査項目と併せて解釈すべき検査項目

- 膵島関連自己抗体は，他にICA・インスリン自己抗体（IAA），抗IA-2抗体・抗ZnT8抗体が存在します．緩徐進行1型糖尿病において，抗GAD抗体が10 U/mL以上の場合は，インスリン依存状態に至る可能性が高いとされています．抗GAD抗体は，罹病期間の長い症例では，他の膵島関連自己抗体に比べ診断的意義が高いです．現在の保険医療では，まずは抗GAD抗体を測定し，陰性が確認された30歳未満の糖尿病患者のみ，抗IA-2抗体の測定に保険が適応されます．

（小原　信，平野　勉）

検査結果をアセスメントする
情報を分析・評価して実践しよう！

◆患者の観察項目，判読のポイント
1型糖尿病を疑う場合
- 高値になることが多いです．内因性のインスリン分泌が低下していることがありますので，血中のインスリンやC-ペプチドを測定します．
- 抗GAD抗体の他に抗IA-2抗体やIAAも1型糖尿病の診断に有用とされています．
- 陰性であっても，血糖コントロールが急激に悪化したときやC-ペプチドが低下したときに測定すると，陽性になることもあります．

◆臨床症状
1型糖尿病の発症
- 発症直後に最も高くなります．膵臓のβ細胞が破壊されるため，インスリンの分泌が不足して高血糖を招き，口渇や多飲，多尿が出現します．高度のインスリン不足に陥ると脂肪分解が起こり，ケトン体が合成され，悪心や嘔吐，腹痛などの消化器症状が出現し，意識障害を起こすこともあります．

◆看護のポイント
- 1型糖尿病の場合，口渇や多飲，多尿，倦怠感といった症状が突然出現することが多いです．そのため，自分の状況を受け止めることができないことがあり，心理的支援が重要となります．比較的若年に発症することが多いため，学校生活や就職，結婚などのライフイベントへの影響が大きいです．
- インスリン分泌が不十分であれば，インスリン治療が必須となり，インスリン自己注射の手技獲得に加えて，その受け入れに関しても援助が必要です．

◆ピットフォール
- 陽性でインスリン分泌能が保たれていても，5年以内にインスリン依存状態になる可能性が高いといわれています．そのため，インスリン注射が必要になることを事前に説明しておく必要があります．

（柏崎純子）

免疫血清検査

抗TSH受容体抗体（TRAb）/甲状腺刺激抗体（TSAb）
anti-TSH receptor antibody/thyroid stimulating antibody

検査のポイント
- ☑ 甲状腺濾胞細胞膜上の甲状腺刺激ホルモン（TSH）受容体へ結合する臓器特異的自己抗体である．
- ☑ Basedow病の診断に重要なマーカーである．
- ☑ TRAbはTSHのTSH受容体への結合を阻害する抗体の量を，TSAbはTSH受容体を介する刺激活性を測定している．

主な疾患（高）
Basedow病

その他の疾患
TRAb
　ブロッキング抗体による甲状腺機能低下症，甲状腺眼症
TSAb
　甲状腺眼症

基準値　キットにより基準値は異なる
TRAb：（第2世代測定法）10〜15％以上
　　　　　　　　　　　　1.0〜1.5 IU/L以上が陽性
　　　（第3世代測定法）1.0〜2.0 IU/L以上が陽性
TSAb：180％以上が陽性

検体の採取・取り扱い・保存上の注意点　検査をするまえに考えること
- 食事の影響や日内変動はないのでいつでも採血検査可能です．
- 血清検体は，冷蔵保存で1〜2週間，−20℃保存では数年は変化しません．

何をみている？　どんなときに検査する？　検査の根拠を考えよう！
- 甲状腺中毒症の鑑別（Basedow病の診断）：Basedow病はTRAbによるTSH受容体への刺激により甲状腺ホルモンが必要以上に増加し，甲状腺中毒症（発汗過多，頻脈，手指のふるえ，体重減少など）をひき起こします．甲状腺中毒症では甲状腺ホルモン状態を評価し，甲状腺ホルモンが高値であればBasedow病を疑いTRAbを測定します．Basedow病の95〜99％でTRAbが陽性になり，その他の甲状腺中毒症をきたす疾患（無痛性甲状腺炎，亜急性甲状腺炎，Plummer病など）では，例外を除き陰性となる優れた診断マーカーです．また，診断のほかBasedow病の病勢や治療薬（抗甲状腺剤）中止の目安として参考にされます．

- 新生児 Basedow 病の発症予測・診断やブロッキング抗体による甲状腺機能低下症，甲状腺眼症が疑われる症例でも TRAb を測定します．

なぜ異常値になるか？（異常値が出るメカニズム） 統合力をつけよう!!

- 甲状腺ホルモンの合成と分泌は，下垂体からの TSH が甲状腺濾胞細胞膜上の TSH 受容体に結合することで行われます．この TSH 受容体に対する自己抗体が TSH 受容体抗体（TRAb）で Basedow 病の病因物質とされています．（佐藤尚太郎）

検査結果をアセスメントする　情報を分析・評価して実践しよう！

◆患者の観察項目，判読のポイント
バセドウ病の場合
- 未治療の Basedow 病では，TRAb や TSAb が陽性となります．
- 抗体価が高いほど，病状が強いです．
- 血中の遊離サイロキシンや遊離トリヨードサイロニンなどの甲状腺ホルモンが高値になります．
- 抗甲状腺ペルオキシダーゼ抗体や抗サイログロブリン抗体が高率に陽性になります．

◆臨床症状
- 甲状腺には，下垂体から分泌される甲状腺刺激ホルモンの受容体（TSH レセプター）があります．この受容体に自己抗体である TRAb が生じ，それが TSH レセプターを過剰に刺激し，甲状腺ホルモンが多く産生されます．この甲状腺ホルモンによって全身の代謝を活発にさせます．そのため，頻脈や手指振戦，体重減少，発汗過多などの症状が出現します．

◆看護のポイント
- 治療としては，甲状腺ホルモンの合成を抑制する薬（メチマゾール，チウラジール®）を服用します．血中の甲状腺ホルモン濃度が正常になれば症状は 3～4 ヵ月で消失しますが，甲状腺刺激抗体が消えるまでの 1～2 年以上，内服の継続が必要であるため，内服の重要性を説明します．
- 男女比として，1：3～5 の割合で女性に多いといわれています．Basedow 病特有の症状である眼球突出や頸部の腫脹によって，ボディイメージの変化に悩む女性もいるため，心理面への援助も重要になります．
- 妊娠中の Basedow 病の患者で TRAb が高値の場合は，新生児 Basedow 病の可能性があり，NICU のある病院での出産が望ましいため産科との連携が必要になります．

◆ピットフォール
- TSH 受容体抗体が陰性でも Basedow 病を否定できないため，甲状腺刺激抗体の測定が必要となります．

（柏崎純子）

免疫血清検査

抗サイログロブリン抗体/抗甲状腺ペルオキシダーゼ抗体
anti-thyroglobulin antibody/anti-thyroid peroxidase antibody

検査のポイント
- ✓ 甲状腺に特異的な糖蛋白であるサイログロブリン（thyroglobulin：Tg）および甲状腺ホルモン合成を触媒する酵素である甲状腺ペルオキシダーゼ（thyroid peroxidase：TPO）に対する自己抗体である．
- ✓ 自己免疫性甲状腺疾患の一つである橋本病の重要なマーカーである．

主な疾患	その他の疾患
橋本病	Basedow病

基準値 抗サイログロブリン抗体：28 IU/mL 未満（ECLIA 法）
　　　　抗甲状腺ペルオキシダーゼ抗体：16 IU/mL 未満（ECLIA 法）

検体の採取・取り扱い・保存上の注意点　検査をするまえに考えること
- 検体には血清を使用します．
- 食事の影響や日内変動はないので，いつでも採血検査可能です．
- 血清検体は冷蔵保存では 1～2 週間，−20℃保存では数年は安定です．

何をみている？ どんなときに検査する？　検査の根拠を考えよう！
- Tg は甲状腺濾胞のコロイドの主成分として蓄えられている甲状腺に特異的な糖蛋白で，TPO は甲状腺ホルモン合成を触媒する酵素です．どちらも甲状腺ホルモン合成に重要な成分です．
- Tg，TPO に対する自己抗体は，自己免疫性甲状腺疾患の橋本病や Basedow 病で陽性となることが多く，特に橋本病の重要な診断マーカーとされています．
- 橋本病は，甲状腺にリンパ球浸潤，リンパ濾胞，濾胞上皮細胞の好酸性変性，結合組織の増生を示す組織変化を特徴とします．しかし，甲状腺生検は侵襲性も高く困難な場合も多いです．
- 橋本病が自己免疫機序で発症すること（標的抗原が Tg，TPO であること）が明らかとなり，病理組織検査に代わり甲状腺自己抗体（Tg 抗体，TPO 抗体）が広く検査されるようになりました．
- 診断ガイドラインでも，びまん性甲状腺腫があり，甲状腺自己抗体（Tg 抗体，TPO 抗体）のうち一つが陽性であれば診断できるとしています．

- 橋本病は女性に多く，疑い例も含めると一般人口あたり約18％程度と比較的多い疾患です．そのなかで甲状腺機能低下症を呈するものは，10～15％程度とされています．
- びまん性甲状腺腫大や甲状腺機能低下症状（倦怠感，寒がり，眠気，むくみなど）がある患者では，甲状腺ホルモン状態とともにTg抗体，TPO抗体を測定します．

（佐藤尚太郎）

検査結果をアセスメントする
情報を分析・評価して実践しよう！

◆患者の観察項目，判読のポイント
橋本病（慢性甲状腺炎）を疑う場合
- 高率に両者が検出されます．
- 特に抗Tg抗体は感度や再現性が高いです．
- 抗Tg抗体が陰性で，抗TPO抗体が陽性となることもあるため，抗Tg抗体が陰性の場合は，抗TPO抗体を測定します．
- 出産後の甲状腺炎の予測として，妊娠前や妊娠前期に，抗TPO抗体を測定することもあります．

◆臨床症状
- 橋本病の多くの場合は，甲状腺機能は正常です．甲状腺機能低下症では，体内での甲状腺ホルモン作用が低下し，血中の遊離サイロキシン（FT_4）が低値となり，甲状腺刺激ホルモン（TSH）が高値となります．甲状腺機能が低下すると，無気力や易疲労感，寒がり，体重増加，便秘などの症状を呈します．

◆看護のポイント
- びまん性甲状腺腫大によって頸部に違和感や圧迫感を感じ，嗄声が出現することもあります．橋本病は女性に多く，ボディイメージの変化をきたすことが考えられるため，心理面への支援は重要です．
- 甲状腺の機能低下がある場合は，T_4製剤の内服が開始されます．TSHを指標として適正な投与量が調整されるため，定期的な採血や受診が必要です．その継続の必要性を伝えることが大切です．甲状腺機能低下症が放置され，寒冷曝露や感染症などが誘因となって，粘液水腫性昏睡に至ることもあります．
- ヨードの過剰摂取によって，甲状腺機能低下症が一過性のこともあります．その場合は，昆布や寒天などヨードを多く含む食品の摂取を控えることを説明します．

◆ピットフォール
- 抗Tg抗体や抗TPO抗体の陽性は，自己免疫性甲状腺疾患の存在を示すものであり，甲状腺機能の指標にはなりません．

（柏崎純子）

免疫血清検査

リンパ球サブセット

lymphocyte subset

検査のポイント
- ☑ リンパ球の分類である．
- ☑ T細胞とB細胞の比率を求める．
- ☑ T細胞のサブセット，CD4，CD8などの比率，また，B細胞サブタイプの比率から，リンパ球の種類と分化成熟度を判定する．
- ☑ T，B細胞以外にも，単球，NK細胞，樹状細胞，顆粒球などの判定も行う．

高 ↑

主な疾患

Tリンパ球・Bリンパ球ともに増加
　伝染性単核球症

Tリンパ球減少，Bリンパ球増加
　麻疹，水痘など

その他
　各リンパ球由来の悪性腫瘍

基準値　下記の表を参照

Tリンパ球減少
　DiGeorge症候群

Bリンパ球減少
　ブルトン型免疫不全

Tリンパ球・Bリンパ球ともに減少
　Swiss型無ガンマグロブリン血症，免疫抑制剤投与，放射線照射，
　（特にCD4/CD8比の低下）AIDS

低 ↓

全血由来の白血球を対象とした場合の基準値

CD3	58.0〜84.0%	Tリンパ球
CD4	25〜54%	ヘルパーTリンパ球
CD8	23〜56%	細胞障害Tリンパ球
CD14	<5%	単球，マクロファージ
CD16	06〜39%	NK細胞，単球，マクロファージ
CD19	05〜24%	Bリンパ球
CD20	03〜20%	Bリンパ球
CD25	08〜34%	活性化Tリンパ球，活性化Bリンパ球，単球，マクロファージ
CD34	<1%	造血幹細胞

検体の採取・取り扱い・保存上の注意点　検査をするまえに考えること

- 採血後，溶血や汚染が起こらないように注意します．
- 冷蔵すると異常凝集して誤った結果となることがあります．

何をみている？ どんなときに検査する？　検査の根拠を考えよう！

- 増加または減少している白血球の種類を知る検査です．リンパ系腫瘍であれば，リンパ球の種類と分化度を知り，治療法の選択を行います．HIV感染では進行度がわかります．

なぜ異常値になるか？（異常値が出るメカニズム）　統合力をつけよう!!

- HIV感染の場合，HIVがCD4陽性Tリンパ球に感染し，その数を減らします．その結果CD4/CD8比が低下します．また，CD4陽性Tリンパ球の血液中での絶対値が計算できます．
- リンパ系の悪性腫瘍では，腫瘍の起源となるリンパ球が増加します．典型的なT，Bサブセットに当てはまらない細胞と判定されることがしばしばあります．
- 先天性免疫不全では，異常となっているリンパ球が減少します．

関連する検査項目と併せて解釈すべき検査項目

- 感染症，悪性腫瘍，自己免疫疾患などでリンパ球サブセットが変動するので，基礎となる病態に関する検査データ，臨床データを参照する必要があります．

（福地邦彦）

HLA タイピング

HLA typing

> **検査のポイント**
> - ヒトの主要組織適合抗原（major histocompatibility complex：MHC）である HLA 抗原（human leukocyte-associated antigen）を調べる検査である．
> - HLA 抗原には，抗原蛋白由来のペプチドを T リンパ球に提示する作用がある．
> - 遺伝的にきわめて多様であり，臓器移植，骨髄移植，血小板輸血の適合性にかかわる．
> - 疾患感受性や免疫応答にかかわる．
> - 親子鑑定，個人識別などに利用される．
> - 血清学的な型と遺伝子型による判定の 2 法が行われる．

基準値 定性的な検査であり基準値は存在しない．判定は下記を参照

判　定
血清型による分類

HLA 抗原	クラス I		クラス II			
	A	B C	DR	DQ	D	DP

A 抗原が 28 種，B 抗原が 61 種，C 抗原が 10 種，D 抗原が 26 種，DR 抗原が 24 種，DQ 抗原が 9 種，DP 抗原が 6 種確認されています．

- クラス I 分子は，すべての有核細胞表面に発現しており，CD8 陽性 T リンパ球により認識されます．
- クラス II 分子は，マクロファージや樹状細胞のような抗原提示細胞表面に発現しており，CD4 陽性 T リンパ球に抗原提示を行います．
- 高値，低値で考えられる疾患
  ① 移植の際，ドナーとレシピエントの HLA 型の一致度が高いほど，移植成績がよくなります．
  ② 日本人における疾患感受性との相関が高い HLA 抗原には以下のものがあります．
  - 強直性脊椎炎：B27　　● 亜急性甲状腺炎：B35
  - Behcet 病：B51　　● 大動脈炎症候群：B52，DR2
  - 尋常性乾癬：Cw6, Cw7　　● 膜性腎症：DR2　　● ナルコレプシー：DR2, DQ6

- インスリン依存型糖尿病（IDDM）：B54，B61，DR4，DQ4
- 関節リウマチ：DR4　　●自己免疫性肝炎：DR4
- IgA 腎症：DR4　　●フォークト・小柳・原田病：DR4，DQ4
- 重症筋無力症：DR9，DR13　　●Buerger 病：B54，DR2
- 原発性胆汁性肝硬変：DR8　　●全身性エリテマトーデス：DR2
- 多発性硬化症：DR2，DPw5　　●潰瘍性大腸炎：B52，DR2，DP9
- 橋本病：A2，DRw53　　●Basedow 病：A2，DPw5
- クローン病：DR4，DQ4

検体の採取・取り扱い・保存上の注意点　検査をするまえに考えること

- 検体として，全血，口腔粘膜，爪，毛髪が利用されます．ポリメラーゼ連鎖反応（PCR）を利用して検査を行う場合には，特に汚染に注意をします．

何をみている？ どんなときに検査する？　検査の根拠を考えよう！

- HLA 不一致は，臓器移植の際の拒絶反応や，造血幹細胞移植や輸血時の移植片対宿主病（GVHD）の防止のために検査を行います．

関連する検査項目と併せて解釈すべき検査項目

- 輸血副作用が起きた場合には，HLA 不一致も考慮します．

（福地邦彦）

免疫血清検査

血液型検査

blood type

検査のポイント

- 輸血の際に血液型を合致させる必要がある．
- 多種類の血液型があるが，輸血検査においては，ABO式とRho(D)式について判定する．
- ABO式血液型は，オモテ検査とウラ検査が一致しなければ確定できない．
- Rho(D)式血液型は，Rh抗原のD，C，c，E，eのうちRho(D)を判定する．
- ABO式とRho(D)式どちらにも，抗原性の弱い型がある．

基準値 定性的な検査であり基準値は存在しない．判定は下記を参照

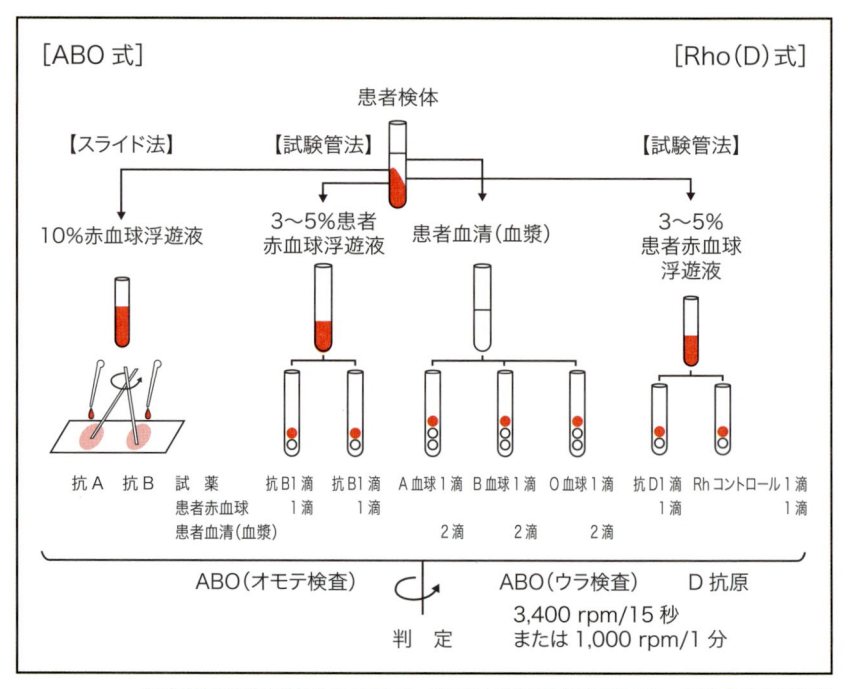

[ABO式]　　　　　　　　　　　　　　　　　　　　　　　　　　[Rho(D)式]

患者検体

【スライド法】　【試験管法】　　　　　　　　　　　【試験管法】

10%赤血球浮遊液　　3〜5%患者赤血球浮遊液　　患者血清(血漿)　　3〜5%患者赤血球浮遊液

| 抗A | 抗B | 試薬 患者赤血球 患者血清(血漿) | 抗B 1滴 | 抗B 1滴 | A血球 1滴 | B血球 1滴 | O血球 1滴 | 抗D 1滴 | Rhコントロール 1滴 |

　　　　　　　　　　　　　　　　　　　　　　　2滴　　2滴　　2滴

ABO(オモテ検査)　　　　ABO(ウラ検査)　　D抗原

判定　3,400 rpm/15秒 または 1,000 rpm/1分

(日本臨床衛生検査技師会ライブラリー監：輸血検査の実際改訂第3版．2003を参考に作成)

判 定
ABO式血液型

表現型	遺伝子型	赤血球抗原	血清中の抗体	日本人の発現頻度
A型	A/A, A/O	A, H	抗B抗体	40%
B型	B/B, B/O	B, H	抗A抗体	20%
O型	O/O	H	抗A, 抗B抗体	30%
AB型	A/B	A, B, H	なし	10%

ABO血液型判定基準

オモテ検査（検体：赤血球）		ウラ検査（検体：血清）			判定
抗A試薬	抗B試薬	A血球	B血球	O血球	
+	−	−	+	−	A型
−	+	+	−	−	B型
−	−	+	+	−	O型
+	+	−	−	−	AB型

Rho（D）式血液型
Rho（D）（−）は日本人の0.5%

Rho（D）判定

室温判定		間接抗グロブリン試験		判　定
抗D	対照	抗D	対照	
+	−			D陽性
−	−	−	−	D陰性
−	−	+	−	partial Dまたはweak D
−	−	+	+	判定保留
−	−	−	+	
−	+			
+	+			

検体の採取・取り扱い・保存上の注意点 — 検査をするまえに考えること

- 輸血のたびに検査を行います．
- 採血時の輸液の混入，細菌汚染，使用する抗体の劣化などが誤判定の原因となります．
- 輸血後の溶血性副作用，不規則抗体検出時の原因検索を行う場合があるので，検査に使用した検体は，1〜2週程度4℃冷蔵保存しておきます．

何をみている？ どんなときに検査する？ — 検査の根拠を考えよう！

- 輸血の準備

なぜ異常値になるか？（異常値が出るメカニズム）

- ABO式オモテ・ウラ不一致：血液型の亜型，不規則抗体の存在，白血病，新生児，検体の扱いなどの問題があります．
- Rho（D）：反応が弱い，すなわち抗原性が弱いweak Dやpartial Dがあります．

関連する検査項目と併せて解釈すべき検査項目

- ABO式オモテとウラ不一致の場合に追加すべき検査として，被検赤血球の洗浄，抗グロブリン試験，抗A1レクチンによる反応，抗Aまたは抗B抗体による吸着解離試験，フローサイトメーター解析，唾液中のA型物質またはB型物質の検出，反応温度を変えたウラ試験などを行います．

(福地邦彦)

コラム／周産期の検査

MRSA・カンジダ

■MRSA

多剤耐性であること，毒素産生を行うことから，NICUにおける院内感染症の重要な起炎菌の一つです．臨床症状として菌血症や敗血症，髄膜炎や骨髄炎，新生児TSS様発疹症などがあります．予防には手を介した菌の伝播を抑えることが非常に重要であり，手洗いや手袋の着用，擦り込み式速乾性消毒薬の使用が効果的です．

■カンジダ

一般的に消化管や女性生殖器に広く常在し，通常産道を通して垂直感染します．まれに上行感染，経胎盤感染による子宮内感染があります．鵞口瘡など，児の口腔や皮膚に感染することが多いですが，極低出生体重児では深在性真菌症が増加しています．

(佐藤陽子)

免疫血清検査

交差適合試験

cross-matching test

検査のポイント
- 輸血検査の最終段階の検査である.
- ABO式不適合輸血を防ぐ.
- ABO式以外の不規則抗体による不適合輸血を防ぐ.
- 主試験と副試験がある.
  - 主試験：受血者血清と供血者赤血球
  - 副試験：供血者血清と受血者赤血球

陽性 ↑

主な疾患
ABO式血液型の間違い
Rh, Duffy, Kidd, Diego, S,s, Kell, M式の血液型物質に対する不規則抗体の存在

基準値　陰性（凝集なし，溶血なし）
反応が弱い抗体もあるため，生理食塩水法に加えて，ブロメリン法や，抗グロブリン法により感度を上げた方法が行われる

検体の採取・取り扱い・保存上の注意点　検査をするまえに考えること
- 輸血予定患者の最新の血液を採取します.
- 複数回の輸血の際には，その都度検査を行います.
- 患者や本人の申告による血液型は，輸血過誤につながります.

何をみている？ どんなときに検査する？　検査の根拠を考えよう！
- 輸血のために準備した血液との適合性を判定します.
- 主試験は，受血者が保有する抗赤血球抗体の存在を調べます.
- 副試験は，供血者が保有する抗赤血球抗体の存在を調べます.

なぜ異常値になるか？（異常値が出るメカニズム）
- 受血者または供血者の血清中に，相手の赤血球を凝集する抗体があるときに，陽性となります.
- ABO式血液型の判定間違いは，交差適合試験でみつかります.
- Rho（D）式血液型の間違いは検出できません．すなわち，Rh（−）側の血液中には，感作されていない限り，抗体が産生されていないからです.

交差適合試験　255

交差適合試験

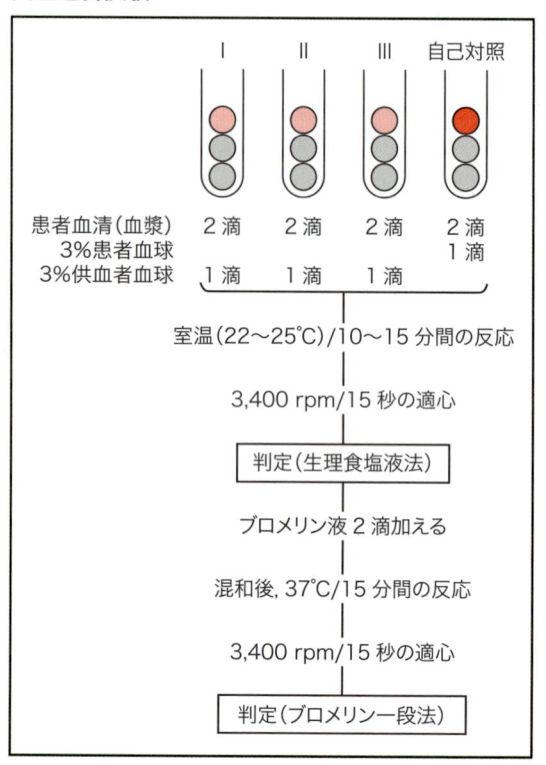

	I	II	III	自己対照
患者血清（血漿）	2滴	2滴	2滴	2滴
3％患者血球				1滴
3％供血者血球	1滴	1滴	1滴	

室温（22〜25℃）/10〜15分間の反応

3,400 rpm/15秒の遠心

判定（生理食塩液法）

ブロメリン液2滴加える

混和後，37℃/15分間の反応

3,400 rpm/15秒の遠心

判定（ブロメリン一段法）

〔加藤栄史：抗体スクリーニング．Medical Technology 35(9)：914-922, 2007 より引用〕

- このため，輸血を繰り返すことで，新たな抗赤血球抗体が産生されることがあります．

関連する検査項目と併せて解釈すべき検査項目

- 供血者血液の不規則抗体検査が陰性の場合，交差適合試験の主試験で凝集なしであれば，副試験は省略できます．

（福地邦彦）

免疫血清検査

不規則抗体検査

irregular antibody detection test

検査のポイント
- ☑ 不規則性抗体は免疫によって産生された抗体である．
- ☑ ABO式以外の赤血球抗原に対する抗体をもち，輸血副作用の原因となることがある．
- ☑ 妊娠によってつくられることがある．
- ☑ 輸血を受けることでつくられることがある．

陽性 ↑

主な疾患
妊娠（母体の遺伝子型 Rh e/e で胎児が Rh E/e であると，母体が Rh E に対する抗体を産生する可能性がある）
輸血〔ABO式と Rho（D）の血液型の一致と，交差適合試験の結果で凝集がないことで適合血液と判定される．ABOと Rho（D）以外の血液型が一致しない場合には，それらが抗原となり抗体を産生することがある〕

基準値　陰性（－）
臨床的に意義のある不規則抗体には，Rh, Duffy, Kidd, Diego, S,s, Kell, M 式の血液型物質に対する抗体がある

検体の採取・取り扱い・保存上の注意点　〈検査をするまえに考えること〉
- 輸血予定患者の最新の血液を採取します．
- 輸血のたびに検査を行う必要があります．

何をみている？ どんなときに検査する？　〈検査の根拠を考えよう！〉
- 輸血準備のために検査します．
- 複数回の輸血の際には，その都度検体を採取します．

なぜ異常値になるか？（異常値が出るメカニズム）　抗合力をつけよう!!
- ABO式血液型においては，A型のヒトは抗B抗体を保有し，B型のヒトは抗A抗体を保有するという規則性がありますが，Rho（D）式などの血液型では，Rh や Duffy 式血液型などでは対応する抗体をもっていません．したがって，交差適合試験ではこれらの適合はチェックできず，輸血によっても受血者に抗体が産生されることがあります．

各論　免疫血清検査　血液型と輸血関連

不規則抗体検査　257

関連する検査項目と併せて解釈すべき検査項目

- 受血者血清に不規則抗体が検出された際には，抗グロブリン法による交差適合試験を行います．
- 抗体スクリーニングで陰性であっても，過去に不規則抗体が検出された履歴がある場合には，抗グロブリン法による交差適合試験を行います．

（福地邦彦）

コラム／周産期の検査

血液型〔ABO，Rho（D）〕不適合妊娠

■ABO 式血液型不適合妊娠

母親が O 型で，児が A 型もしくは B 型の場合に発生します．初回妊娠，分娩時から発生することが多く，新生児溶血性疾患が生じるが程度が軽く，ほとんどは光線療法で治療可能です．

■Rho（D）式血液型不適合妊娠

Rho（D）式血液型が Rh（−）の妊婦で胎児が Rh（＋）で，2 回目以降の妊娠で間接 Coombs 試験陽性を示します．児に胎児貧血や新生児溶血性疾患などが起こります．母体が未感作の場合，妊娠 28 週前後は胎児血流入による感作のリスクが高まるため，未感作の妊婦には抗 D ヒト免疫グロブリンを投与します．また出生児が Rh（＋）であり，母体が未感作の場合，次回妊娠時の感作を予防するため，分娩後 72 時間以内に母体へ抗 D ヒト免疫グロブリンを投与します．

（佐藤陽子）

感染症・炎症マーカー

抗ストレプトリジンO抗体（ASO）/抗ストレプトキナーゼ抗体（ASK）

anti streptolysin O/anti streptokinase

検査のポイント
- ☑ A群β溶血性連鎖球菌感染症の診断に利用する.
- ☑ A群連鎖球菌が保有するストレプトリジンOや，ストレプトキナーゼに対する抗体価を測定する.

主な疾患（高）
猩紅熱，急性糸球体腎炎，丹毒，リウマチ熱，扁桃炎，血管性紫斑病，溶連菌咽頭保菌者

基準値
ASO（Rantz-Randall法による測定）：年齢，地域により異なる.
　（学童）333 Todd単位未満
　（成人）一般に250 Todd単位未満
ASK：（成人）2,560倍未満，（小児）5,120倍未満

検体の採取・取り扱い・保存上の注意点　検査をするまえに考えること

溶連菌感染以外でも，次の状態で高値を示すことがあります.
- *Bacillus subtilis*，*Pseudomonas fluorescens*，*Pseudomonas aeruginosa*に汚染された血清
- 肝炎，ネフローゼ症候群，大葉性肺炎，ジフテリア，高コレステロール血症，白血病，関節リウマチ，多発性骨髄腫など
- 酸・アルカリで処理し，中和した血清

溶連菌感染でもASO陰性の場合があります
- ストレプトリジンO非産生株が存在します.
- ステロイド投与中で抗体産生が十分に行われない場合があります.

何をみている？ どんなときに検査する？　検査の根拠を考えよう！

- 溶血性連鎖球菌感染を疑う場合に検査します.
- ASO，ASKどちらか一方でも高値の場合，溶連菌感染症が疑われます．また，低値であっても，経過中4倍以上の差を認めれば，溶連菌感染症を疑います．

なぜ異常値になるか？（異常値が出るメカニズム）

- 溶血性連鎖球菌が保有する成分に対する生体の免疫応答により抗体が産生されます．

関連する検査項目と併せて解釈すべき検査項目

- 臨床微生物学的に菌の分離が行われれば，確定診断となります．

（福地邦彦）

検査結果をアセスメントする

◆患者の観察項目，判読のポイント

- A群溶血性連鎖球菌感染症の診断の指標に使われます．ASOは感染後3〜5週でピーク値を示します．ASKは4〜10週でピーク値を示します．このため，続発症の診断時に有用となります．迅速診断キットや培養検査などの診断方法と併わせて用います．

◆臨床症状

- 突然の発熱と咽頭痛を起こす急性咽頭炎，それが治ってから1〜2週間後に血尿，蛋白尿，浮腫，高血圧などを起こす急性糸球体腎炎，皮膚の小さな傷から感染し膿疱やリンパ節腫脹を起こす化膿性皮膚感染症（とびひ），輪状紅斑と発熱，関節痛を起こすリウマチ熱などを起こします．そのほか急性中耳炎，急性副鼻腔炎，猩紅熱などを起こします．5〜15歳の小児に多くみられ，保育園や幼稚園で流行します．
- ショック症状，壊死性筋膜炎，腎臓・肝臓・肺機能低下を起こし，発症から病状の進行が急激かつ劇的で，死亡率が高い劇症型溶血性連鎖球菌感染症があり，50歳以上の報告数が多くみられています．

◆看護のポイント

- 化膿性皮膚感染症は，痒みが強いと掻いたり，引っ掻いたりすることで広がります．爪は短く切り，患部を被覆し，小さいお子さんが患部に触らないよう注意しましょう．また，患部はシャワーでよく洗い，皮膚を清潔に保つことが大切です．
- 急性咽頭炎や化膿性皮膚感染症は，飛沫や接触で感染するため，兄弟・姉妹や集団生活をする場で広がりやすいので，食事やタオル，衣服の共有を避け，咳や鼻水，患部に触った手をよく洗いましょう．

◆ピットフォール

- ASO基準値は年齢により変動します．一般に乳幼児，成人で低く，学童から思春期では高い値となります．

（中根香織）

感染症・炎症マーカー

抗ヘリコバクター抗体/尿素呼気試験

anti-*Helicobacter pylori* antibody/urea breath test

検査のポイント
- ☑ *Helicobacter pylori*（HP）は，胃粘膜に特異的に定着して慢性胃炎，消化性潰瘍，胃癌などとの関連がある．
- ☑ 抗 HP 抗体は HP 感染の有無を抗体価により判定する．
- ☑ 尿素呼気試験は，HP 感染の有無を，標的尿素（^{12}C を ^{13}C に置換）を用いて判定する試験である．

主な疾患（高）
H. pylori 感染者，その既往者〔胃・十二指腸潰瘍，胃 MALT リンパ腫，特発性血小板減少性紫斑病（ITP），胃癌〕

基準値
抗 HP 抗体：陰性（−）
尿素呼気試験：$\Delta ^{13}C$ が 2.5 ‰未満

検体の採取・取り扱い・保存上の注意点 / 検査をするまえに考えること
- 尿素呼気試験では，検査薬の服用後はすぐに軽くうがいをしてもらいます．口腔内に尿素が残っていると偽陽性となるおそれがあります．
- 除菌成功後も，抗体は 1 年以上陽性となるため，除菌の成功か否かは抗体検査で行うことはできません．
- プロトンポンプ阻害薬などの HP に抗菌作用をもつ薬剤の服用は，偽陰性となることがあります．

何をみている？ どんなときに検査する？ / 検査の根拠を考えよう！
- HP 感染は，胃・十二指腸潰瘍，慢性胃炎，胃癌，胃 MALT リンパ腫，ITP の原因と考えられているので，これら疾患を疑った場合には，原因追及のために検査を行います．

なぜ異常値になるか？（異常値が出るメカニズム） 統合力をつけよう!!
- HP 感染すると抗体が産生されるので，抗体陽性で HP 感染の有無を判定することができます．
- HP は尿素を分解するので，尿素の ^{12}C を ^{13}C に置換した非放射性同位元素を測定することで，HP 感染の有無を判定することができます．

関連する検査項目と併せて解釈すべき検査項目

- 内視鏡を用いて HP を採取・検出するのが特異的な方法ですが，侵襲的方法ですので，非侵襲的な抗体や尿素呼気試験が汎用されています．
- 便中の HP 抗原を検索する方法もあります．

（高木　康）

検査結果をアセスメントする
情報を分析・評価して実践しよう！

◆患者の観察項目，判読のポイント
- 血液や尿中の抗ヘリコバクター・ピロリ（HP）IgG 抗体が陽性であれば，HP 感染症と診断されます．HP 抗体を除菌判定に用いるときは，除菌後 6 ヵ月以上経過時の値が，除菌前より半分以下に低下した場合に，除菌成功と判断します．除菌の成否には，尿素呼気試験が推奨されます．

◆臨床症状
- 日本の HP 菌感染者は少なくとも 3,000 万人以上とされ，特に 50 歳以上の感染率が高いとされています．感染していても通常は自覚症状がありません．十二指腸潰瘍や胃癌を発症することで症状が現れます．

◆看護のポイント
- 除菌に伴い，胃酸分泌が改善し，胃食道逆流症が発生する可能性があります．胸やけ，呑酸などの症状に注意しましょう．高脂肪食やアルコール，タバコなどは胃酸分泌を増やし，一過性下部食道括約筋弛緩を誘発して逆流を起こします．大食いや早食いは控え，食後すぐに横にならないなど食習慣改善が予防につながります．除菌成功後の再感染率は年 0〜2％ と考えられています．また，除菌成功後に肥満やコレステロール上昇など，生活習慣病が多くなっているため，生活指導の継続が大切です．
- 除菌治療に伴う副作用として，下痢，味覚異常（苦み，金属のような味），口内炎などが報告されています．治療前に軟便や下痢傾向のある患者には，整腸薬の併用を勧めましょう．

◆ピットフォール
- HP 菌は経口感染する可能性があります．HP 菌に感染している親が口にした食べ物を，子どもに与えることで感染します．親から子へ，祖父母から孫へうつさないよう，注意しましょう．

（中根香織）

感染症・炎症マーカー

真菌検査（β-D-グルカン，アスペルギルス抗原，クリプトコックス抗原）

serological test for fungi（β-D-glucan, *Aspergillus* galactomannan antigen, *Cryptococcus* glucuronoxylomannan antibody）

検査のポイント

- ☑ 深在性真菌症をきたすような重症の免疫不全患者において，深在性真菌症を疑う場合に検査する．
- ☑ 偽陽性や偽陰性も多いため，他の検査所見と併せて診断する．
- ☑ 疑う真菌の種類によって，検査項目が異なる．
- ☑ すべての真菌を網羅はしていない．

主な疾患

β-D-グルカン
　侵襲性アスペルギルス症，侵襲性カンジダ症，ニューモシスチス肺炎

アスペルギルス抗原
　侵襲性アスペルギルス症

クリプトコックス抗原
　肺クリプトコックス症，クリプトコックス髄膜炎

その他の疾患

β-D-グルカン
　偽陽性

アスペルギルス抗原
　偽陽性

クリプトコックス抗原
　トリコスポロン症

基準値 検査キットによって異なるため，各施設の基準値を参照

検体の採取・取り扱い・保存上の注意点 （検査をするまえに考えること）

- β-D-グルカンは環境中に多く存在するため容易に混入し，偽陽性の原因となるため，無菌的に専用容器を用いて採血する必要があります．
- 採血後はよく混和し，なるべく早く検査室に届けるよう心がけてください．時間がかかる場合は冷蔵保存を行ってください．

何をみている？ どんなときに検査する？ （検査の根拠を考えよう！）

- 真菌の菌体成分の一部をみる方法です．
- クリプトコックス抗原以外は偽陽性も多いため，深在性真菌症をきたすような，強い免疫抑制がかかった患者においてのみ測定してください．

なぜ異常値になるか？ （異常値が出るメカニズム） 総合力をつけよう!!

- 真菌が身体の奥深くに侵入し，壊れた場合に菌体成分の一部が血液に混入し，陽性になります．

- β-D-グルカン偽陽性の原因には，環境からの汚染に加え，セルロース素材の透析膜，手術時のガーゼ，血液製剤（アルブミン製剤，グロブリン製剤など），溶血検体，高グロブリン血症などがあります．

← 関連する検査項目と併せて解釈すべき検査項目
- 症状に加え，（真菌）培養，画像所見，病理組織学的所見と併せて判断する必要があります．
- C反応性蛋白（CRP）などの炎症所見も参考になります． （詫間隆博，二木芳人）

検査結果をアセスメントする　情報を分析・評価して実践しよう！

◆患者の観察項目，判読のポイント
- 真菌症の確定診断には，培養検査や病理組織学的検査が必要ですが，補助的にβ-D-グルカン，抗アスペルギルス抗体を測定します．β-D-グルカンの上昇は，カンジダやアスペルギルス，ニューモシスチスなどを疑いますが，クリプトコックス症では上昇しません．

◆臨床症状
- 易感染患者の日和見真菌症の原因です．広域抗菌薬を使用しても解熱しない場合は真菌感染症を疑いましょう．
- カンジダはヒトの消化管や上気道，腟，腋窩，陰部などの常在菌の一種です．抗腫瘍薬や腸管切除による消化管粘膜の破綻から血中へ，中心静脈カテーテル（CVC）刺入部位から血行性にカンジダ菌血症を起こします．
- アスペルギルスは環境中に存在し，ほとんどのヒトは毎日吸い込んでいます．易感染患者は，肺や脳，皮膚，肝・腎臓が侵されることもあります．
- クリプトコックスは鳩の糞や土壌に存在します．米国では，85％がHIV感染者から発生しています．

◆看護のポイント
- 真菌は環境中（土壌，植物，堆肥，糞，埃など）に存在するため，免疫能が低下するHIV感染症や白血病，悪性腫瘍，糖尿病などの基礎疾患がある場合，副腎皮質ステロイド薬や抗腫瘍薬投与中は，農作業やガーデニング，建築現場や埃の多い環境を避けましょう．家や病院で改築工事を行う場合は，免疫不全患者にN95マスクを着用するか，HEPAフィルターを用いた空気清浄ができる病室を使用しましょう．

◆ピットフォール
- カンジダはバイオフィルムを形成するため，カンジダ血症の場合，CVCを抜去することが推奨されます（非好中球減少患者）．好中球減少患者のCVC抜去の是非については意見が分かれています．

（中根香織）

感染症・炎症マーカー

梅毒血清反応

serological reaction of syphilis

検査のポイント

- ☑ 患者血清にウシ心筋由来の脂質抗原に対する抗体を定性・定量する serological test for syphilis (STS) と *Treponema pallidum* (TP) に対する抗体を定性・定量する TP 抗原法に大別される.
- ☑ STS として rapid plasma reagin test (RPR), TP 抗原法として TP latex agglutination test (TPLA) が頻用される.

陽性 ↑

主な疾患

RPR 陽性・TPLA 陽性
活動性梅毒

RPR 陽性・TPLA 陰性
感染早期（RPR 陽性化後 2〜3 週間以内），生物学的偽陽性を示すその他の疾患〔全身性エリテマトーデス（SLE），関節リウマチ，妊娠，結核，悪性腫瘍などがある〕

RPR 陰性・TPLA 陽性
梅毒治癒後

基準値　RPR 法：（定性）陰性（−），（定量）1.0 RU 未満
　　　　　TPLA 法：（定性）陰性（−），（定量）10 TU 未満

陰性 ↓

RPR 陰性・TPLA 陰性
感染なし，または感染ごく初期（4 週以内）

検体の採取・取り扱い・保存上の注意点　検査をするまえに考えること

- 感染機会のあった時期を問診したうえで，検査法とその時期を決定します．
- 活動性梅毒では，針刺しや手の傷から血液を介する感染の危険性があり，取り扱いに注意します．

何をみている？ どんなときに検査する？　検査の根拠を考えよう！

- 術前検査など梅毒のスクリーニングには STS が用いられますが，確定診断には TP 抗原法が必要です．
- TP 感染性の有無や治療の必要性，治療効果の判定には TP 抗原法陽性を確認したうえで，STS 定量法が有用です．TP 抗原法は治療後も陰性化せず，治療効果の判定には適用できません．
- 適切な治療を行っても RPR など STS が低下せず（serofast reaction），治療効果

の判定が困難な場合もあります．

🔍 なぜ異常値になるか？（異常値が出るメカニズム）

- 血清中に脂質抗原もしくはTPに対する抗体が産生されると，陽性となります．
- 生物学的偽陽性は，TPにも含まれるカルジオリピンやレシチンに対する自己抗体が産生される各種疾患で生じます．

← 関連する検査項目と併せて解釈すべき検査項目

- 梅毒は性感染症であり，HIV感染やクラミジア感染との合併例もあり，これらの抗体/抗原検査も併用します．梅毒とHIV感染症との合併は，特に男性同性間感染に多く，しばしばRPRやTPLAが単独感染より高値を示す傾向があります．
- TP抗原法として感度が鋭敏なfluorescent treponemal antibody absorption test（FTA-ABS）を併用することがあります．RPR陽性，TPLA陰性の場合，生物学的偽陽性との鑑別には，本法が有用です．IgM抗体を検出するFTA-ABS法-IgMは，RPRやTPLAより早期に陽性化するため，感染早期の梅毒や先天梅毒の診断に有用です．

(末木博彦)

✋ 検査結果をアセスメントする　　情報を分析・評価して実践しよう！

◆患者の観察項目，判読のポイント
- STSは感染早期（感染後4週ごろ）から陽性となり，治療の経過によって抗体価が低下するため，治療の効果判定に使用されます．

◆臨床症状
- 梅毒には後天性梅毒と先天梅毒があります．後天性梅毒は，1期～4期に分けられ，1期は性行為から3週間後，外陰部に硬結ができますが消退します．2期は感染後3ヵ月～3年ごろ，バラ疹（全身性の淡い紅斑）や扁平コンジローマなど多彩な皮疹が，数ヵ月おきに出現と消退を繰り返します．3期は，感染から3～10年ごろ，ゴム腫（皮下や骨，肝などに肉芽腫性炎症）や結節性梅毒疹（顔面に赤銅色の結節が多発）が出現します．4期は，感染後10年ごろ，神経梅毒（進行麻痺，脊髄癆）が出現します．
- 先天梅毒は，母親から経胎盤性に母子感染します．死産，早産，胎児水腫の要因となります．出生後数週から，バラ疹，肝脾腫，Parrot凹溝，鞍鼻，鼻閉などの症状があります．

◆看護のポイント
- 梅毒は，抗菌薬の長期内服が必要です．1期で2～4週間，2期で4～8週間，飲み忘れや自己中断がないよう，内服継続をサポートしましょう．
- 1～2期では，性行為により感染するため，性行為があるときは，最初から最後

までコンドームを使用することが感染予防になります．感染経路としてオーラルセックスも含まれ，外見上異常がなさそうにみえても，腟や直腸，口の中に隠れていることがあります．HIV 感染症に合併した梅毒が多く報告されています．

◆ピットフォール
●梅毒以外で，SLE などの膠原病，麻疹，水痘，妊婦，麻薬中毒などで陽性になることがあります．臨床症状や病歴などと併せて確認しましょう． （中根香織）

コラム

2 週間健診での黄疸

　最近，褥婦の退院が早くなったため，授乳の様子，体重増加，黄疸の推移などを確認できずに，新生児も退院することが多くなりました．そのため，生後 2 週間健診を行う施設が多くなっています．2 週間健診時に，臨床的黄疸を伴う例は多く，適切な対応が必要です．2 週間健診においては，母乳に関連した黄疸が多く認められます．母乳を飲みとれないために起こる黄疸と母乳性黄疸があります．

　母乳をうまく飲みとれていないために起こる黄疸（breast nonfeeding jaundice）は，基礎疾患がないにもかかわらず，出生後の体重減少が大きいのが一般的です．授乳回数が少なかったり，1 回授乳量が少ないため，摂取カロリーが少ないことが関係しています．脂肪分が多くカロリーの高い後乳まで，児がしっかり摂取できるように支援することが大切です．

　母乳性黄疸（breast feeding jaundice）は，通常十分に母乳を飲みとれていて，元気があり，体重増加，尿・便回数も良好です．母乳性黄疸では，生後 10 ～ 15 日にかけてビリルビン値が上昇しますが，多くは生後 3 ～ 4 週にかけて低下していきます．母乳性黄疸によって，間接ビリルビンが 20 ～ 25 mg/dL を超えるような高値を示すことはまれですし，核黄疸の危険にさらされることもまれです．

　このように，まず母乳栄養に伴う黄疸を想定するのですが，決して鑑別を怠ってはいけない病気があります．それが胆道閉鎖症です．胆道閉鎖症を鑑別するため，2 週間健診以降で黄疸の遷延を認めたら，必ず便色が白色，淡い黄色，灰白色ではないか．尿の色調が濃い黄色ではないか，皮膚がくすんだ黄色ではないか．栄養方法が母乳中心ではなく，人工栄養または人工栄養が主な混合栄養ではないかなどを確認します．特に大切なのは便色です．便の色については，言葉だけではわかりにくいため，色の見本を示したほうがよく，2012 年 4 月から母子手帳に，便カラーカードが添付されるようになりました．生後 2 週，生後 1 ヵ月，生後 1 ～ 4 ヵ月に便色に最も近いと思う便色番号を，3 回ともカードに記入します．しかし，現在 2 週間健診，1 ヵ月健診でカラーカードに記載を行ってくる両親はほとんどいなく，産科退院時の指導徹底が大切であると感じています．

（三浦文宏）

感染症・炎症マーカー

寒冷凝集反応

cold agglutination

検査のポイント
- ☑ マイコプラズマ肺炎の際に上昇する．
- ☑ 赤血球に対する抗体で，マイコプラズマ肺炎以外でも上昇する．

主な疾患（高）
マイコプラズマ肺炎，寒冷凝集素症，悪性リンパ腫，伝染性単核症，自己免疫性溶血性貧血，肝硬変，耳下腺炎性睾丸炎，トリパノソーマ症

基準値　64倍未満

検体の採取・取り扱い・保存上の注意点　検査をするまえに考えること
- 採血してから血清分離まで，20℃以上で操作します．
- 分離後の血清は，4℃前後に保存し，なるべく早く検査します．

何をみている？どんなときに検査する？　検査の根拠を考えよう！
- マイコプラズマ感染時に産生亢進する抗体です．
- 重症例の70〜90％，軽症例の30％程度で，発病後1週の終わりころから上昇します．2〜4週で最高値となり，6週で低下・消失するので，重症度や経過の追跡に利用できます．

なぜ異常値になるか？（異常値が出るメカニズム）　統合力をつけよう!!
- 健常人血清にも多少は認められます．
- 特にマイコプラズマ感染で産生が増加します．

関連する検査項目と併せて解釈すべき検査項目
- マイコプラズマ肺炎の検査目的の場合，ほかにマイコプラズマ特異抗体を検出する方法があります．また，時間はかかりますが，専用培地を用いたマイコプラズマの培養も可能です．

（福地邦彦）

検査結果をアセスメントする　情報を分析・評価して実践しよう！

◆患者の観察項目，判読のポイント
- 寒冷凝集反応の陽性は，マイコプラズマによる可能性が高いとされています．

◆臨床症状
- マイコプラズマ肺炎は，発熱や全身倦怠感，頭痛がみられ，症状出現後3～5日で咳がだんだんひどくなります．個人差がありますが，解熱後も咳が遷延し，3～4週間ほど続くことがあります．合併症として無菌性髄膜炎，脳炎などの中枢神経系症状，発疹などの皮膚病変，肝機能障害が報告されています．小児や若い成人に多くみられますが，高齢者もみられます．他に咳が続く感染症として，百日咳などがあります．

◆看護のポイント
- マイコプラズマ肺炎は，飛沫・接触感染するため，咳エチケット（咳やくしゃみをするときは，ティッシュやマスクを口と鼻に当て，他の人に直接飛沫がかからないようにしましょう）と手指衛生が重要です．患者と患者に接する人に指導を行いましょう．
- 1～4週間の潜伏期を経て発症します．マイコプラズマは，感染により抗体ができますが，生涯続くものではないため，再感染することがあります．マクロライド系抗菌薬で治療が行われますが，発熱や咳などは対症療法が主体です．小さいお子さんは，咳き込んで嘔吐することがあるため，誤嚥や窒息に注意しましょう．

◆ピットフォール
- 医療者の長引く咳は，マイコプラズマや百日咳，結核が疑われる場合があります．マスクを着用し，早めに検査を受けましょう．

（中根香織）

感染症・炎症マーカー

感染症の遺伝子検査

genetic analysis of pathogen

検査のポイント

- ☑ 細菌やウイルスのゲノムを検出し同定を行う．
- ☑ 細菌の同定には，16S rRNA領域の塩基配列解析を行う．
- ☑ 抗菌薬耐性遺伝子や毒素遺伝子を検出する．
- ☑ パルスフィールド電気泳動法により，感染源微生物の感染経路をたどることができる．

主な疾患

抗菌薬耐性遺伝子 *mecA*，ESBL，メタロβラクタマーゼなど
黄色ブドウ球菌の panton valentine leukocidin（PVL），exfoliative toxin A/B（ETA），toxic shock syndrome toxin（TSST）

基準値

原因微生物の同定：生物学的，生化学性状から推定される菌種と，遺伝子検査の結果が一致する
抗菌薬感受性検査と耐性遺伝子が一致する．毒素による症状と毒素遺伝子が一致する
パルスフィールド電気泳動法でバンドパターンが一致した場合には，同一起源であることが強く示唆される

検体の採取・取り扱い・保存上の注意点　検査をするまえに考えること

- 他の菌種との汚染がないように無菌的に採取します．
- 感染性微生物を扱います．喀痰，尿，便，血液などで，周囲も汚染させないよう注意します．

何をみている？ どんなときに検査する？　検査の根拠を考えよう！

- 感染症の原因微生物のゲノムを検出します．
- 抗菌薬耐性菌の耐性機構を明らかにします．
- 院内感染経路を解析するために行います．

なぜ異常値になるか？（異常値が出るメカニズム）　総合力をつけよう!!

- 遺伝子型と菌の生物学性状が異なることがしばしばあります．
- 死菌であってもゲノムDNAが残っていれば，検出されます．

- 抗菌薬耐性遺伝子をもちながら，抗菌薬感受性検査の結果が陰性の細菌もあります．これらは，抗菌薬使用で耐性が誘導されることがあるので，注意が必要です．

関連する検査項目と併せて解釈すべき検査項目
- 検出目的の微生物の抗体価の変動を調べ，血清学的な感染症診断と併せて判断します．

（福地邦彦）

検査結果をアセスメントする
情報を分析・評価して実践しよう！

◆患者の観察項目，判読のポイント
- 無菌的に採取され，適切に保存・搬送された検体を材料として使用しましょう．検体採取時に汚染（コンタミネーション）があると，結果が混乱する可能性があります．遺伝子検査の結果と臨床症状が一致しているか，確認しましょう．

◆臨床症状
- 麻疹の診断にはPCR法が有用です．保健所を通じて検体を提出・検査することができます．麻疹はカタル症状を伴う高熱，コプリック斑，全身性発疹が主症状です．PCRは発疹出現後7日以内に咽頭ぬぐい液，血液（EDTA加血液），尿を採取します．
- 細菌培養検査の臨床材料から，MRSAや多剤耐性緑膿菌など薬剤耐性菌が検出された場合は，他の保菌患者との関連や必要に応じて周囲の患者の保菌状況を確認する必要があります．遺伝子検査は医療関連感染の調査に有用です．

◆看護のポイント
- 麻疹は，口腔粘膜のただれや咽頭痛を伴う場合があり，食欲低下の要因になります．高熱を伴うため，脱水症に注意し，こまめに水分を摂取しましょう．麻疹は，空気感染し，感染力が強いため，抗体がない人は接触を避けましょう．ワクチン接種歴または既往歴，抗体を確認しましょう．
- 薬剤耐性菌の複数発生事例では，疫学調査（時，場所，人）から浮かび上がる要因を分析し，パルスフィールド電気泳動法を行い，同一ゲノム型であるか確認すること，耐性菌の感染予防に活用することができます．

◆ピットフォール
- 結核PCRでは，生菌か死菌かの判断はできません．結核の既往歴や治療歴のある患者は，結核菌の培養検査で生菌かどうかを確認する必要があります．

（中根香織）

感染症・炎症マーカー

A 型肝炎ウイルス（HAV）

hepatitis A virus

検査のポイント

- ☑ A 型肝炎ウイルス（HAV）は，RNA ウイルスで，主に糞便中のウイルスの経口感染で伝播する．
- ☑ A 型急性肝炎は，2〜6 週の潜伏期の後に発症し，血中には発症の初期から IgM-HA 抗体が出現し，3〜6 ヵ月で消失します．IgG-HA 抗体は，IgM より遅れて 1〜4 週後に陽性化して長期間陽性が持続する．
- ☑ 最近は遺伝子検査（HAV-RNA）が行われ，正確な診断が可能になった．

A 型肝炎の関連検査の推移

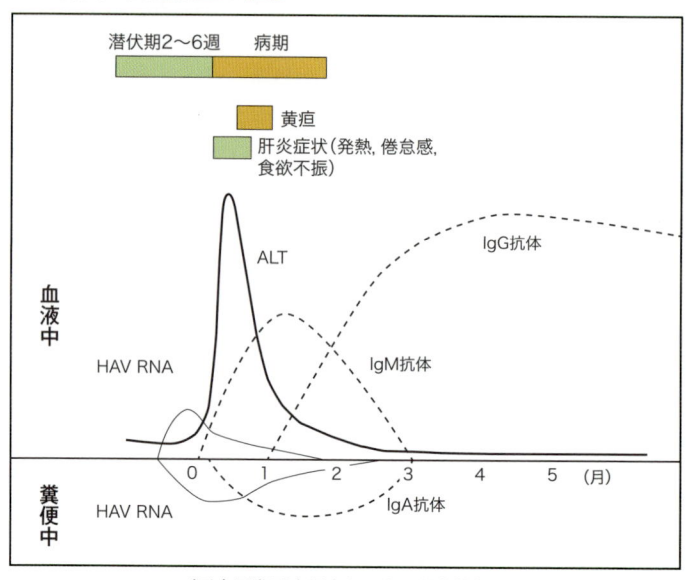

潜伏期2〜6週　病期
黄疸
肝炎症状（発熱，倦怠感，食欲不振）

血液中：ALT、IgG抗体、IgM抗体、HAV RNA
糞便中：HAV RNA、IgA抗体

0　1　2　3　4　5　（月）

（国立国際医療研究センター肝炎情報センター：急性肝炎
http://www.kanen.ncgm.go.jp/forcomedi_ah.html より引用）

検体の採取・取り扱い・保存上の注意点　検査をするまえに考えること

● 発生直後には IgM-HA 抗体が検出されないことがあります．

🔍 何をみている？ どんなときに検査する？　検査の根拠を考えよう！

- HAV 感染（発熱，全身倦怠感，食欲不振，少し遅れて黄疸）が疑われる場合に検査します．

なぜ異常値になるか？（異常値が出るメカニズム）　統合力をつけよう!!

- HAV が感染すると，抗体（最初は IgM 抗体，続いて IgG 抗体）が産生されるため，これらを検査します．
- HAV-RNA は HAV の核酸検査で，感染すると血中に検出されます．

関連する検査項目と併せて解釈すべき検査項目

- 肝障害検査である AST/ALT などの逸脱酵素，ALP や γ-GT などの胆管酵素，総ビリルビンを検査します．
- 肝障害の重症度判定のためには，アルブミン，プロトロンビン時間（PT），総コレステロールなどを検査します．

（高木　康）

👍 検査結果をアセスメントする　情報を分析・評価して実践しよう！

◆患者の観察項目，判読のポイント
- A 型肝炎ウイルス感染の有無を判定します．
- IgM 抗体が陽性の場合は，現在の肝炎が A 型肝炎であることを示します．
- IgG 抗体陽性の場合は，既感染であることを示します．

◆臨床症状
- ウイルスを経口摂取後，2〜6 週間の潜伏期間を経て，発熱，倦怠感，黄疸などの症状を発症します．多くの場合は，一過性であり，慢性化することはまれです．
- 消化器症状（食欲不振，嘔吐など）を伴いますが，典型的な症例では，黄疸，肝腫大，灰白色便などを認めます．
- 合併症として，劇症肝炎，急性腎不全，溶血性貧血，低血糖などがあります．

◆看護のポイント
- 感染経路は，経口感染（海外渡航時などに生水や生ものなどを摂取したことにより感染）です．排泄物の取り扱い（処理）には，十分な注意が必要となります．
- 原則，急性期は安静臥床します．安楽な体位と環境を整えましょう．
- 発熱や意識障害などがみられたときは，医師に報告しましょう．

◆ピットフォール
- 重症化，劇症化，肝外症状に十分注意して観察しましょう．

（秋間悦子）

感染症・炎症マーカー

B型肝炎ウイルス（HBV）

hepatitis B virus

検査のポイント

- ☑ B型肝炎ウイルス（HBV）は，DNAウイルスで母子感染と血液・精液などによる感染により伝播する．
- ☑ HBVは球形粒子で，外殻のHBs抗原（surface），内部にHBc抗原（core），そのなかにDNAポリメラーゼが存在する．
- ☑ HBV感染の有無・経過は，HBs抗原，HBs抗体，HBc抗体，HBe抗原，HBe抗体，HBV-DNAにより判定する．

B型肝炎のウイルスマーカーの推移（急性感染例）

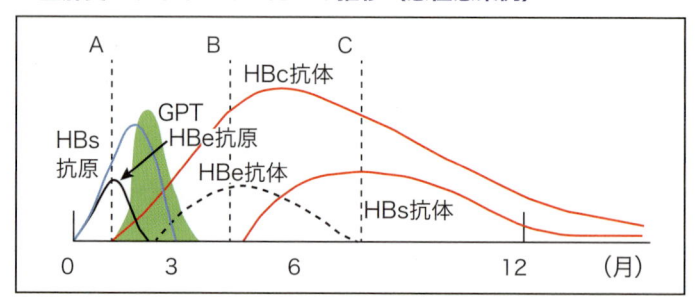

（吉沢浩司，他：ウイルス肝炎―診断・予防・治療のてびき．文光堂，1997より引用）

検体の採取・取り扱い・保存上の注意点　検査をするまえに考えること

- HBVは血液・体液を介して感染するため，検体の取り扱いには十分注意する必要があります．

何をみている？ どんなときに検査する？　検査の根拠を考えよう！

- HBV感染（全身倦怠感，食欲不振，少し遅れて黄疸）が疑われる場合に検査します．

なぜ異常値になるか？（異常値が出るメカニズム）　統合力をつけよう!!

- HBVが感染すると，血中にHBs抗原，HBe抗原が検出されます．そして，血中には，外殻のHBs抗体，HBc抗体，それにHBe抗体が出現します．
- HBV-DNAは，HBVの核酸検査で，感染すると血中に検出されます．従来はDNAポリメラーゼを検査していましたが，現在はHBV-DNAを検査しています．

B型肝炎のウイルスマーカーの推移（持続感染（キャリア）例）

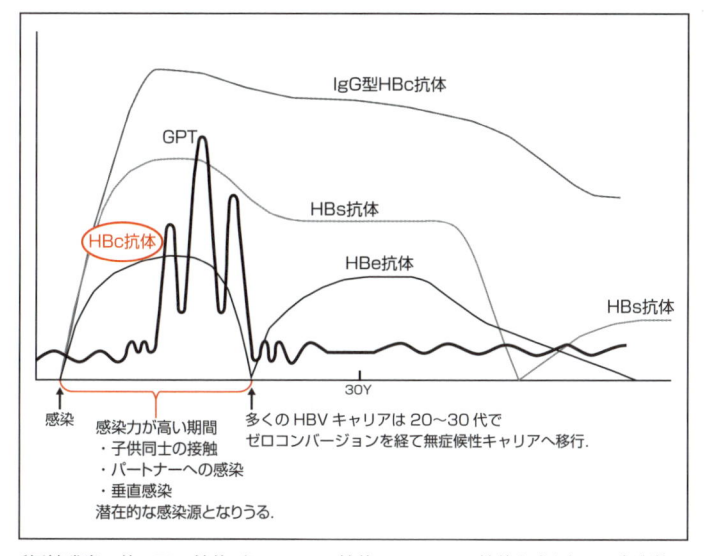

（図：横軸に時間，縦軸にマーカー値をとったグラフ。IgG型HBc抗体，GPT，HBs抗体，HBc抗体，HBe抗体，HBs抗体の推移が示されている。）

- 感染
- 感染力が高い期間
  ・子供同士の接触
  ・パートナーへの感染
  ・垂直感染
  潜在的な感染源となりうる．
- 多くのHBVキャリアは20〜30代でゼロコンバージョンを経て無症候性キャリアへ移行．

〔柘植雅貴，他：HBc抗体（IgM・HBc抗体・IgA・HBc抗体を含む）．日本臨牀 62：129-133，2004 より引用〕

関連する検査項目と併せて解釈すべき検査項目

- 肝障害検査であるAST/ALTなどの逸脱酵素，ALPやγ-GTなどの胆管酵素，総ビリルビンを検査します．
- 肝障害の重症度判定のためには，アルブミン，プロトロンビン時間（PT），総コレステロールなどを検査します．
- 変異型ウイルスにより重症化となることがあり，HBVプレコア変異およびコアプロモーター変異遺伝子同定検査を行います．
- 治療薬であるラミブジンを長期投与すると変異体が出現し，効果を妨げることがあるため，ラミブジン耐性遺伝子を検査します．

（高木　康）

検査結果をアセスメントする
情報を分析・評価して実践しよう！

◆患者の観察項目，判読のポイント

- 抗HBV抗体は，B型肝炎の感染の有無，B型肝炎ワクチン効果の評価に利用します．
- HBs抗原が陽性の場合，HBVの存在を意味しますので，既感染やワクチン接種後の中和抗体獲得を示します．

◆**臨床症状**
- 血液曝露や性行為後，数週間の潜伏期間を経て，全身倦怠感，食欲不振，悪心・嘔吐，黄疸，発熱などが出現します．
- 劇症肝炎は数％のヒトにみられます．
- キャリアの場合は，無症状で経過します．

◆**看護のポイント**
- 感染経路は，血液（針刺し，輸血など），体液（性交渉）感染です．
- 原則，急性期は安静臥床します．安楽な体位と環境を整えましょう．
- 症状の出現により，活動性が低下することがあります．患者の状況に合わせた日常生活援助（清潔，更衣，排泄，睡眠など）を行いましょう．
- 血液がついている（可能性がある）物品（歯ブラシ，剃刀など）は共用しないようにしましょう．

◆**ピットフォール**
- B型肝炎は，他の肝炎に比べて劇症化しやすいです．
- B型肝炎は，慢性化・劇症化を起こすことがありますが，ワクチン接種（原則として，接種は3回1クール行う）により感染を予防することができます．

（秋間悦子）

感染症・炎症マーカー

C型肝炎ウイルス（HCV）

hepatitis C virus

> **検査のポイント**
> - ☑ C型肝炎ウイルス（HCV）は，RNAウイルスで，主に血液を介して伝播（輸血）する．
> - ☑ C型肝炎は，持続性感染が多く，慢性肝炎や肝硬変，肝細胞癌に移行する．
> - ☑ 初期感染では，一般に自覚症状が乏しいことが多いが，発熱，全身倦怠感，食欲不振，黄疸などの症状が出現する．
> - ☑ HCV抗体，HCV-RNAの陽性が持続する．

検体の採取・取り扱い・保存上の注意点　　検査をするまえに考えること

- HCVは血液を介して感染するため，検体の取り扱いには十分注意する必要があります．

何をみている？　どんなときに検査する？　　検査の根拠を考えよう！

- HCV感染が疑われるときに検査します．
- C型肝炎のインターフェロン治療の効果は，HCV-RNA量と群別（遺伝子別）とで大きな差がみられるので，遺伝子型を知ることが治療上重要です．

なぜ異常値になるか？（異常値が出るメカニズム）　統合力をつけよう!!

- HCVが感染すると，HCVに関連するHCV-RNA，HCV抗体が血中に検出されます．

関連する検査項目と併せて解釈すべき検査項目

- HCV抗体は，第二世代，第三世代と新しい抗体検出のための試薬が開発されています．
- インターフェロンの治療効果のために，HCVセロタイプが検査されます．

（高木　康）

検査結果をアセスメントする
情報を分析・評価して実践しよう！

◆患者の観察項目，判読のポイント
- HCV抗体陽性の場合は，C肝炎ウイルスに感染をしていることを示します．

◆臨床症状
- 感染後数年～数十年，自覚症状がなく経過した後，全身倦怠感に続き，食欲不振，悪心・嘔吐などの症状が出現します．黄疸が出現することもあります．
- 合併症として，慢性肝炎，劇症肝炎，肝硬変，肝癌などがあります．肝硬変まで進行すると，肝癌の発生率が高くなります．

◆看護のポイント
- 感染経路は，血液（針刺し，輸血など）感染です．
- 症状の出現により，活動性が低下することがあります．患者の状況に合わせた日常生活援助（清潔，更衣，排泄，睡眠など）を行いましょう．
- インターフェロン治療により，精神症状が出現することがあります．

◆ピットフォール
- 感染初期では，抗体を測定しても陰性になることがあります．感染を疑う場合は，初診時と1～2ヵ月後測定します．

（秋間悦子）

感染症・炎症マーカー

抗 HIV 抗体

HIV antibody test

検査のポイント

- ☑ 抗 HIV 抗体は，human immunodeficiency virus（HIV）の感染を意味する．
- ☑ HIV には HIV-1 と HIV-2 があるが，一般には HIV-1 の感染が大多数である．
- ☑ HIV 感染初期の数週間を除き，検出可能である．
- ☑ スクリーニング検査〔PA，ELISA，抗原抗体同時検査（CLIA）〕と確認検査（WB）がある．確認検査による HIV 抗体の存在は，HIV 感染の証明となる．
- ☑ HIV 抗原検査（EIA/CLEIA，PCR 法）も併せて検査結果を解析する．

陽性 ↑

主な疾患
HIV 感染〔（無症候感染期，後天性免疫不全症候群（AIDS）〕

その他の疾患
偽陽性（スクリーニング検査での HIV 抗体陽性で認められる）
自己免疫疾患，頻回輸血者，妊婦など

基準値　陰性（－）

検体の採取・取り扱い・保存上の注意点　検査をするまえに考えること

- HIV 曝露から抗 HIV 抗体陽性となるまで，少なくとも平均 22 日以上要するとされます．この期間をウインドウピリオドとよびます．この期間は感度の高い抗原検査（PCR 法などによる HIV ウイルスの検出など）によらなければ，HIV 感染を証明できません．
- 生後 15 ヵ月以内の乳児（母親からの移行抗体がある時期）では，抗 HIV 抗体は感染の根拠となりません．
- 検査を施行する前に被験者から検査同意を得ることが法律で定められています．

何をみている？ どんなときに検査する？　検査の根拠を考えよう！

- HIV 感染のリスクが高い同性愛者などで，急性ウイルス感染の症状を示す場合（ウインドウピリオドに注意する必要があります）
- 理由が明らかでなく，日和見感染（カリニ肺炎，帯状疱疹，赤痢アメーバ，肺

結核など）を繰り返す患者
- 手術前，内視鏡生検検査前の感染症スクリーニング

📈 なぜ異常値になるか？（異常値が出るメカニズム） 統合力をつけよう!!

- HIV感染患者では，終生HIV抗体が産生されるためHIV抗体は陽性となります．

← 関連する検査項目と併せて解釈すべき検査項目

- HIV-ジェノタイプ薬剤耐性検査

（中牧　剛）

👍 検査結果をアセスメントする　情報を分析・評価して実践しよう！

◆患者の観察項目，判読のポイント
- 抗体検査では0.3％の偽陽性が発生します．確定診断のためにウエスタンブロット法（WB）による検査が必要です．感染から4週間以内に抗体検査を受けた場合は，感染していても陰性となる可能性があります．

◆臨床症状
- 症状や病歴を聞く際は，プライバシーに配慮できる空間やスタッフの準備が必要です．AIDS指標疾患として，ニューモシスチス肺炎，食道・気管支カンジダ症，サイトメガロウイルス感染症，HIV消耗性症候群（下痢や発熱が1ヵ月以上続き，体重が10％以上減る慢性的な衰弱），活動性結核などがあげられます．

◆看護のポイント
- 検査を実施する前に，結果の告知の有無を確認しましょう．患者の容態が急変し，検査結果が判明した際に，患者自身に告知できない場合を考慮しましょう．患者に検査結果を誰に告知してよいか，検査実施時に確認することも大切です．
- HIV感染症と向き合うときは，家族や友人に相談できず，さまざまな心理的，対人関係の問題が生じてくることもあります．社会的資源の活用や拠点病院，患者会，NGOなどの支援が受けられることを案内しましょう．地域の健康福祉課の派遣カウンセラーやブロック拠点病院と連携しましょう．

◆ピットフォール
- HIV抗体は偽陽性の場合があり，妊婦や血液腫瘍，膠原病，アルコール性肝炎などの場合は，注意が必要です．患者に不安を与えないため，検査対象者に偽陽性となる可能性について補足説明しておくとよいでしょう．

（中根香織）

感染症・炎症マーカー

抗 HTLV-1 抗体

HTLV-1 antibody test

検査のポイント

- ☑ Human T-cell lymphotropic virus-type 1（HTLV-1）は，RNAウイルスでヒト T 細胞に感染した後，プロウイルス DNA として組み込まれている．リンパ球中のプロウイルス DNA により伝播する．
- ☑ 抗 HTLV-1 抗体は，HTLV-1 の感染を意味し，終生持続する．
- ☑ 抗 HTLV-1 抗体検査には，スクリーニング検査（PA，EIA，CLEIA）と確認検査（IIF，WB）がある．
- ☑ 抗体検査で判定が困難な場合，HTLV-1 プロウイルス DNA を検出する PCR 法を参考にする．

陽性 ↑

主な疾患

成人 T 細胞白血病リンパ腫（ATLL），HTLV-1 associated myelopathy（HAM），HTLV-1 キャリア

基準値　陰性（−）

検体の採取・取り扱い・保存上の注意点　検査をするまえに考えること

- 血清が検査試料であり，保存安定性には優れている．
- 母親からの移行抗体をもつ生後 15 ヵ月以内の乳児では判定困難です．

何をみている？　どんなときに検査する？　検査の根拠を考えよう！

- ATLL は，慢性リンパ性白血病あるいは悪性リンパ腫の病型をとります．ATLL の診断には必須です．ATLL は，HTLV-1 の母乳感染後，40 年以上を経て発症する疾患です．HTLV-1 キャリアの ATLL の発症のリスクは 5％程度で，ほとんどの HTLV-1 キャリアは ATLL を発症しません．
- HAM が疑われた場合，血清，髄液中の HTLV-1 抗体検査を行います．HAM は輸血や性交渉による感染後にも発症します．
- 母子感染（主に母乳を介する）があるため，妊娠時にスクリーニング検査を行います．

なぜ異常値になるか？　（異常値が出るメカニズム）　総合力をつけよう!!

- HTLV-1 の感染経路は，母子感染（母乳が大部分），夫婦間感染（精液を介する），輸血による水平感染があります．

- 輸血製剤のHTLV-1抗体スクリーニング（PA法）は1986年から導入され，HTLV-1の輸血を介する感染は，現在ほとんどありません．

← 関連する検査項目と併せて解釈すべき検査項目

- HTLV-1プロウイルスDNAのサザンブロットハイブリダイゼーション

（中牧　剛）

検査結果をアセスメントする　情報を分析・評価して実践しよう！

◆ 患者の観察項目，判読のポイント
- 2010年から妊婦健診のスクリーニング検査として用いられ，陽性の場合は，ウエスタンブロッド法で確定検査を行います．また，HTLV-1関連疾患を疑った場合や献血時に抗体測定を行います．

◆ 臨床症状
- HTLV-1感染者（キャリア）は，推定108万人前後と減少傾向にあるといわれています．感染しても大半の方は症状なく経過しますが，ごく一部が成人T細胞白血病リンパ腫（ATLL）やHTLV-1関連脊髄症（HAM）などを発症します．感染経路は，母子感染（母乳を介した感染）と性交渉による感染です．

◆ 看護のポイント
- キャリアと伝える際に，出産後のお子さんへ感染するリスクと，ご本人がHTLV-1関連疾患を発症する可能性があることについても，不安をできるだけ軽減できるよう説明を行う必要があります．
- 6ヵ月以上母乳を飲ませ続けた場合，15〜20％感染します．しかし，人工乳を使用しても，母子感染が完全に予防できるわけではありません．母乳のメリットとキャリアが発症するリスクを十分に聞いていただいたうえで，母親の意思を確認しましょう（『HTLV-1キャリア指導の手引』を参照，http://www.mhlw.go.jp/bunya/kenkou/kekkaku-kansenshou19/dl/htlv-1_d.pdf）．
- 性交渉による感染は，コンドームを使用することで予防できますが，お子さんがほしい場合は，確実に予防する方法がありません．しかし，母子感染と性交渉以外の日常生活で，ヒトからヒトへ感染することはありません．

◆ ピットフォール
- 冷凍母乳で感染を予防できる可能性があります．母乳を24時間冷凍し，解凍後37℃に温めて赤ちゃんに与えます．

（中根香織）

感染症・炎症マーカー

サイトメガロウイルス（CMV）

cytomegalovirus

検査のポイント

- ☑ CMVは，尿，血液，唾液，精液，腟分泌液中の単核細胞のなかに存在する．これらが感染源となり，成人の60〜90％がCMVを保有する既感染者である．
- ☑ CMV IgG抗体は，感染の既往を示す．CMV IgM抗体は，初感染，活性化，再感染を意味するが，陰性でも感染を除外はできない．
- ☑ 免疫染色による末梢血液白血球中のCMV抗原（pp65）の検出は，CMV抗原血症を意味し，CMV活性化の指標とされる．

陽性 → 主な疾患

CMV IgG	CMVの感染の既往とウイルスの保有
CMV IgM	CMV初感染，活性化，再感染
CMV pp65	CMV抗原血症

基準値　陰性（－）

検体の採取・取り扱い・保存上の注意点　検査をするまえに考えること

サイトメガロウイルスの感染検査
- ●サイトメガロウイルス抗体：血清
- ●サイトメガロウイルス抗原（pp65）：末梢血白血球
- ●サイトメガロウイルス遺伝子検査：末梢血白血球，血清（血漿），脳脊髄液，眼房水，羊水など

何をみている？　どんなときに検査する？　検査の根拠を考えよう！

- ●CMV抗体やCMV抗原の検出は，CMV感染や活性化を示します．CMVは健常人ではほとんどの場合，不顕性感染であり，免疫不全状態（臓器移植後，HIV感染者），妊娠時に，感染や再活性化が問題となります．妊娠時に母体から胎児へ感染した場合，先天性CMV感染症を生じる場合があります．妊婦のサイトメガロウイルス抗体検査は，妊娠初期〜16週までに行います．

なぜ異常値になるか？（異常値が出るメカニズム）　統合力をつけよう!!

- ●CMVの感染の既往がある場合，終生CMV IgG抗体は陽性です．
- ●CMVは，血液幹細胞や単核細胞内に潜伏し，CMVの活性化・全身播種が生じ

た場合，臨床症状が明らかとなる以前に，CMV抗原は白血球（主として分葉核好中球）のなかで増加します．そのため免疫不全状態（HIV感染，臓器移植など）でのCMVの活性化の早期診断に使われます．
- CMV感染症では，CMV DNAは細胞外にも出現するため，血清や体液でPCR法で検出されます．

（中牧　剛）

検査結果をアセスメントする　情報を分析・評価して実践しよう！

◆患者の観察項目，判読のポイント
- サイトメガロウイルス（CMV）抗原検査は陽性細胞数で表されるため，移植患者の定期的なモニタリングや治療開始，終了の指標として有効です．検査法により基準値が異なりますが，前値を基準とし，50％を超える増加または減少と定義されます．CMV腸炎とCMV網膜炎では感度が低いとされるため，注意が必要です．PCR法など他の検査を考慮する必要があります．

◆臨床症状
- CMVは，幼小児期に不顕性感染し，宿主の免疫低下により再活性化し，種々の病態をひき起こします．
- 先天性CMV感染症は，妊婦の感染や再活性化により，胎児が発症します．早産，黄疸，小頭症，点状出血，網膜炎などがみられ，後に難聴，精神発達遅滞，視力障害が明らかになる場合があります．
- 新生児，乳児期に母乳や唾液，尿を介して感染しますが，ほとんど症状はありません．
- 移植患者やHIV感染者は，発熱，関節痛，筋肉痛などのほかに，CMVの侵襲部位により，乾性咳嗽，呼吸困難（肺炎），下痢，下血（腸炎，膵炎），視力低下（網膜炎），皮膚潰瘍などの局所症状があります．

◆看護のポイント
- 易感染患者（移植，HIV，副腎皮質ステロイド使用）や妊婦がCMV感染症を発症すると重篤な感染症をひき起こすため，予防が大切です．以前にCMV感染したヒトの体液（唾液，母乳，膣分泌液，精液，尿，糞便，血液）に触れた後，粘膜（口や鼻，目，膣，肛門など）に触れることでヒトからヒトへ感染します．トイレの後や食事の前，子どものよだれやおむつなどに触れたときは，石けんと流水でよく手を洗うことが大切です．

◆ピットフォール
- 骨髄移植患者では，CMV感染症のリスク因子，リスク分類により，先行治療が開始されます．

（中根香織）

EBV

Epstein-Barr virus

> **検査のポイント**
> - ☑ EBV（Epstein-Barr virus）は，乳幼児期に多くは母親の唾液を介し，無症状のうちに飛沫感染する．EBVは，終生Bリンパ球のなかに潜伏感染する．EBVは，Bリンパ球を不死化する作用を示し，免疫能が低下した状態では活性化し，リンパ腫などの原因となる．
> - ☑ EBV抗体には，初感染・回復期に陽性となる抗EA（early antigen）抗体と，抗VCA抗体（viral capsid antigen）がある．
> - ☑ EBVの潜伏感染期には，抗EBNA（Epstein-Barr nuclear antigen）抗体が検出される．
> - ☑ 健常人ではEBV抗原（EBV DNA）は，感度の高いPCR法でも一般に検出はできない．

陽性 ↑

主な疾患

抗VCAIgG，抗VCAIgM，抗EAIgG 陽性
　EBV初感染，伝染性単核球症，再活性化

抗VCAIgA，抗EAIgA 陽性
　Burkittリンパ腫，上咽頭癌，慢性活動性EBV感染

抗EBNA抗体陽性
　EBV既感染潜伏状態

VCAIgG陽性，抗EBNA抗体陰性
　慢性活動性EBV感染，X連鎖劣性リンパ増殖症候群

基準値　感染の既往のない場合：陰性（−）
　　　　　不顕性感染を受けた健康成人：抗VCA IgG抗体10〜160倍，抗EBNA抗体10〜320倍（蛍光抗体法，FA）

検体の採取・取り扱い・保存上の注意点　〈検査をするまえに考えること〉

- 免疫グロブリン製剤投与あるいは輸血後，母親からの移行抗体がある乳児では，EBVの感染がなくても抗EBV抗体が陽性となる場合があるので注意が必要です．

何をみている？ どんなときに検査する？　〈検査の根拠を考えよう！〉

- 健康成人でも無症候感染を受けているため，約80％で抗EBV抗体は検出されます．

- EBVの感染の既往，異常な持続感染状態の診断，再活性化の有無を知るための検査です．伝染性単核球症の診断の目的，慢性活動性EBV感染が疑われた場合，免疫不全状態（HIV感染など），生物学的製剤（アクテムラ®など）や免疫抑制薬（メトトレキサート）投与前に検査します．
- 初感染，伝染性単核球症が疑われた場合，ペア血清（①急性期と②2週間以上が経過した時点）で検査します．
- 免疫不全状態では既感染であっても，再活性化を疑い抗体価を測定します．
- EBV抗原検査（EBV DNA）は，病態により検体を選択する必要があります．
  ①悪性リンパ腫（リンパ腫細胞）
  ②慢性活動性EBV感染（末梢血リンパ球）
  ③伝染性単核球症（血清）
  ④臓器移植後EBV再活性化（末梢血リンパ球および血清）

なぜ異常値になるか？（異常値が出るメカニズム）　統合力をつけよう!!

- EBVは，感染後潜伏性にBリンパ球に持続感染するためEBVの外殻蛋白（viral capsid antigen：VCA）や細胞核内抗原（EB nuclear antigen：EBNA）に対するIgG抗体は，生涯陽性が持続します．IgM抗体は急性期に一過性に出現します．
- EBVは，一般にEBV受容体（CD21）を有するBリンパ球にのみ感染します．しかし上皮細胞にも感染することがあります．上咽頭癌では，がん細胞由来のEBV蛋白に対するIgA抗体が高値を示すことがあります．
- 健常人での感染細胞は，$1/10^6$-10^7とされ，一般的なPCR法の検出感度以下です．何らかの理由でEBVが異常な増殖を示したときのみEBV DNAは検出できます．

関連する検査項目と併せて解釈すべき検査項目

- Paul-Bunnell反応，EBER

（中牧　剛）

検査結果をアセスメントする　情報を分析・評価して実践しよう！

◆患者の観察項目，判読のポイント
- EBVは3歳までに80%が初感染しますが，無症状であったり軽い症状の場合が多いです．10〜20歳代で初感染すると，35〜50%が伝染性単核球症になります．EBNA抗体が陽性の場合は，既感染を示します．

◆臨床症状
- 伝染性単核球症は，極度の疲労感，38℃以上の弛緩熱，リンパ節腫脹，異型リンパ球の増加が4徴候です．伝染性単核球症の患者の50%程度に脾臓の腫れがみられます．肝臓が腫れることもあり，AST，ALTの上昇がみられます．発疹は

まれですが，アスピリンを内服すると発疹が出ます．通常，1～2ヵ月で症状は消失しますが，EBVの一部は，のどや血液中の細胞のなかで潜伏状態に入り，ときどき再活性化します．思春期に唾液を介して感染することから，Kissing diseaseともよばれます．

◆看護のポイント
- 脾臓が腫れても，症状はほとんど出ませんが，外傷が加わったときなどには，破裂するおそれがあります．脾臓の腫れがなくても重いものを持ち上げたり，体がぶつかるスポーツなどは，発病後2ヵ月は避けるよう指導しましょう．
- 思春期の患者に，感染予防や感染経路を説明するときは，プライバシーへの配慮と不安へのサポートを行いましょう．数週間にわたって周囲の人たちを感染させる可能性があります．唾液を介して感染するため，キスや飲料水の回し飲み，食べ物の口移しなどは避けましょう．潜伏期が4～6週間と長いため，感染経路を特定することは困難です．

◆ピットフォール
- よく似た症状でサイトメガロウイルス単核症がありますが，リンパ節腫脹はみられません．

（中根香織）

感染症・炎症マーカー

風疹

rubella

検査のポイント

- 血清学診断に HI（赤血球凝集抑制反応）法，NT（中和反応）法，CF（補体結合反応）法，EIA（酵素免疫測定）法がある．
- ウイルス分離や PCR などによるウイルス遺伝子検査は，信頼性が高いが保険適応がなく，検査可能な施設が限定される．
- 血清学診断は，ペア血清（HI 法など）による抗体価の上昇や，IgM 抗体陽性の確認が必要である．

陽性　主な疾患
血小板減少性紫斑病，脳炎，関節炎

基準値　血清 IgM 抗体：陰性（－）
　　　　　ウイルス遺伝子検査：陰性（－）

検体の採取・取り扱い・保存上の注意点　検査をするまえに考えること

- 血清を保存する場合は，数日以内では 4℃で，それ以上では －20℃以下で凍結し，繰り返し凍結・融解することは避けます．
- ウイルス分離，遺伝子検査の検体の運搬時の扱いには，注意が必要です．

何をみている？ どんなときに検査する？　検査の根拠を考えよう！

- 風疹は発熱，発疹，リンパ節腫脹（耳介後部など）を認めます．発疹は融合せず，3 日間持続し，色素沈着を認めず消退します（3 日はしか）．
- 妊婦が妊娠初期に感染すると，胎児に先天性風疹症候群を起こすことがあります．合併症は，先天性心疾患，白内障，難聴などがあります．

なぜ異常値になるか？ （異常値が出るメカニズム）　統合力をつけよう!!

- 抗原に対する抗原抗体反応をみて，反応があるときを陽性と判断します．微生物学的診断では，PCR 法は高感度であり，病初期からの診断が可能です．ウイルス分離は，診断の gold standard といえます．

関連する検査項目と併せて解釈すべき検査項目

- 麻疹 IgM 抗体と伝染性紅斑，風疹，突発性発疹，デング熱は，交差反応を認め

ることがあり，結果判定に注意が必要です．
- 既往感染の有無やワクチン接種の効果判定は，EIA（IgG 抗体）法の測定が有用です．γグロブリンなどの血液製剤は，ウイルス抗体を含むため，投与後は抗体価が上昇する可能性があります．

（松橋一彦）

検査結果をアセスメントする
情報を分析・評価して実践しよう！

◆患者の観察項目，判読のポイント
- EIA 法（IgG/IgM）測定と HI 法測定が汎用され，風疹に感染したかを診断します．
- EIA 法の IgM が陽性の場合，急性感染である可能性が高いです．
- 妊娠初期に感染した場合，先天性風疹症候群（CRS）の原因となります．

◆臨床症状
- ウイルスに感染後，2～3週間経過してから，発熱，発疹（顔⇒体幹⇒全身），リンパ節腫脹が出現します．
- 基本的に予後は良好ですが，合併症に関節炎や急性脳炎などがあります．
- 大人が感染すると，一般的に小児と比べ，症状が重いといわれています．
- CRS 児の症状として，白内障，先天性心疾患，難聴などがあげられます．

◆看護のポイント
- 感染経路は，飛沫・接触感染です（CRS は経胎盤感染）．感染源は，患者から排出されるウイルス（口から出る唾やしぶき）です．
- 飛沫・接触感染予防策を実施します．
- 個室管理をして広がらないようにします（疑い例を含めて）．
- 治療は対処療法となるため，バイタルサインや発疹，リンパ節腫脹の状態に注意し，異常時は速やかに医師に報告しましょう．

◆ピットフォール
- 予防のポイントは，ワクチン接種です．免疫をあらかじめ獲得しておくことは重要です．女性の場合，ワクチン接種後は，2～3ヵ月間の避妊をする必要があります．
- 感染症法 14 条の五類感染症に該当するため，最寄りの保健所に届出をします．

（秋間悦子）

麻疹

measles

> **検査のポイント**
> - ☑ 血清学診断に HI（赤血球凝集抑制反応）法，NT（中和反応）法，CF（補体結合反応）法，EIA（酵素免疫測定）法がある．
> - ☑ ウイルス分離やPCRなどによるウイルス遺伝子検査は，信頼性が高いが保険適応がなく，検査可能な施設が限定される．
> - ☑ 血清学診断は，ペア血清（HI法など）による抗体価の上昇や，IgM抗体陽性の確認が必要である．
> - ☑ さらに麻疹の診断では，血液（EDTA血），咽頭ぬぐい液，尿検体を地方衛生研究所などにPCR，ウイルス分離検査を依頼する．

陽性 主な疾患
肺炎，中耳炎，中枢神経系合併症

基準値 　血清 IgM 抗体：陰性（−）
　　　　　 ウイルス遺伝子検査：陰性（−）

検体の採取・取り扱い・保存上の注意点 （検査をするまえに考えること）

- 血清を保存する場合は，数日以内では4℃で，それ以上では−20℃以下で凍結し，繰り返し凍結・融解することは避けます．
- ウイルス分離，遺伝子検査の検体の運搬時の扱いには，注意が必要です．

何をみている？ どんなときに検査する？ （検査の根拠を考えよう！）

- 高熱（二峰性発熱），上気道症状，結膜炎症状，癒合する発疹を認めます．
- 発疹が出現する1〜2日前に，特徴的なコプリック斑が頬粘膜に出現します．
- 感染力は強く，不顕性感染はありません．

なぜ異常値になるか？（異常値が出るメカニズム）

- 抗原に対する抗原抗体反応をみて，反応があるときを陽性と判断します．微生物学的診断ではPCR法は高感度であり，病初期からの診断が可能です．ウイルス分離は，診断の gold standard といえます．

🔄 関連する検査項目と併せて解釈すべき検査項目

- 麻疹IgM抗体と伝染性紅斑，風疹，突発性発疹，デング熱は，交差反応を認めることがあり，結果判定に注意が必要です．
- 既往感染の有無やワクチン接種の効果判定は，EIA（IgG抗体）法の測定が有用です．
- γグロブリンなどの血液製剤は，ウイルス抗体を含むため，投与後は抗体価が上昇する可能性があります．

（松橋一彦）

👐 検査結果をアセスメントする　情報を分析・評価して実践しよう！

◆患者の観察項目，判読のポイント
- 麻疹特異的IgM抗体が陽性値であった場合，急性感染の可能性が高いです．
- 血清中和（NT）抗体，赤血球凝集抑制（HI）抗体などの血清抗体の有意上昇や咽頭ぬぐい液や尿からのウイルス分離，またはPCR法またはLAMP法によるウイルス遺伝子の検出などがあります．

◆臨床症状
- カタル症状（発熱，咳嗽，鼻汁，眼脂，結膜充血など）を経て，発疹が顔面や耳介後部から全身へと広がります．
- 頬の粘膜にコプリック斑といわれる小さな白色の斑点がみられることがあります．
- 合併症として，肺炎，咽頭炎，脳炎などを発症することがあります．

◆看護のポイント
- 感染経路は，空気・飛沫・接触感染です．麻疹は，きわめて感染力が強いウイルスです．
- 空気・飛沫・接触感染予防策を実施します．
- 個室管理をします（可能であれば，陰圧個室）．
- 治療は，対症療法となるため，バイタルサインやカタル症状，発疹の状態に注意し，異常時は速やかに医師に報告しましょう．

◆ピットフォール
- 予防のポイントは，ワクチン接種です．免疫をあらかじめ獲得しておくことは重要です．
- 医療者が患者とかかわる際，原則抗体陽性者以外はN95マスクを装着しましょう．
- 感染症法14条の五類感染症に該当するため，最寄りの保健所に届出をします．

（秋間悦子）

水痘・帯状疱疹 / 単純ヘルペス

varicella-zoster virus/herpes simplex

検査のポイント

- ☑ 血清学診断に，HI（赤血球凝集抑制反応）法，NT（中和反応）法，CF（補体結合反応）法，EIA（酵素免疫測定）法がある．
- ☑ ウイルス分離や PCR などによるウイルス遺伝子検査は，信頼性が高いが保険適応がなく，検査可能な施設が限定される．
- ☑ 血清学的診断は，ペア血清による抗体価の上昇や，IgM 抗体陽性の確認が必要である．
- ☑ 皮膚の病変（水疱，粘膜疹）からウイルスの存在を証明するには，抗原検出法がある．
- ☑ 単純ヘルペス脳炎の診断と治療の効果判定には，髄液中の微生物遺伝子検出法（PCR 法）が有用である．

陽性　主な疾患

水痘・帯状疱疹ウイルス
肺炎，脳炎，Reye 症候群

基準値　血清 IgM 抗体：陰性（−）
　　　　　抗原検出法，PCR 法：陰性（−）

検体の採取・取り扱い・保存上の注意点　検査をするまえに考えること

- 血清を保存する場合は，数日以内では 4℃で，それ以上では −20℃以下で凍結し，繰り返し凍結・融解することは避けます．
- ウイルス分離，遺伝子検査の検体の運搬時の扱いには，注意が必要です．

何をみている？ どんなときに検査する？　検査の根拠を考えよう！

- 水痘・帯状疱疹：水痘は，特に小児で，頭皮，体幹，四肢に，赤い丘疹，水疱を認めます．帯状疱疹は，神経節で潜伏していた varicella-zoster virus が，疲労や免疫力低下時に再活性化し，ひき起こされます．特に成人で，体幹の片側に疼痛を伴う発疹を認めます．
- 単純ヘルペス：HSV-1 は，ヘルペス性歯肉口内炎，口唇ヘルペス，角膜炎，脳炎，新生児ヘルペス，HSV-2 は，性器ヘルペスの原因になります．

なぜ異常値になるか？（異常値が出るメカニズム）

- 抗原に対する抗原抗体反応をみて，反応があるときを陽性と判断します．微生物学的診断では，PCR法は高感度であり，病初期からの診断が可能です．ウイルス分離は，診断のgold standardといえます．

関連する検査項目と併せて解釈すべき検査項目

- 麻疹IgM抗体と伝染性紅斑，風疹，突発性発疹，デング熱は，交差反応を認めることがあり，結果判定に注意が必要です．
- 既往感染の有無やワクチン接種の効果判定は，EIA（IgG抗体）法の測定が有用です．
- γグロブリンなどの血液製剤はウイルス抗体を含むため，投与後は抗体価が上昇する可能性があります．

（松橋一彦）

検査結果をアセスメントする

◆患者の観察項目，判読のポイント
- VZV（水痘・帯状疱疹ウイルス）は，水痘と帯状疱疹との2つの疾患にかかわるウイルスです．陽性値の場合，罹患している可能性があります．
- HSV-1は，ヘルペス性歯肉口内炎，口唇ヘルペス，ヘルペス性瘭疽，HSV-2は，性器ヘルペスの原因です．

◆臨床症状

水痘
- 小紅斑から水疱・膿疱・痂皮化します．発疹は，体幹・顔面・頭部から全身へと広がります．

帯状疱疹
- 一番目の症状は，痛みです．ウイルスが潜伏していた神経節でウイルスが再活性化することにより，神経が障害され痛みが生じます．
- 軽い痒み，ヒリヒリした痛みが出現することもあります．
- 耳周囲が罹患した場合，難聴や末梢性顔面神経麻痺をきたすこともあります．

単純ヘルペス
- 口唇ヘルペス：口唇や周囲に違和感や掻痒が現れ，小水疱が出現します．
- ヘルペス性歯肉口内炎：高熱とともに口腔粘膜や舌・口唇に小水疱やびらんが出現します．
- 性器ヘルペス：性器に小水疱が出現し，潰瘍となって痛みを伴うことがあります．

◆**看護のポイント**
水　痘
- 感染経路は，空気・飛沫・接触感染です．
- 空気・飛沫・接触感染予防策を実施します．
- 個室管理をします（可能であれば，陰圧個室）．

そのほか
- 出現している症状が悪化している場合は，速やかに医師に報告しましょう．

◆**ピットフォール**
- 水痘の予防は，ワクチン接種です．免疫をあらかじめ獲得しておくことは重要です．
- 水痘の場合，医療者が患者とかかわる際，原則抗体陽性者以外はN95マスクを装着しましょう．

〔秋間悦子〕

小児系ウイルス疾患（ロタ，RS，インフルエンザ）

rotavirus, respiratory syncytial virus, influenza virus

検査のポイント

- ☑ 臨床現場では，簡便で精度の高い迅速診断検査（イムノクロマト法）がある．
- ☑ 迅速診断検査の精度は，検体採取の時期や採取方法に影響を受ける（偽陽性，偽陰性の可能性がある）．
- ☑ ウイルス分離やPCRなどによるウイルス遺伝子検査は，信頼性が高いが保険適応がなく，検査可能な施設が限定される．

主な疾患

ロタウイルス
　胃腸炎，けいれん，腎障害

RSウイルス
　肺炎，急性肺気管支炎，無呼吸発作

インフルエンザウイルス
　肺炎，脳炎・脳症，Reye症候群

基準値　迅速診断検査：陰性（－）

検体の採取・取り扱い・保存上の注意点　検査をするまえに考えること

- ロタウイルス：乳幼児の胃腸炎の原因であり，時に重度の脱水症をひき起こします．迅速診断検査は，発症後早期に行います．検体は，便以外に直腸ぬぐい液で代替可能です．
- ワクチンは，重症化を約90％予防します．
- RSウイルス：乳幼児の肺炎，急性細気管支炎の原因ウイルスとして重要です．特に早産，気管支肺異形成症，先天性心疾患，免疫不全，ダウン症，神経筋疾患の児では，重症化のハイリスクです．重症化の予防に抗RSウイルスヒト化モノクローナル抗体のパリビズマブ（シナジス®）があります．検体は，鼻腔吸引液，ぬぐい液や鼻腔洗浄液を使用します．検体採取後は速やかに検査を行います．
- インフルエンザウイルス：冬季に流行する呼吸器感染症の原因ウイルスとして重要です．小児では脳炎・脳症をひき起こすことがあります．検体は，鼻腔吸引液（鼻汁），鼻腔ぬぐい液，咽頭ぬぐい液を使用します．検体採取後は速やかに検査を行います．

🔍 何をみている？ どんなときに検査する？　検査の根拠を考えよう！

- ロタウイルス：冬季から春季に下痢，悪心・嘔吐の症状を認めたときに行います．
- RS ウイルス：呼吸窮迫，喘鳴や呼吸困難などの呼吸器症状を認めたときに行います．
- インフルエンザウイルス：高熱，上気道炎症状，関節痛，全身倦怠感を認めたときに行います．
- これらの感染の院内感染の拡大予防のために検査することもあります．

なぜ異常値になるか？（異常値が出るメカニズム）　統合力をつけよう!!

- 抗原に対する抗原抗体反応をみて，反応があるときを陽性と判断します．

関連する検査項目と併せて解釈すべき検査項目

- インフルエンザ迅速検査での採取部位は，鼻腔吸引液 > 鼻腔ぬぐい液 > 咽頭ぬぐい液の順に検出率は高いです．
- 検体中のウイルス量が少ない場合は，結果が陰性の可能性があります．
- 血清抗体検査は，結果に時間を要するため，急性期の診断には，迅速診断検査が行われます．
- RS ウイルス感染症では，血清抗体反応が弱いです．

(松橋一彦)

検査結果をアセスメントする　情報を分析・評価して実践しよう！

◆患者の観察項目，判読のポイント
- インフルエンザ症状発症 12 時間以内は，迅速キットで陰性になることがあります．症状がいつごろからあるのか確認しましょう．

◆臨床症状

	ロタウイルス	RS ウイルス	インフルエンザ
主な感染経路	経口・接触感染	飛沫・接触感染	飛沫・接触感染
主な臨床症状	下痢（白色便），嘔吐，発熱 → 脱水	鼻汁，咳，発熱などの感冒様症状 乳児：嗜眠，易刺激性，飲みの低下，無呼吸発作	38℃以上の発熱，頭痛，関節痛，筋肉痛，食欲低下，咽頭痛，鼻炎，倦怠感
潜伏期間	1～3日間	2～8日（典型的には4～6日）	18～72時間
他者への感染期間	有症状期	7～10日間	症状出現1日前～症状出現後5日間
予防接種	あり	あり（乳幼児）	あり

◆看護のポイント
- 抵抗力のない人（乳幼児，高齢者，免疫不全）は，症状が重篤化する可能性があります．流行する前にワクチンを接種し，重篤化を予防しましょう．
- 小児や高齢者は，発熱や下痢，嘔吐により脱水が急速に進む可能性があります．尿量減少や濃縮尿（色が濃くなる），口腔粘膜の乾燥などを観察し，経口摂取が可能であれば，少量を摂取する回数を増やしましょう．
- 家庭内で看病する場合は，飲食物やタオルの共有を避けましょう．飛沫感染予防としてマスクを着用し，接触感染予防策として石けんによる手洗いを指導しましょう．

◆ピットフォール
- 正しい検体採取が行えていないと正確な結果が得られません．鼻汁や咽頭ぬぐい液を採取するときは，綿棒を挿入後10秒程度待ち，回転させながら引き抜きましょう．

（大井祐美）

感染症・炎症マーカー

エンドトキシン

endotoxin

検査のポイント

- ☑ グラム陰性桿菌による敗血症，特に敗血症性ショックを疑うときに検査する．
- ☑ 偽陽性，偽陰性とも存在する．
- ☑ エンドトキシン陽性で，ショック状態の場合は，エンドトキシン吸着療法を行う場合がある．

主な疾患（高）
グラム陰性桿菌敗血症

その他の疾患
重症肝障害，重症膵炎，重症炎症性腸疾患

基準値 5.0 pg/mL 以下．高感度測定法では 1.0 pg/mL 以下

（低） 正常所見　偽陰性

検体の採取・取り扱い・保存上の注意点　検査をするまえに考えること

- 環境中に多く存在するエンドトキシンが容易に混入し，偽陽性の原因となるため，無菌的に専用容器を用いて採血する必要があります．
- 採血後はよく混和し，なるべく早く検査室に届けるよう心がけてください．時間がかかる場合は冷蔵保存を行ってください．

何をみている？ どんなときに検査する？　検査の根拠を考えよう！

- グラム陰性桿菌の菌体成分の一部（細胞壁の構成成分）をみる方法です．
- エンドトキシン吸着療法を行う場合に，確認目的で測定します．
- 臨床的にエンドトキシンショックを疑う場合に，診断補助のため測定する場合があります．

なぜ異常値になるか？（異常値が出るメカニズム）　統合力をつけよう!!

- グラム陰性桿菌が身体の奥深くに侵入し，壊れた場合に菌体成分の一部が血液に混入し，陽性になります．
- 腸管のなかにはグラム陰性桿菌が多数存在するため，腸管の機能が破綻した場

合にも菌体成分が混入し，陽性になる場合があります．
- 腸管からは門脈中に菌や菌体成分が侵入する場合がありますが，重度の肝障害時には，これらを処理する能力が低下しているため，全身にエンドトキシンが漏れ出る場合もあります．

← 関連する検査項目と併せて解釈すべき検査項目

- エンドトキシンは，あくまでも補助検査で，診断に直接結びつかないため，血液培養や各種培養，画像検査など他の検査で感染症の診断をつける必要があります．なお，培養は抗菌薬投与前が望ましいので，少なくとも血液培養は，抗菌薬投与前に採取するよう心がけてください．
- C 反応性蛋白（CRP）などの炎症所見も参考になります．
- エンドトキシンショックの判定には，血圧が重要になりますが，他のバイタルサインも参考になります．
- 敗血症性ショック（エンドトキシンショックを含む）の初期には，末梢の皮膚が温暖になる warm shock の状態になり，後に末梢皮膚温が低下する cold shock の状態になることが知られています．warm shock の場合は，ノルアドレナリンなどの昇圧薬を使用する場合が多いですが，cold shock になると不適当になることが知られており，四肢末梢などの皮膚温の観察も重要になります．
- 敗血症性ショックの診断に，乳酸値が参考になることが知られています．
- 敗血症性ショックの初期治療は，大量輸液を行うため，心不全徴候が出てこないか注意する必要があります．

（詫間隆博，二木芳人）

> コラム/周産期の検査

梅毒・風疹・単純ヘルペス・水痘

■梅　毒

梅毒トレポネーマによって起こる細菌感染症であり，性行為によって感染します．経胎盤感染であり，妊娠 13 週までの梅毒は，胎児への感染率が低いため妊娠初期にスクリーニングし，早期に治療（ペニシリン投与）する必要があります．児は先天性梅毒となり，出生時は症状が出ないことが多いですが，数週～数ヵ月経って老人様顔貌や梅毒性天疱瘡，Parrot 仮性麻痺，骨軟骨炎，水頭症，難聴などさまざまな症状が出現します．また先天性梅毒の場合，早産児や SFD 児（低出生体重児）として出生することが多いです．

■風　疹

妊娠中の母子感染症である TORCH 症候群*のうちの一つです．妊娠初期に初めて風疹に罹患すると，先天性風疹症候群（congenital rubella syndrome：CRS）が発生することがあります．妊娠中の感染時期が早いほど CRS 発症のリスクは高く，妊娠 4～6 週で 100％，7～12 週で 80％，13～16 週で 45～50％とされています．2012～2013 年にかけ 20～40 代の男性の間で大流行し，2012 年 10 月～2013 年 10 月 27 日までに，23 人の CRS の子どもが出生しました．そのため妊娠を希望する女性は風疹の抗体価を調べ，低い場合は予防接種を受けることが望ましいです．CRS の子どもは出生後ほかの妊婦や新生児に接触しないよう隔離されます．

CRS の症状

眼	白内障，緑内障，色素性網膜症，小眼球
耳	高度難聴
心臓	動脈管開存症，ASD，VSD
その他	低出生体重児，出血斑，血小板減少，肝脾腫，精神発達遅延，溶血性貧血，黄疸，間質性肺炎など

予防のためには予防接種（麻疹風疹混合ワクチン：MR ワクチン）が推奨されますが，弱毒生ワクチンのため妊婦には接種できず，また女性は接種後 2 ヵ月間の避妊が必要です．風疹の大流行を受け，MR ワクチン接種のための自治体の公費補助が受けられる場所もあります．

＊TORCH 症候群：経胎盤感染によって胎児に重篤な奇形や恒久的な臓器・神経・感覚障害をきたす病原体の名前の頭文字を取って名づけられた症候群である．
　Toxoplasma gondii（トキソプラズマ原虫），Other（Toxoplasma pallidum, Hepatitis B virus, Coxsachie virus など），Rubella virus（風疹），Cytomegalovirus（サイトメガロウイルス），Herpes simplex virus（単純ヘルペスウイルス）．

■ 単純ヘルペス

妊娠中の母子感染症であるTORCH症候群のうちの一つです．妊婦が性器ヘルペスに感染すると垂直感染（経胎盤，上行性，産道）をきたすことがあります．このうち特に問題となるのは，経腟分娩時の産道感染で，母体が初感染の場合，外陰部潰瘍からのウイルス排泄量が多いため，約50％の児が新生児ヘルペスを発症します．そのため産道感染を回避するため性器に病変がある場合や初感染の場合は，分娩様式を帝王切開とします．新生児ヘルペスの予後は悪く，無治療では約80％が死亡するため，早期発見・早期治療が重要です．感染児への治療はアシクロビルを投与します．

■ 水　痘

母子感染は，母が水痘に罹患した際に，経胎盤感染によって成立します．帯状疱疹の場合は，母体のウイルス血症はないかごく軽微であるため，母子感染例は確認していません．成人における水痘は重症化しやすく，特に妊婦では肺炎の合併が多いです．妊娠20週以前に水痘に罹患すると，胎児に先天性水痘症候群（瘢痕性皮膚病変，四肢低形成，小眼球症，小頭症など）が発症する可能性があります．また分娩前5日〜分娩後2日の周産期水痘は重症化しやすく，分娩後3日以降の水平感染による水痘の発症は，児が早期産で生まれている場合では重症化しやすいため，注意します．

妊婦の水痘予防・治療方針

予　防	・妊婦の感染既往やワクチン接種歴を確認しておき，感受性がある場合は水痘患者との接触を避け，曝露した場合にはただちに連絡するように伝える． ・水痘ワクチンは，生ワクチンなので，妊娠中には接種しない
曝露後の措置	・感受性のある妊婦が水痘患者と接触した場合，曝露後96時間以内にγグロブリン（5〜10g）点滴静注することを考慮する． ・96時間を過ぎてしまった場合，または別の理由でγグロブリン投与できなかった場合に，曝露後8日目から1週間アシクロビル経口投与を行うことも検討
治　療	・アシクロビル10 mg/kg点滴静注8時間による治療を原則とする．
隔　離	・感受性者（未感染かつワクチン接種なし）がいる病棟では，個室（できれば陰圧管理できる病室）に隔離する．

（土居美智子，他：水痘．周産期医学41（増刊号）：618，2011より引用）

（佐藤陽子）

感染症・炎症マーカー

赤血球沈降速度（赤沈または血沈）（ESR）
erythrocyte sedimentation rate

検査のポイント
- ☑ 炎症の重症度をベッドサイドで計測する伝統的な検査法である．
- ☑ 抗凝固剤のクエン酸 Na と全血（あるいは EDTA 加血液）を 1：4 で混合し，沈降用ピペット（内径 2.5 mm，長さ 30 cm）に入れ，鉛直状態で室温に静置する．
- ☑ 開始 1 時間後，2 時間後に，血球成分と血漿の境界面が，始めより何ミリ下がったかを計測し，「沈降速度」と表現する．
- ☑ たくさん下がると「促進」，あまり下がらないと「遅延」と判定する．
- ☑ 促進を上昇，遅延を低下と表現する場合がある．

亢進

主な疾患
膠原病（SLE，多発性結節性動脈炎），関節リウマチ，感染症（細菌，真菌，ウイルス，寄生虫など，かつては結核の重症度評価に用いられた），貧血，慢性炎症性疾患，組織破壊性疾患，悪性腫瘍（特に多発性骨髄腫で高度に促進する）

基準値　1 時間値：（男性）2 〜 10 mm，（女性）3 〜 15 mm
（25 まで：軽度促進，25 〜 50：中等度促進，50 以上：高度促進）

遅延
低フィブリノゲン血症（播種性血管内凝固症候群），多血症

検体の採取・取り扱い・保存上の注意点　検査をするまえに考えること
- 採血後，抗凝固剤と正確に比率を測って混和し，速やかに鉛直に立てます．
- 振動は測定値に影響するので，しっかり固定します．
- 日当りのよい窓際など高温となる場所で検査してはいけません．

何をみている？ どんなときに検査する？　検査の根拠を考えよう！
- 赤血球が細いガラス管のなかを，重力によって徐々に沈んで行く現象に着目し，疾病の有無で速さが変わることを応用した検査です．
- 発症の有無や血清蛋白分画の異常を疑ったときに検査します．

なぜ異常値になるか？（異常値が出るメカニズム）　統合力をつけよう!!
- 赤血球表面は電荷を帯びており，凝集しないよう互いに反発し合って存在して

います．γグロブリンやフィブリノゲンが増加すると，赤血球の表面の電荷を弱めるため，互いに反発し合う力が弱まります．その結果，赤血球同士が重なり合う距離が狭まり早く沈降します．
- 血沈の値を左右する因子は，大きく分けて赤血球の数・大きさと，γグロブリン，フィブリノゲン濃度です．
- 促進：血中のγグロブリン，フィブリノゲンの濃度が増加，貧血
- 遅延：低フィブリノゲン血症，播種性血管内凝固症候群（DIC）

関連する検査項目と併せて解釈すべき検査項目
- C反応性蛋白（CRP）やSAA，PCTなど，病態に特異性が高い炎症マーカー
- 古典的な検査ですが，自己免疫性疾患，膠原病の一部（多発性結節性動脈炎など）では，異常をみつける唯一のマーカーとなることがあります．　　　　（木村　聡）

検査結果をアセスメントする
情報を分析・評価して実践しよう！

◆患者の観察項目，判読のポイント
- 主に炎症を伴う疾患の有無や程度がわかりますが，赤血球沈降速度のみで診断や特定の疾患を診断することはできません．炎症開始から48時間後に促進（亢進）が認められるため，急性期診断ではCRPが有用です．しかし，リウマチ性多発筋痛症（40 mm以上）や側頭動脈炎（50 mm以上）の診断やステロイド療法の管理の目安として適しています．

◆臨床症状
- リウマチ性多発筋痛症では，発熱，食欲不振，体重減少，抑うつ症状，両側の肩，首，腰，臀部，大腿などに痛みやこわばりが出ます．朝の手のこわばりや関節痛，睡眠中の体動で痛みのために目覚めるなどの症状が起こります．リウマトイド因子は陰性です．
- 側頭動脈炎では主に60歳以上に発症し，側頭動脈が血管炎により痛みを伴い，肥厚，発赤します．頭痛は拍動性，片側性で夜間に悪化しやすく，怒張した側頭動脈を触れることができます．

◆看護のポイント
- 早期診断と副腎皮質ステロイド薬投与により症状が改善します．しかし，ステロイドを中止することで再発することがあり，慎重に減量をする必要があります．ステロイドの長期使用の副作用として，感染症のリスク，骨粗鬆症，動脈硬化があり，いずれも日常生活での予防が重要になります．手洗いや飛沫感染予防のマスク着用，適度の運動や食事管理を行い，体重が増えないように気をつけることが大切です．

◆ピットフォール
- 赤血球沈降速度のみで判断ができないため，臨床症状や他の検査と併せて評価を行いましょう．　　　　　　　　　　　　　　　　　　　　　　　（中根香織）

感染症・炎症マーカー

C反応性蛋白（CRP）

C-reactive protein

> **検査のポイント**
> - ☑ 感染症，膠原病，悪性腫瘍，心筋梗塞，外傷など，炎症や組織崩壊をもたらす病態全般で上昇する急性期蛋白である．
> - ☑ 増減の速度は白血球数に劣るが，変動幅は大きく，健常人の血中濃度の数十～数百倍に達する．
> - ☑ 特に細菌感染で大きく変動し，抗腫瘍薬投与時など白血球が減少した患者での感染症診断に有用である．

主な疾患

高度に上昇
全身性の細菌感染（敗血症，肺炎，膿胸，胆嚢胆管炎，髄膜炎，腎盂腎炎），深在性真菌感染症，自己免疫疾患，急性心筋梗塞

軽度（10 mg/dL 未満）に上昇
局所的な細菌感染（膀胱炎，歯槽炎，咽頭炎，胃腸炎，膿皮症），ウイルス感染（上昇は細菌に比べ軽度），悪性腫瘍（組織崩壊が進むと高値に），外傷，手術後，脳血管障害，合併症を有する糖尿病

基準値 0.2 mg/dL 以下（ラテックス凝集比濁法）

検体の採取・取り扱い・保存上の注意点　検査をするまえに考えること
- 検体は冷蔵，冷凍保存で比較的安定しています．
- 測定単位を mg/dL でなく μg/mL で表記する場合があるので要注意です．前者の値を 10 倍すると後者の値になります．

何をみている？ どんなときに検査する？　検査の根拠を考えよう！
- 炎症が疑われる場合の診断補助
- 発熱性疾患の重症度評価
- 感染症や組織崩壊の重症度判定
- 感染症の治療効果判定
- 「高感度CRP」として低値域を鋭敏に測定する方法が開発され，動脈硬化の評価に用いられることがあります（基準範囲 0.05 mg/dL 未満）．

なぜ異常値になるか？（異常値が出るメカニズム）　統合力をつけよう!!
- 病原体の侵入や組織崩壊に伴い，分泌されるIL-6の作用で主に肝臓で産生され

ます.
- 補体を活性化させ，マクロファージの食細胞運動を促進することで免疫能を高める作用があります.

関連する検査項目と併せて解釈すべき検査項目
- 白血球数：細菌感染で増加，多くのウイルス感染で減少
- 赤血球沈降速度（血沈）：貧血や多発性骨髄腫など感染症以外の疾患でも上昇
- 血清アミロイドA（SAA）：ウイルス感染，アミロイドーシスで上昇します.
- プロカルシトニン（PCT）：細菌感染による敗血症で上昇します.

（木村 聡）

検査結果をアセスメントする
情報を分析・評価して実践しよう！

◆患者の観察項目，判読のポイント
- CRPは，炎症の発生後数時間〜10時間以内に上昇し，病態の改善後速やかに低下するため，炎症の強さと長さを判断する指標となります．CRPが上昇する場合は，細菌感染症や膠原病，悪性腫瘍，組織壊死などの可能性があります．細菌感染症の場合，CRPは白血球より遅れて上昇します．炎症反応を検出するためには，CRPと併せて白血球，血沈，プロカルシトニンを検査します．

◆臨床症状
- CRPは炎症の存在を示しますが，炎症原因の特定はできません．病歴の聴取と臨床症状の観察が重要です．細菌感染症を疑う場合は，症状に合わせた培養検査（血液，痰，尿，創部など）が必要です．

◆看護のポイント
- 感染症では，発熱，発汗により小児や高齢者は脱水症になりやすいため，こまめな水分補給を行い，口腔内や皮膚の乾燥や尿量減少，膿尿などに注意して観察しましょう．細菌感染症では，抗菌薬の適正使用が重要です．セフェム系やカルバペネム系抗菌薬は時間依存性のため，1時間以上かけて等間隔で投与しましょう．
- 膠原病が疑われる場合は，専門治療や日常生活のためのセルフケア方法や福祉支援についての情報提供が必要です．

◆ピットフォール
- 膠原病のなかで関節リウマチや多発性筋炎では，CRPは高値となりますが，全身性エリテマトーデス（SLE）やシェーグレン症候群では，CRPは陰性ないしは弱陽性です．SLEに感染症が合併した場合には，CRPが陽性となるため，感染症の鑑別に有用です．

（中根香織）

血清アミロイドA（SAA）

serum amyloid A

検査のポイント

- ☑ 感染症，関節リウマチ，膠原病などで，健常人の数十〜数百倍に血中濃度が上昇する急性相反応物質である．
- ☑ 感染症のマーカーとしてはC反応性蛋白（CRP）に似るが，ウイルス感染ではより敏感に上昇する．
- ☑ アミロイドAが沈着するアミロイドーシスでは，活動性の指標になる．
- ☑ ある程度病態の診断がついた患者において，病勢や治療効果の評価に使われる．

主な疾患

高度（50 µg/mL以上）上昇
感染症（細菌，ウイルス），関節リウマチ，膠原病，悪性腫瘍，心筋梗塞など組織崩壊をきたす病態

軽度〜中等度の上昇
進行した動脈硬化性疾患，糖尿病，肥満，ヘビースモーカー

基準値 10 µg/mL以下（ラテックス凝集法）

検体の採取・取り扱い・保存上の注意点 — 検査をするまえに考えること

- 検体は，冷蔵保存で比較的安定しています．

何をみている？ どんなときに検査する？ — 検査の根拠を考えよう！

- アミロイドとは，コンゴーレッドという色素に染まり，重屈折性を示す蛋白質です．全身に蓄積すると「アミロイドーシス」という難病をひき起こします．
- アミロイドの成分は多様で，このうちアミロイドAといわれる蛋白質をSAAとよびます．
- 感染症や自己免疫疾患患者の血中でSAA増加が認められる．
- アミロイドーシスでは，血中SAAが増加するため治療の指標に用いられます．
- ウイルス性疾患では，白血球数やCRPの変動幅は小さく，一定しないため，SAAが測定されます．

なぜ異常値になるか？（異常値が出るメカニズム）

- SAAはアミノ酸104個からなる蛋白です．
- CRPと同様，IL-1，IL-6，TNFの作用を受け肝臓で合成されます．
- 血中ではHDL粒子中に存在しています．
- 白血球を集め，コラゲナーゼの活性化と血小板凝集を抑制する作用をもちます．
- アミロイドの線維化を促進する作用があります．
- 病原体の侵入や組織崩壊の際に血液中に増加します．
- 腎機能悪化の影響を受けにくいとされています．

関連する検査項目と併せて解釈すべき検査項目

- 白血球数：細菌感染で増加，多くのウイルス感染で減少
- 赤血球沈降速度（血沈）：貧血や多発性骨髄腫など感染症以外の疾患でも促進します（血沈の項を参照）．
- CRP：感染症のほか，腫瘍や膠原病で上昇
- プロカルシトニン（PCT）：細菌感染による敗血症で特異的に上昇します．

（木村　聡）

検査結果をアセスメントする

◆患者の観察項目，判読のポイント

- SAAは，CRPと同様に細菌感染症や膠原病，悪性腫瘍，組織壊死など，全身の炎症活動性を鋭敏に反映します．炎症が重症であれば高値であり，局所的であれば低値です．また，SAAの高値持続はアミロイドーシス発症の促進因子と考えられるため，モニタリングが必要です．

◆臨床症状

- 膠原病や移植後などで副腎皮質ステロイド薬や免疫抑制薬を使用している患者の合併症として感染症があげられます．症状は発熱，咳，咽頭痛，下痢，血尿や排尿時痛など膀胱炎症状などさまざまで，感染症の原因は細菌やウイルス，真菌などがあげられます．

◆看護のポイント

- 膠原病や移植で免疫抑制薬を使用する場合は，感染症予防行動を習慣化することが大切です．指導内容は基本となる手指衛生，口腔内の衛生，皮膚や会陰，肛門部のケア，人混みを避けるなど日常生活の感染予防について，説明しましょう．
- 口腔ケアは歯科医や歯科衛生士の協力を得て，正しいブラッシング方法や口内炎のケア方法を習得しましょう．

- 皮膚ケアは可能な限り毎日のシャワー浴で皮膚を清潔に保ち，排泄ごとに会陰，肛門を清潔にするため，ウォシュレットの使用とノズルの清掃を指導しましょう．行動範囲は人混みや埃っぽい場所を避け，呼吸器症状や胃腸炎症状がある人との接触を避けましょう．

◆ピットフォール
- CRP に比べて種々の疾患で感度が高く，CRP の上昇の程度が低いウイルス感染症や全身性エリテマトーデス（SLE），ステロイド使用時，免疫抑制薬使用時などで SAA は上昇します．

（中根香織）

感染症・炎症マーカー

プロカルシトニン（PCT）

procalcitonin

検査のポイント
- ☑ 主として細菌感染による敗血症の診断と病勢評価に用いるマーカーである．
- ☑ 敗血症では，迅速な鑑別診断が生命予後を左右する．
- ☑ このうち，抗菌薬投与で改善が期待される，細菌，真菌，寄生虫感染による敗血症の鑑別をするのが PCT である．
- ☑ 敗血症の重症度や抗菌薬の効果判定，投与中止の指標にも用いられることがある．

陽性

主な疾患
細菌，真菌，寄生虫による敗血症，全身性の重症感染症

その他の疾患
SIRS, MODS

基準値　陰性（0.05 ng/mL 以下；ECLIA 法，イムノクロマト法）
0.5 ng/mL 以上を陽性とする．

検体の採取・取り扱い・保存上の注意点　〈検査をするまえに考えること〉
- 敗血症は早期診断，早期治療が必要なため，遅くとも検体採取日のうちに結果報告が必要です．
- イムノクロマト法は臨床現場で判定できますが，半定量法であり精度が劣ります．

何をみている？ どんなときに検査する？　〈検査の根拠を考えよう！〉
- カルシトニンは，カルシウム代謝にかかわるペプチドホルモンで，PCT はその前駆体です．PCT 自身にカルシウム濃度を上げる作用はありません．
- 敗血症で，PCT は全身臓器で産生され，血中濃度が上昇します．
- ウイルス感染や自己免疫疾患，アレルギー性疾患では，他の炎症マーカーと異なり PCT は上昇しないため鑑別に有用です．
- 血中半減期が 24 時間余りのため，病勢を迅速に反映します．
- 細菌，真菌，寄生虫による敗血症，全身性の重症感染症で増加（10 ng/mL 未満）．
- 強い全身性の炎症（全身性炎症反応症候群；SIRS，多臓器機能不全症候群；MODS）ではサイトカイン過剰分泌状態を反映して著増（10 ng/mL 以上）します．

なぜ異常値になるか？（異常値が出るメカニズム）

- マクロファージなどの免疫細胞が産生にあずかると考えられています．

関連する検査項目と併せて解釈すべき検査項目

- 白血球増多，好中球増多：副腎皮質ステロイド薬投与でも増加するため，細菌による敗血症の診断には直結しません．
- CRP 上昇：ウイルス感染や膠原病でも上昇します．
- 赤血球沈降速度（血沈）の促進：膠原病や貧血，多発性骨髄腫でも促進します．

（木村　聡）

検査結果をアセスメントする

◆患者の観察項目，判読のポイント

- PCT は感染症発症 3 時間後より上昇し，0.5 ng/mL 以上で全身性の細菌感染による炎症が疑われます．PCT はウイルス感染症，慢性炎症性疾患，自己免疫疾患，アレルギー疾患ではほとんど上昇しません．そして，適切な抗菌薬治療により低下するため，治療の評価に有用です．PCT では感染症の原因となる細菌を特定できないため，培養検査（血液，痰，尿，創部など）が必要です．

◆臨床症状

- 敗血症では，体温の上昇または低下，心拍数増加と頻呼吸を起こし，末梢血管拡張と透過性亢進による血圧低下，ショック症状（敗血症性ショック）を起こします．免疫が不十分な新生児や免疫が低下する高齢者，妊婦，糖尿病，悪性腫瘍，低栄養などがある場合は，局所の感染から敗血症になるリスクが高くなります．

◆看護のポイント

- 局所感染（尿路感染，静脈炎，CV カテーテル感染，肺炎，蜂窩織炎など）の徴候を観察し，膿汁や発熱，尿や痰の性状変化に注意しましょう．体内に留置されているカテーテルは感染の要因になるため，早期抜去に向け，中心静脈栄養から経口・経腸栄養へ，尿道留置カテーテル抜去のアセスメントを行いましょう．
- 敗血症の患者は，呼吸状態や循環動態が急激に変化しやすいため，バイタルサインや意識レベル，尿量など全身状態の観察が重要です．播種性血管内凝固症候群（DIC）を起こす可能性があるため，粘膜やカテーテル挿入部からの出血の有無なども観察しましょう．

◆ピットフォール

- 培養検査で起炎菌を特定することが重要です．血液培養は 2 セット以上採取し，抗菌薬投与前に採取しましょう．

（中根香織）

QFT/T-SPOT（インターフェロンγ遊離試験；IGRA）

interferon gamma release assay

検査のポイント

- ☑ 結核感染の有無を判定する血液検査である．
- ☑ 採取した患者の末梢血に，結核菌の精製抗原を加え，反応したリンパ球が産生するインターフェロンを定量する．
- ☑ QFT は「Quatiferron TB」，T-SPOT は「T-SPOT．TB」の略称であり，いずれも IGRA キットの商品名である．

陽性

主な疾患
活動性肺結核

その他の疾患
潜在性結核感染，深部結核感染症（腸結核，結核性リンパ節炎，副腎結核など）

基準値　陰性（結核感染があった場合に多量のインターフェロンγが産生され，陽性となる）

陰性
偽陰性

検体の採取・取り扱い・保存上の注意点　検査をするまえに考えること

- IGRA は生きたリンパ球を用い，そのインターフェロン産生能をみる検査です．
- 検体の保管温度，搬送条件が整わないと，リンパ球が十分に機能を発揮せず，偽陰性や判定保留となります．
- 検体中に十分な量のリンパ球が存在しない場合は検査不能となります．
- QFT は，採血の順番，採血量，採血管の振り方，採血管の保存方法などに注意が必要です．

何をみている？どんなときに検査する？　検査の根拠を考えよう！

- QFT は全血を用い，T-SPOT は一定濃度に調整した患者リンパ球を使用します．
- 副腎皮質ステロイド薬などの免疫抑制薬の使用，悪性腫瘍などによる免疫抑制状態，月経中の採血などでは偽陰性で判定保留となります．
- 感染後 8〜10 週で陽性化します．
- 結核菌特異抗体での反応性が弱い場合，「判定保留」に分類されます．この場合，結核感染の可能性は高いとされますが，信頼性は陽性の場合より劣ります．

なぜ異常値になるか？（異常値が出るメカニズム）

- 結核感染の既往のある患者血清に，結核菌に特異的な抗原（ESAT-6，CFP-10）を添加すると，リンパ球がインターフェロンγ（IFN-γ）を産生します．これを刺激を行わなかった場合と比較して，感染の有無を判定します．
- IGRAは非結核性抗酸菌症では陽性とならないため，結核との鑑別に活用されます．一方，結核では，活動性でも感染既往でも陽性となります．

関連する検査項目と併せて解釈すべき検査項目

- ツベルクリン反応（ツ反），胸部単純X線撮影．喀痰，膿瘍などの塗抹抗酸菌染色，培養，核酸同定検査を行います．

（木村　聡）

検査結果をアセスメントする

◆患者の観察項目，判読のポイント
- QFTは，5歳以下の小児では，成人の判定基準は適用されません．12歳以下の小児では，成人よりも低めに出ることを念頭におき，結果を慎重に解釈する必要があります．
- T-SPOTは，0歳児を含む小児においても結核感染を検出できる可能性があります．
- 活動性結核を疑う場合は，喀痰塗抹染色，培養検査を3日間行いましょう．

◆臨床症状
- QFTとT-SPOTは，結核患者との接触者検診や，医療者の入職時，結核感染リスクの高い職場の定期健康診断，免疫不全患者の潜在性結核の評価として使用されます．活動性結核が疑われる場合は，補助診断目的で使用されます．
- 活動性結核の症状は，2週間以上続く咳，胸水，胸痛，不明熱，体重減少，抗菌薬投与に反応しない発熱があり，結核のハイリスク群として高齢者，糖尿病，悪性腫瘍，HIV感染者，開発途上国からの入国者，血液透析，免疫抑制薬使用，生物学的製剤使用などがあげられます．

◆看護のポイント
- 潜在性結核の治療では，イソニアジド（INH）を6～9ヵ月内服が必要です．治療期間が長いため，服薬支援として，外来受診時や身近な人の内服確認が大切です．また，副作用と結核発病のリスク，内服の中断による耐性結核菌のリスクについて指導が必要です．副作用としては肝障害に注意しましょう．

◆ピットフォール
- QFT，T-SPOTでは，結核に感染した時期，活動性はわかりません．接触歴や臨床症状を確認しましょう．結核の活動性は画像，喀痰塗抹染色を行います．痰が出ない場合は，胃液を採取しましょう．

（中根香織）

腫瘍マーカー概論

introduction to tumor markers

> **検査のポイント**
> - ☑ 腫瘍マーカーとは，がん細胞自身やがんに対する生体の反応によって産生される物質である．
> - ☑ がんの補助診断，治療効果の判定，予後予測，再発診断などに役立つ．
> - ☑ 組織型，原発臓器により，上昇しやすい腫瘍マーカーが異なる．
> - ☑ PSAなどを除くと，がんの早期発見には有用ではない．
> - ☑ 偽陰性・偽陽性がある．感度は30〜70％程度であり，がんであっても低値だったり，がん以外で上昇することがある．
> - ☑ 腫瘍マーカーの低下が必ずしも治療効果と相関しないことがある．
> - ☑ がんが進行すると腫瘍マーカーが上昇しやすくなる傾向があるが，上昇しないがんも多く見受けられる．

高

主な疾患	その他の疾患
各種がん（腫瘍マーカーにより上昇しやすいがん種がある；次頁の表を参照）	呼吸器疾患，子宮内膜症，自己免疫疾患，糖尿病，喫煙

基準値　腫瘍マーカーにより基準値は異なる（次頁の表を参照）

低　　　　　　　　　　　　　　　　　　　偽陰性

- CA125は，卵巣癌以外に子宮内膜症でも上昇し，子宮筋腫との鑑別にも用いられます．
- CA19-9は，胆汁うっ滞，閉塞性黄疸で上昇し，胆汁ドレナージで低下します．
- 基準範囲内（カットオフ値以下）であっても，がんの存在は否定できません．
- CA19-9は，日本人の1割弱は，体質的にルイスA糖鎖を合成できないため，検出感度以下となり，がんになっても上昇してきません．

検体の採取・取り扱い・保存上の注意点　検査をするまえに考えること

- 同じ腫瘍マーカーであっても検査方法，検査施設が異なる場合，比較が困難です．
- 組織抗原，胎児性抗原に分類される腫瘍マーカーの一部は，唾液に汚染されると異常高値となりえます．

腫瘍マーカー	基準値	検査方法	診断に用いられるがん種
がん胎児性抗原			
CEA	5.0 ng/mL ≦	CLIA	大腸, 胃, 食道, 肺, 膵, 胆道, 卵巣, 乳癌
AFP	10 ng/mL ≦	CLIA	原発性肝癌, 胚細胞腫瘍
ALP-L3 分画	10% <	LBA (EBA-EATA)	肝細胞癌
糖鎖抗原			
DUPAN-2	150 U/mL ≦	EIA	膵, 胆道, 肝細胞癌
CA19-9	37 U/mL <	CLIA	膵, 胆道, 胃, 大腸癌
CA72-4	8 U/mL ≦	ECLIA	卵巣, 胃, 大腸, 乳癌
Span-1	30 U/mL <	IRMA	膵, 胆道癌
BCA225	160 U/mL ≦	EIA	乳癌
SLX	38.0 U/mL ≦	IRMA	肺, 卵巣, 子宮癌
組織特異抗原			
CA15-3	27 U/mL ≦	CLIA	乳癌
CA125	35 U/mL ≦	CLIA	卵巣, 膵, 肺, 結腸, 乳, 胃, 子宮癌
SCC	1.5 ng/mL <	CLIA	子宮頸, 肺, 食道, 頭頸部など扁平上皮癌
CYFRA21-1	3.5 ng/mL ≦	ECLIA	肺癌（扁平上皮癌, 腺癌）
PIVKA-Ⅱ	40 mAU/mL <	ECLIA	肝細胞癌
PSA	4.0 ng/mL ≦	CLEIA	前立腺癌
ホルモン関連蛋白			
proGRP	81.0 pg/mL <	CLIA	小細胞肺癌
酵素・アイソザイム			
NSE	16.3 ng/mL <	ECLIA	小細胞肺, 神経芽腫, 褐色細胞腫, 甲状腺髄様癌, その他の神経内分泌癌
がん関連遺伝子産物			
血清中 HER2 蛋白	15.2 ng/mL ≦	CLIA	乳癌 ＊陽性は HER2 過剰発現を意味

略　語
CLIA：chemiluminescent immunoassay（化学発光免疫測定法）
ECLIA：electrochemiluminescent immunoassay（電気化学発光免疫測定法）
IRMA：immunoradiometric assay（免疫放射量測定法）
EIA：enzyme immunoassay（酵素免疫測定法）
LBA・EATA：Liquid-phase Binding Assay and. Electokinetic Analyte Transport Assay

	偽陽性（上昇しうるがん以外の疾患）
CEA	喫煙, 糖尿病, 腎不全, 慢性肝・膵炎, 間質性肺炎, 結核など
AFP	肝硬変, 肝炎, 妊産婦, 胆道閉鎖症など
CA19-9	閉塞性黄疸, 胆管炎, 子宮内膜症, 肝硬変, 間質性肺炎など
CYFRA	間質性肺炎, 肺炎, 肺結核, 肺膿瘍など
SCC	乾癬, 天疱瘡などの皮膚疾患, 重症の呼吸疾患, 肝硬変, 腎不全など
NSE	脳腫瘍や脳血管障害, 採血時の溶血など

何をみている？ どんなときに検査する？　検査の根拠を考えよう！

- 腫瘍マーカーの上昇は，病状の進行度，腫瘍の量に比例する傾向があり，予後と関連します．
- 画像診断でがんの存在が疑われる際の補助診断，手術後の再発スクリーニング，手術・化学療法，放射線療法における治療効果判定に使われます．
- 手術前の腫瘍マーカーが高値の場合，あるいは手術後の腫瘍マーカーが正常化しない場合，予後は不良と考えられています．

なぜ異常値になるか？（異常値が出るメカニズム）

- 腫瘍マーカーはいくつかのタイプに分類されます．
- 胎児性抗原：がんの組織は未分化で胎児期に産生される物質が上昇することがあります（CEA, AFPなど）．
- 糖鎖抗原：細胞表面にはさまざまな糖鎖が発現していますが，がん細胞においては糖鎖を合成する遺伝子の一部が不活化あるいは活性化され，不完全な糖鎖が合成されたり，特定の糖が結合した糖鎖の合成が亢進することがあります（SLX, CA19-9など）．
- 組織特異抗原：がん細胞のほか正常細胞でみられるが，がんのときに血中濃度が上昇しうる抗原，あるいはがん細胞に特異的に発現する抗原が知られています（SCC, PSAなど）．
- ホルモン関連蛋白：ある種のがん細胞は，特定のホルモン，ペプチドを産生します（proGRP, hCGなど）．
- 酵素・アイソザイム：がん細胞が壊れ細胞内に蓄えられている酵素が血液中に漏れ，濃度が上昇します（NSE, エラスターゼ1など）．

関連する検査項目と併せて解釈すべき検査項目

- 腫瘍マーカーが上昇している場合には，各種画像検査（全身CTのほか，脳MRI, 骨シンチグラフィー），内視鏡検査，場合によりPET検査も考慮します．
- 画像所見でがん再発が明らかになる以前に，腫瘍マーカーの上昇傾向が出現する場合があります（特に，腹胸水が出現する前の初期段階の腹膜・胸膜播種は，CTでは指摘困難で，骨梁型骨転移は骨シンチグラフィーで指摘困難で，MRIで指摘可能です）．
- 腫瘍マーカーは補助診断であり，既往歴からがん再発が明らかな場合を除き，画像所見，内視鏡所見のある部位から病理検体を採取し確定診断をつける必要があります．
- 乳癌，甲状腺癌，尿管癌，婦人科腫瘍を失念しないように注意します．
- 術後フォローアップの際には，腫瘍マーカーが上昇し画像所見を伴っているときであっても，すぐに再発と決めつけず，異時性重複癌の可能性，あるいはその癌の転移である可能性も考慮する必要があります．
- 化学療法の治療導入初期には，腫瘍の壊死崩壊により一過性に腫瘍マーカーが増加する場合があり，骨，脳を含めた各種画像検査，臨床症状・身体所見で悪化が確認でない場合には，安易に腫瘍マーカーのみで治療を無効と判定してはいけません．

（金田聡門，佐々木康綱）

腫瘍マーカー・線維化マーカー

CEA（がん胎児性蛋白）

carcinoembryonic antigen

検査のポイント

- ☑ 多くの組織（食道，胃，大腸，腸管，膵，乳腺，肺胞，気管支など）で産生される分子量約 180 kDa の糖蛋白である．
- ☑ 特異性は低いがこれら組織・細胞の悪性腫瘍（腺癌）のマーカーとして検査される．
- ☑ 早期がんでは，ほとんどカットオフ値でスクリーニング検査には向かない．
- ☑ 血中 CEA 値は，腫瘍容積を概ね反映し，進行がんで血管侵襲や他臓器に転移した場合には著増する．

(ng/mL) 高

主な疾患

消化器癌（大腸，胃・十二指腸，膵，乳，肺），肝細胞癌，甲状腺癌（髄様癌），膀胱癌

糖尿病，肺炎・気管支炎，炎症性腸疾患，慢性肝疾患（慢性肝炎，肝硬変），慢性膵炎，高度喫煙，高齢者

5.0

基準値 （カットオフ値として）2.5 ng/mL

検体の採取・取り扱い・保存上の注意点　〔検査をするまえに考えること〕

- 高齢者や喫煙者では，高値となります．
- 良性疾患でも，軽度の上昇が認められます．

何をみている？どんなときに検査する？　〔検査の根拠を考えよう！〕

- 消化器（大腸，胃・十二指腸，膵，乳腺，肺など）の悪性腫瘍が疑われるとき
- 大腸癌の治療モニタリング

なぜ異常値になるか？（異常値が出るメカニズム）　〔統合力をつけよう!!〕

- 消化器癌では，組織・細胞の腫瘍化により CEA 産生量が上昇するために，血中濃度が上昇します．
- 化学療法や放射線療法の直後に，腫瘍細胞が壊死することで上昇します．

関連する検査項目と併せて解釈すべき検査項目

- 消化器癌の腫瘍マーカー（CA19-9，DUPAN-2，SLX，NCC-ST-439 など）を検査します．診断が確定しないときは 1〜2 ヵ月後に再検査を行います．
- 腫瘍が疑われる臓器の画像検査（超音波検査，CT・MRI）を行います．　（高木　康）

CA19-9

carbohydrate antigen 19-9

検査のポイント

- ヒト大腸癌細胞株 SW1116 をマウスに免疫して作製されたモノクローナル抗体 NS19-9 により認識される糖鎖抗原である．
- 膵癌，胆道癌，消化器癌患者の血中に高濃度存在するために，胆膵消化管領域の腫瘍マーカーとして検査される．
- 健常人では分子量約 200 kDa の糖蛋白であるが，がん患者ではシアロムチンの巨大分子（2,000 kDa 以上）として存在しており，多様性が知られている．

(U/mL) 高

100

主な疾患

膵癌，胆道癌，大腸癌，肝細胞癌，胃癌，卵巣癌，肺癌，子宮癌，乳癌
慢性膵炎，慢性肝炎，肝硬変

基準値 （カットオフ値として）37 U/mL

検体の採取・取り扱い・保存上の注意点　検査をするまえに考えること

- 若年女性では，軽度高値となります．
- Le^a 陰性者では，がんを発症しても高値となりません．
- 測定試薬により測定値に相違があります（抗体が必ずしも同じでないため）．

何をみている？ どんなときに検査する？　検査の根拠を考えよう！

- 膵癌，胆道癌，消化器癌の診断の補助指標として検査します．
- 膵癌，胆道癌，消化器癌の治療経過のモニタリングとして検査します．

なぜ異常値になるか？（異常値が出るメカニズム）　統合力をつけよう!!

- 膵管，胆嚢や胆管の上皮細胞膜表面に存在．がん細胞では，β1,3 ガラクトース転移酵素，α2,3 シアル酸転移酵素や α1,4 フコース転移酵素などシアリル Le^a 抗原の産生に関与する糖転移酵素の発現が増強して，血中濃度が高値となります．

関連する検査項目と併せて解釈すべき検査項目

- 他の血液検査や画像検査（CT・MRI など）と併せて診断を行います．
- CEA と組み合せて検査することで，治療経過の感度を上げることができます．

（高木　康）

膵癌マーカー（DUPAN-2, Span-1）

pancreatic cancer-associated antigen-2/s-pancreas-1antigen

検査のポイント

- ☑ DUPAN-2 は，ヒト膵癌細胞株 HPAF-1 を抗原として作製されたモノクローナル抗体により認識される主にシアリルルイス C（分子量 200 kDa 以上のムチン様糖蛋白）である．
- ☑ Span-1 は，ヒト膵癌細胞株 SW1990 を抗原として作製された抗体のなかで，膵癌細胞膜と膵癌患者の血中の抗原と高感度に反応する抗体と反応する糖鎖抗原である．
- ☑ DUPAN-2 は，慢性肝疾患で軽度～中等度上昇する．

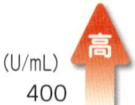

(U/mL) 高
400

主な疾患
肝細胞癌，胆道癌，膵癌，肝炎，肝硬変，腎不全

基準値　（カットオフ値として）DUPAN-2：150 U/mL　Span-1：30 U/mL

検体の採取・取り扱い・保存上の注意点　検査をするまえに考えること

- Span-1 は，加齢により高値となり，男性は女性より高値です．
- DUPAN-2，Span-1 とも Le^a 陰性でも産生されます．

何をみている？ どんなときに検査する？　検査の根拠を考えよう！

- 消化器，特に膵癌，胆道癌での診断補助指標として検査されます．
- 消化器，特に膵癌，胆道癌での治療経過のモニタリングとして検査します．

なぜ異常値になるか？（異常値が出るメカニズム）　統合力をつけよう!!

- DUPAN-2 は，正常組織の膵管，胆管，消化管，気管などに存在し，腫瘍化により血中に逸脱して高値となります．
- Span-1 は，正常膵管上皮と腺房細胞の一部，胆管上皮，気管上皮に存在するため，これらが腫瘍化すると血中に逸脱して高値となります．

関連する検査項目と併せて解釈すべき検査項目

- 同じ消化器癌（特に膵癌，胆管癌など）のマーカーである CA19-9，CEA
- 消化器癌の診断のための画像検査（超音波検査，CT・MRI など）を検査します．
- 膵癌では，外分泌検査，内分泌検査を検査します．

（高木　康）

腫瘍マーカー・線維化マーカー

α-フェト蛋白（AFP）

α-fetoprotein

検査のポイント

- ☑ 分子量約 65 kDa の糖蛋白で，胎児期に肝と卵黄嚢で産生される．
- ☑ 肝細胞癌の 90％以上で異常値となり，肝細胞癌のマーカーとなる．
- ☑ 妊娠中の母体では，高値（300 ng/mL 以下）となる．
- ☑ AFP の糖鎖にフコースが付加した AFP-L3 は，肝細胞癌に対する特異性が高い．

主な疾患

(ng/mL) 高

肝細胞癌，卵黄嚢腫瘍，乳児性肝炎，転移性肝癌（胃癌，膵癌），AFP 産生腫瘍

1,000　肝細胞癌，卵黄嚢腫瘍，急性肝炎回復期

100　肝細胞癌，慢性肝炎・肝硬変の活動期，卵黄嚢腫瘍，肝細胞腫瘍，妊娠

基準値　（カットオフ値として）10 ng/mL

検体の採取・取り扱い・保存上の注意点　検査をするまえに考えること

- 妊娠では高値となります．

何をみている？どんなときに検査する？　検査の根拠を考えよう！

- 肝細胞癌の診断と治療経過観察の際に検査します．
- ウイルス性肝炎（B 型と C 型）では，定期的に（1 ヵ月に 1 回）検査し，AFP が高値の場合には，L3 分画を検査して，がん化の推定を行います．

なぜ異常値になるか？（異常値が出るメカニズム）　統合力をつけよう!!

- 肝細胞に存在する AFP が，肝細胞の腫瘍化に伴い血中に高値となります．
- 肝細胞の壊死，炎症後の再生によっても高値になります．

関連する検査項目と併せて解釈すべき検査項目

- 肝細胞癌マーカーの PIVKA-II を検査し，AFP が高値な場合は L3 分画を検査します．
- 肝細胞癌の原因でもある B 型肝炎，C 型肝炎関連検査を行います．
- 肝機能障害の指標（肝酵素，アルブミン，プロトロンビン時間など）を検査します．
- 腹部の画像検査（超音波検査，CT・MRI）を行います．

（高木　康）

腫瘍マーカー・線維化マーカー

PIVKA-II

protein induced by vitamin K absence or antagonist II

> **検査のポイント**
> ☑ ビタミンK欠乏または拮抗薬の投与によって生ずる異常血液凝固第II因子（プロトロンビン）をいう．
> ☑ 肝細胞癌の腫瘍マーカーの一つである．
> ☑ ビタミンKの吸収障害，肝実質障害の指標である．

(mAU/mL) 高

1,000

主な疾患

肝細胞癌，ヘパリン/ワルファリン（ビタミンK拮抗薬）投与後，ビタミンK欠乏症

肝細胞癌，膵癌，胃癌，転移性肝癌，ビタミンK吸収障害（閉塞性黄疸，下痢，セフェム系抗菌薬長期投与），ヘパリン/ワルファリン投与時，アルコール性肝障害

基準値 （カットオフ値として）40 mAU/mL

低

ビタミンK欠乏時の補充療法後

検体の採取・取り扱い・保存上の注意点　検査をするまえに考えること

- 異常プロトロンビンであるが，血清での測定が可能です．

何をみている？　どんなときに検査する？　検査の根拠を考えよう！

- 肝細胞癌の診断と治療経過観察の際に検査します．
- ウイルス性肝炎（B型とC型）では，定期的に（1ヵ月に1回）検査し，AFPが高値の場合には，L3分画を検査して，がん化の推定を行います．

なぜ異常値になるか？　（異常値が出るメカニズム）　統合力をつけよう!!

- ビタミンKの欠乏により，ビタミンK依存性凝固因子（II，VII，IX，X）の前駆体が血中に貯留して，血中濃度が高値となります．
- ビタミンK欠乏1週間で出現します．
- 肝細胞癌では，細胞内のプロトロンビンの前駆体のカルボキシル化の異常により増加します．
- 閉塞性黄疸では，胆汁の腸管循環阻害によるビタミンKの腸管吸収障害，アル

コール性肝障害では，ビタミン吸収障害や肝細胞でのビタミン K 取り込みや利用障害などにより，PIVKA-Ⅱ が増加します．

関連する検査項目と併せて解釈すべき検査項目

- 同じ肝細胞癌のマーカーである AFP，および L3 分画を検査します．
- 肝機能障害の指標（AST/ALT，ALP，γ-GT，アルブミン，プロトロンビン時間など）を測定します．
- 腹部の画像検査（超音波検査，CT・MRI）を行います．

（高木　康）

コラム/周産期の検査

パルボウイルス B19

妊婦がパルボウイルス B19 に感染すると胎児水腫，子宮内発育遅延，子宮内胎児死亡の原因となります．妊娠 20 週以内の感染例では胎児死亡率が高いです．胎児感染すると約 2 〜 10％で胎児水腫を合併し，その 9 割は母体感染後 8 週以内に発症します．特に妊娠 9 〜 16 週の感染がハイリスクです．胎児治療として胎児輸血，IFAC（immunogloburin injection into fetal abdominal cavity）があります．産科入院中の母親がパルボウイルス B19 感染症を発症した場合は，個室管理を行います．

（佐藤陽子）

肝線維化マーカー（Ⅳ型コラーゲン，プロコラーゲンⅢペプチド）

type Ⅳ collagen, procollagen Ⅲ peptide

検査のポイント

- ☑ Ⅳ型コラーゲンは基底膜に存在しており，基底膜の増殖や破壊によって血中濃度が上昇する．
- ☑ 正常肝細胞にはⅣ型コラーゲンは存在しないが，肝の線維化過程で類洞の毛細血管化により類洞周囲に基底膜が形成され，肝組織や血中に上昇する．
- ☑ プロコラーゲンⅢペプチドは，プロコラーゲンからコラーゲンがつくられるときに遊離するペプチドで，体内でのコラーゲン生成，線維化の指標となる．
- ☑ 肝は血流が豊富であるため，肝でのこれら変動は血中に反映されやすい．
- ☑ Ⅳ型コラーゲンの7S分画は，蛋白分解酵素の影響を受けにくい．

主な疾患

(ng/mL) 高

転移性肝癌，甲状腺機能亢進症
肝細胞癌，非アルコール性脂肪性肝炎（NASH）

300

急性肝炎，慢性肝炎，肝硬変，糖尿病

基準値　（カットオフ値として）140 ng/mL

検体の採取・取り扱い・保存上の注意点　〔検査をするまえに考えること〕

- 妊娠で高値となります．
- 加齢とともに上昇します．
- 食事（乳糜血清）の影響を受けるため，早朝空腹時の採血が必要です．

何をみている？ どんなときに検査する？　〔検査の根拠を考えよう！〕

- 肝の線維化の早期発見や肝硬変の進展の有無を鑑別するときに検査します．
- 糖尿病性腎症や膜性腎症でのクリアランス低下が線維化のために生ずるかを調べるために検査します．

なぜ異常値になるか？（異常値が出るメカニズム）　〔総合力をつけよう!!〕

- 肝の線維化過程で，類洞の毛細血管化により類洞周囲に基底膜が形成され，肝

組織や血中に上昇します．
- 劇症肝炎では，基底膜の破壊により高値となります．
- がんの浸潤転移では，基底膜破壊や新生血管の形成のために高値となります．
- 肺線維症では，肺胞壁に存在するⅣ型コラーゲンが増加するために高値となります．

← 関連する検査項目と併せて解釈すべき検査項目

- 同じ線維化マーカーであるヒアルロン酸，プロリルヒドロキシラーゼを検査します．
- 肝機能障害の指標（AST/ALT，ALP，γ-GT，アルブミン，プロトロンビン時間など）を測定します．
- 腹部の画像検査（超音波検査，CT・MRI）を行います．
- 肝硬変の原因である肝炎ウイルスの関連検査を行います．

（高木　康）

肺癌マーカー

SCC, CYFRA21-1, NSE, proGRP

検査のポイント
- ☑ 肺癌では，CEA，SLX，SCC（扁平上皮癌関連抗原），CYFRA21-1（シフラ），NSE（神経特異エノラーゼ），proGRP（ガストリン放出関連ペプチド前駆体）が腫瘍マーカーとして利用される．
- ☑ 扁平上皮癌では，SCC，CYFRA21-1 が上昇する．
- ☑ 小細胞癌では，NSE，proGRP が上昇する．特に proGRP は，小細胞癌に特異性が高く，NSE と比較し早期で上昇し，再発の診断では画像で明らかになる以前から上昇がみられることがある．

主な疾患
- CEA，SLX：肺腺癌
- SCC，CYFRA21-1：肺扁平上皮癌
- NSE，proGRP：小細胞肺癌

その他の疾患
- 偽陽性（間質性肺炎，喫煙など）

基準値
- SCC：1.5～2.0 ng/mL 以下（カットオフ値）
- CYFRA21-1：2.0～3.0 ng/mL 以下（カットオフ値）
- NSE：5～10 ng/mL 以下（カットオフ値）
- proGRP：80.0 pg/mL 以下（カットオフ値）
- CEA：2.5 ng/mL 以下（カットオフ値）

偽陰性

- CEA は，腺癌以外の組織型でも上昇することが多いです．
- proGRP を除き腫瘍マーカーと組織型は必ずしも一致しないことが多く，あくまでも目安です．
- 偽陽性の表（腫瘍マーカー概論の項）を参照のこと．呼吸器領域では間質性肺炎，喫煙が重要です．
- 低値であっても，がんは否定できません（偽陰性）．

検体の採取・取り扱い・保存上の注意点　検査をするまえに考えること

- NSE は溶血で上昇することがあり，採取後早期の提出が望まれます．

- SCCは，汗，唾液，尿の混入，長期の喫煙で上昇することがあります．

🔍 何をみている？ どんなときに検査する？　検査の根拠を考えよう！

- 画像検査で肺癌を疑う所見を認めた場合の補助診断や，肺癌の術後フォローアップの際の再発スクリーニング検査として実施されます．
- 化学療法，放射線治療の効果判定に補助的に使用されます．
- 悪性疾患による胸水貯留が疑われる場合，胸水中CEA，CYFRAが中皮腫との鑑別で検査される場合があります．

📈 なぜ異常値になるか？（異常値が出るメカニズム）　統合力をつけよう!!

- CYFRAは，細胞骨格であるヒトサイトケラチンのうちの19フラグメントのことで，がん細胞中から血液中に溶出して高値となります．
- SCCは子宮頸癌で発見された蛋白で正常扁平上皮にも発現され，接着・アポトーシス（細胞死）を抑制する働きをしており，扁平上皮癌で多く発現されます．
- NSEは，正常神経組織にある酵素で，神経内分泌腫瘍と類似する小細胞癌でも多く含有されます．
- proGRPは，小細胞癌で産生されるガストリン分泌を促すガストリン放出ペプチドの産生途中にできる蛋白の断片のことで，小細胞癌で特異的に上昇します．

⬅ 関連する検査項目と併せて解釈すべき検査項目

- 化学療法，放射線治療の効果判定に使用する場合には，安易に腫瘍マーカーのみで効果を判断するのではなく，脳，骨を含めた画像検査で悪化を確認する必要があります．
- 腫瘍マーカーから原発性肺癌の確定診断はできません．
- 経過から肺癌の再発が明らかな場合以外は，気管支鏡，リンパ節針細胞診などによる病理・細胞診による確定診断が必要です．
- これらの腫瘍マーカーは，肺癌以外のがん種でも上昇する可能性があり，肺に画像所見を伴っていたとしても，原発性肺癌のほかに肺以外の臓器を原発としたがんの肺転移をみている可能性も考えることが必要です．
- 肺癌のリスクファクターである喫煙は，多くのがん種のリスクファクター（食道癌，頭頸部癌など）でもあり，重複癌合併を見逃さない配慮が必要です．
- 小細胞癌の場合，長期に腫瘍マーカーが正常化しCR（完全緩解）が維持されている場合でも，異時性重複癌の合併頻度は多いといわれ，全身的ながんスクリーニングを考慮する必要があります．

（金田聡門，佐々木康綱）

前立腺特異抗原（PSA）

prostate specific antigen

検査のポイント

- ☑ 前立腺上皮細胞から分泌される物質で，セリンプロテアーゼ（セリン蛋白分解酵素）である．
- ☑ 精液中に分泌されるのがほとんどであるが，血液中にわずかに分泌される．
- ☑ 前立腺疾患全般で上昇するが，前立腺癌のスクリーニングと治療のマーカーとして有用である．

高

主な疾患
前立腺癌

その他の疾患
前立腺肥大症，前立腺の炎症，尿路感染症，射精後，外部からの刺激

基準値　4.0 ng/mL 以下

低
前立腺癌治療中または治療後（抗男性ホルモン治療，手術療法，放射線療法），前立腺肥大症治療中または治療後（抗男性ホルモン治療，手術療法）

検体の採取・取り扱い・保存上の注意点　検査をするまえに考えること

- 採血の前に膀胱炎や前立腺炎がないかチェックしましょう．
- 前立腺が外部から刺激される状態（直腸指診，膀胱鏡検査，尿道カテーテル留置，大腸検査，サイクリング）が直前になかったか確認しましょう．
- PSA の半減期は 2〜4 日のため，炎症の治癒後または外部刺激の後では，少なくとも 1 週間は間隔をあけて採血しましょう．

何をみている？ どんなときに検査する？　検査の根拠を考えよう！

- 前立腺上皮細胞から，前立腺腺管内の前立腺液に分泌し，射精後の精液の液状化に関係し，精子を活性化し，受精に欠かせないものといわれています．そのごく一部が血液中に分泌されて検査に用いられます．若い健康なヒトの PSA 濃度は 0.1 ng/mL 以下です．加齢に伴い増加しますが，50 歳でも 2 ng/mL 以下であり，前立腺疾患があると 4 ng/mL 以上となります．
- 前立腺癌のスクリーニングとして検査します．

- 高感度 PSA は，前立腺癌の治療経過マーカーとして用います．

関連する検査項目と併せて解釈すべき検査項目

- PSA のスクリーニングで高値となった場合，直腸指診，超音波検査，骨盤部 MRI で前立腺癌が疑われた場合には，前立腺生検を行い確認します．
- 前立腺癌を発見する確率は，4〜10 ng/mL 未満では 25〜30％，10〜100 ng/mL 未満では 50〜80％，100 ng/mL 以上ではほぼ 100％です．
- 前立腺生検を行うかどうかを決定するにあたって参考にする指標として，年齢階層別 PSA 基準値があります．50〜64 歳では 3.0 ng/mL 以下，65〜69 歳では 3.5 ng/mL 以下，70 歳以上では 4.0 ng/mL 以下を正常値とすることにより，治療の必要な前立腺癌を見逃さないようにします．

（小川良雄）

乳癌マーカー

CA15-3, BCA225, 血清 HER2

> **検査のポイント**
> - ☑ CA15-3 はモノクローナル抗体 115D8 とモノクローナル抗体 DF3 を併用することで測定される乳癌関連抗原である．
> - ☑ BCA225 は 2 種類のモノクローナル抗体 CU18 と CU46 の組み合わせで測定される腫瘍マーカーである．
> - ☑ 血清 HER2 は血液中に遊離した HER2 細胞外ドメイン（HER2-ECD）である．

高 ↑

主な疾患
- **CA15-3**
  - 転移・進行乳癌（スクリーニングに使用）
- **BCA225**
  - 転移乳癌（スクリーニングに使用）
- **血清 HER2**
  - HER2 陽性乳癌（病勢把握のために使用）

その他の疾患
- **CA15-3**
  - その他の癌（卵巣癌，肺癌など），子宮内膜症，肝炎
- **血清 HER2**
  - 胃癌

基準値
- CA15-3：30 U/mL 以下
- BCA225：160 U/mL 以下
- 血清 HER2：6.5 ng/mL 以下（カットオフ値 15.2 ng/mL）

低 ↓
- **BCA225**
  - 偽陰性

検体の採取・取り扱い・保存上の注意点 ／ 検査をするまえに考えること

- CA15-3 は，妊娠前期で低値となり，加齢とともにやや上昇傾向を示します．
- BCA225 は妊娠後期に上昇します．

何をみている？ どんなときに検査する？ ／ 検査の根拠を考えよう！

- CA15-3：115D8 は，乳脂肪球被膜上の糖蛋白 MAM-6 を免疫源とし，乳癌に対する感度が高い抗体です．一方 DF3 は，乳癌肝転移巣の細胞膜成分を免疫源とし，乳癌に対する特異性が高い特徴があり，両者を組み合わせることで乳癌の有用なマーカーとなります．
- BCA225：それぞれの抗体はヒト乳癌株 T47D の培養上清中のウイルス様粒子分

画を免疫源とし，ムチン型糖蛋白を抗原として認識しています．
- 血清 HER2：細胞外領域に存在する HER2 蛋白質が剥がれ落ち，分離するため血清中に存在します．

なぜ異常値になるか？（異常値が出るメカニズム）

- CA15-3 はリンパ節・骨転移では陽性率は低く，内臓転移で高率に上昇します．卵巣癌や肺癌などの他のがんや，子宮内膜症や肝炎でも上昇します．115D8 の他癌との反応，肝臓や骨盤内の炎症を DF3 が誤認識することで偽陽性となります．
- BCA225 は感度が低いため，正常であっても再発を検知できていないおそれがあります．
- 血清 HER2 は，腫瘍組織の HER2 発現と相関し，上昇がみられる場合は，ハーセプチン®が有効な可能性が示唆されます．治療開始後の値の変化が治療効果判定に有用とされます．HER2 陰性症例でも転移性乳癌において上昇が認められることがありますが，現時点では血清 HER2 の値で抗 HER2 療法の適応を判断することは推奨されていません．

関連する検査項目と併せて解釈すべき検査項目

- CEA などの他の腫瘍マーカーや画像検査を組み合わせて解釈する必要があります．
- CA15-3 陽性では，他病変の有無を検索する必要があります．
- 血清 HER2 陽性では，胃癌など HER2 高発現の可能性のある腫瘍の有無を検索する必要があります．

（金田陽子，中村清吾）

卵巣癌・子宮癌マーカー（CA125, CA72-4 など）

carbohydrate antigen125, carbohydrate antigen72-4

検査のポイント
- ☑ 卵巣癌，子宮頸癌，子宮体癌の診断と進行度の推定に用いられる．
- ☑ 治療後の評価と，再発癌の早期発見のために定期的に検査する．
- ☑ いくつかの腫瘍マーカーを組み合わせて使う．
- ☑ 腫瘍別，組織型により有用な腫瘍マーカーが異なる．
- ☑ 特に卵巣癌には多様な種類の癌があり，それぞれに特有の組み合わせがある．
- ☑ 良性婦人科疾患でも高値となることがある．

主な疾患

CA125
表層上皮性間質性卵巣癌（漿液性腺癌），子宮頸部腺癌，子宮体癌，子宮内膜症，子宮筋腫，月経，妊娠，胸膜炎・腹膜炎，胸水・腹水

CA72-4
表層上皮性間質性卵巣癌

AFP, hCG
胚細胞性卵巣腫瘍，肝疾患，妊娠

CA19-9
表層上皮性間質性卵巣癌（粘液性腺癌），良性卵巣腫瘍

SCC
子宮頸部扁平上皮癌，外陰癌，腟癌

基準値
CA125：35 U/mL 以下，CA72-4：8.0 U/mL 以下
AFP：20 ng/mL 以下，hCG：1.0 mIU/mL 以下
CA19-9：37 U/mL 以下，SCC：1.5 ng/mL 以下

検体の採取・取り扱い・保存上の注意点　検査をするまえに考えること

- CA125：スクリーニングで採取するときには月経を避けます．エストロゲンで産生が亢進するので，エストロゲンの低下する閉経後はカットオフ値を 15〜17 U/mL とすることが提唱されています．保険上，同種類の CA130，CA602 と重複して検査することは認められていません．
- 他の臓器の疾患でも高値をとることがあり，卵巣癌・子宮癌以外にも注意を怠らないことが大切です．

🔍 何をみている？どんなときに検査する？　検査の根拠を考えよう！

- 卵巣癌は腹腔内に存在し，手術で摘出して初めて病理学的に悪性と診断できることが多く，治療前には，画像検査と腫瘍マーカーを総合的に評価して悪性の可能性を推定します．腹水がある場合は，腹水細胞診で悪性の診断がつく場合もあります．
- 子宮癌では，経腟的に細胞診を施行することで，ほとんどの患者で治療前に悪性の診断がつきます．治療前には主に進行度の推定に用いられます．
- 卵巣癌，子宮癌のいずれでも治療後は，経過観察と再発癌の早期発見のために定期的に検査をします．

🔬 なぜ異常値になるか？（異常値が出るメカニズム）　統合力をつけよう!!

- 腫瘍マーカーには，臓器・組織特異性が強いものと，さまざまな臓器由来の腫瘍において検出される広域腫瘍マーカー（CEA，BFP，TPAなど）があります．
- 組織特異性の高いものは，その組織由来の悪性腫瘍で高値をとることが多く，腫瘍の量によって増加します．必要に応じて広域腫瘍マーカーと組み合わせて検査をします．
- CA125は胸膜，腹膜，心囊膜，卵巣表層上皮，子宮，卵管内膜などに発現するので，悪性腫瘍以外の良性疾患や生理的変化でも増加します．

⬅ 関連する検査項目と併せて解釈すべき検査項目

- 婦人科疾患は良性，悪性ともに内診（経腟的な診察）と経腟的な超音波検査が有用です．
- 腹水が少量しかなく，腹壁からのアプローチでは採取できない場合でも，経腟的なダグラス窩穿刺により腹水が採取できる場合があります．
- 子宮頸癌の腟壁や基靱帯への浸潤を，内診と直腸診により評価することができます．

（森岡　幹，関沢明彦）

腫瘍マーカー・線維化マーカー

線維化マーカー（KL-6）

sialylated carbohydrate antigen KL-6

検査のポイント

- ☑ KL-6 とは，間質性肺炎の診断，活動性の把握，治療効果の判定，予後予測に有用な血清マーカーである．
- ☑ 間質性肺炎では，血清 KL-6 は高値となり，その程度は活動性，重症度と相関する．
- ☑ 他に有用な間質性肺炎の血清マーカーとして，親水性肺サーファクタント蛋白である SP-D，SD-A がある．

高

主な疾患
特発性間質性肺炎，膠原病関連間質性肺炎，過敏性肺炎，放射線肺炎，急性呼吸窮迫症候群（ARDS），薬剤性肺炎

その他の疾患
乳癌，膵癌，ニューモシスチス肺炎，びまん性汎細気管支炎

基準値　500 U/mL 未満（ECLIA）

低
活動性，治療の効果がすぐに KL-6 に反映されないこともある

検体の採取・取り扱い・保存上の注意点　検査をするまえに考えること

- 免疫学的手法で測定されます．
- 測定には新鮮な血清を使用します．

何をみている？ どんなときに検査する？　検査の根拠を考えよう！

- KL の名前の由来は肺癌を意味するドイツ語の Krebs von den Lungen からです．
- 肺癌の新たな腫瘍マーカーを検索する目的で，1985 年に広島大学の河野修興 教授らによりヒト肺腺癌由来細胞株（VMRC-LCR）をマウスに免疫することで数種類のモノクローナル抗体が作製されました．
- この抗体のうち 6 番目の抗体が間質性肺炎の診断，活動性，予後予測に有用なことが報告されました．
- 測定されるものは，分子量 200 kDa 以上の MUC1 ムチンに属する高分子糖蛋白上にある KL-6 モノクローナル抗体で認識されるシアル化糖鎖抗原です．
- 両側肺にびまん性陰影を認め，上記の高値となりうる疾患が疑われる際に検査します．

なぜ異常値になるか？（異常値が出るメカニズム）

- KL-6 を有する MUC1 ムチンに属する高分子糖蛋白は，Ⅱ型肺胞上皮，気管支腺細胞，乳・膵管などの腺細胞表面に固定され，細胞膜から高さ 200 nm 以上に達し，感染や肺胞組織の損傷を防ぐために細胞間の接着や認識機能を阻害していると考えられます．
- 間質性肺炎では，再生したⅡ型肺胞上皮で KL-6 を有する高分子糖蛋白の産生が亢進します．
- 炎症により細胞膜上部で高分子糖蛋白は切断され，肺胞腔内に遊離し，炎症による肺胞血管の透過性亢進により血清中に移行し，血中濃度が亢進すると考えられます．

関連する検査項目と併せて解釈すべき検査項目

- びまん性陰性を呈する疾患の鑑別診断を考えた検査，CT，気管支内視鏡（BAL，TBLB），場合により胸腔鏡補助下肺生検など考慮します．
- 膠原病患者などでは膠原病関連間質性肺炎，治療薬による薬剤性肺炎のほか，免疫機能が低下する薬剤を使用している場合には，日和見感染症を鑑別するための β-D グルカン，サイトメガロウイルス抗原のチェック，喀痰培養などを行います．
- 呼吸機能の状態の把握のための検査，動脈血ガス分析，呼吸器機能検査，6分間歩行負荷テストなど患者の状態に合わせて行います．
- 経時的に検査することで治療への反応性，予後が推定可能で，治療介入後（ステロイド，免疫抑制薬）に低下がみられない場合，予後は不良です．

（金田聡門，佐々木康綱）

骨形成マーカー（OC，BAP，P1NP）

osteocalcin, bone specific alkaline phosphatase, serum type 1 procollagen N-terminal propeptide

検査のポイント

- ☑ 骨代謝回転を調べることができる．
- ☑ 骨をつくる骨芽細胞，骨を壊す破骨細胞の状態がわかる．
- ☑ 高すぎる場合は，悪性腫瘍の骨転移を疑う．
- ☑ 骨粗鬆症治療薬の効果判定に使用する．

↑高

主な疾患
原発性骨粗鬆症，甲状腺機能亢進症，副甲状腺機能亢進症，悪性腫瘍の骨転移，腎不全，骨折など

基準値
OC（RIA固相法）：2.5〜13 ng/mL
BAP（CLEIA法）：（男性）3.7〜20.9 μg/L
　　　　　　　　（閉経前女性）2.9〜14.5 μg/L
　　　　　　　　（閉経後女性）3.8〜22.6 μg/L
P1NP（RIA2抗体法）：（男性）19.0〜83.5 μg/L
　　　　　　　　　　（閉経前女性）14.9〜68.8 μg/L
　　　　　　　　　　（閉経後女性）27.0〜109.3 μg/L

↓低
ビスホスホネート製剤などによる骨代謝回転過剰抑制

検体の採取・取り扱い・保存上の注意点 — 検査をするまえに考えること

- 年齢により変動します．新生児や乳児では骨形成が盛んなので，高値になります．
- 閉経後に数値が上がるため，基準値は閉経前か閉経後かで分かれています．

何をみている？ どんなときに検査する？ — 検査の根拠を考えよう！

- P1NPは，I型コラーゲンの合成すなわち骨形成を反映すると考えられています．このことから骨粗鬆症における治療効果の判定および経過観察・診断の補助などに有用とされています．
- ビスホスホネート製剤やSERM製剤を使用すると，骨代謝回転が抑制されるため，骨形成マーカーは低下します．PTH（副甲状腺ホルモン）製剤を使用する

と，骨形成が亢進されるため，骨形成マーカーは高値になります．

なぜ異常値になるか？（異常値が出るメカニズム） 統合力をつけよう!!

- 骨はつくったり壊したりを繰り返しており，これを骨代謝といいます．骨折すると骨をたくさんつくる必要があり，骨代謝が亢進して数値が高くなります．
- 骨粗鬆症では，骨が壊れるスピードが速くなります．その分修復するスピードも速くなくてはいけませんので，数値が高くなります．
- 骨腫瘍でも，骨が破壊されるため，異常高値になります．

関連する検査項目と併せて解釈すべき検査項目

- 骨代謝を調べる方法として，骨形成マーカーのほかに，骨吸収マーカーがあります．骨吸収マーカーには，NTX（Ⅰ型コラーゲン架橋N-テロペプチド），TRACP-5b（酒石酸抵抗性酸性フォスファターゼ），DPD（デオキシピリジノリン），CTX（Ⅰ型コラーゲン架橋C-テロペプチド）などがあります．
- 骨マトリックス関連マーカーとしてビタミンKの不足具合を評価できるucOC（低カルボキシル化オステオカルシン），ペントシジン，ホモシステインがあります．

（永井隆士，稲垣克記）

微生物学検査

細菌塗抹染色検査

smear staining

> **検査のポイント**
> ☑ 検体中の菌の存在を調べる.
> ☑ グラム染色では，グラム陽性か陰性および，菌の形状による細菌の分類を行う.

> **基準値** 咽頭粘液，喀痰，尿では，常在菌も染色される．血液や髄液など無菌的検体では，菌が染色された場合には，起炎菌の可能性がある

しばしば検出される細菌

グラム陽性球菌	黄色ブドウ球菌, 肺炎球菌, 連鎖球菌
グラム陰性桿菌	大腸菌, 緑膿菌, クレブシエラ, アシネトバクター, インフルエンザ菌
グラム陽性桿菌	バシラス, クロストリジウム
グラム陰性球菌	髄膜炎菌, 淋菌, モラクセラ
チールネルゼン染色	結核菌

検体の採取・取り扱い・保存上の注意点 — 検査をするまえに考えること

- 無菌的検体（血液，髄液）では汚染を防ぎます．
- 常在菌の多い検体（喀痰，尿）は，できるだけ保存せず，新鮮な検体を提出します．

何をみている？ どんなときに検査する？ — 検査の根拠を考えよう！

- 感染症の原因微生物を検出します．

なぜ異常値になるか？（異常値が出るメカニズム）

- マイコプラズマやレジオネラはグラム染色では染色されません．
- 検体が古くなると，染色性が悪くなることがあります．

関連する検査項目と併せて解釈すべき検査項目

- 培養同定の結果，菌種が確定されます．
- 検体中の微生物ゲノムを検出結果と併せて判断することがあります．

（福地邦彦）

検査結果をアセスメントする
情報を分析・評価して実践しよう！

◆患者の観察項目，判読のポイント
- グラム染色やチールネルゼン染色の結果とともに，白血球や貪食像の有無を確認します．白血球と貪食像は病原体が感染症の起炎菌である可能性が高いことを示しています．抗菌薬を選択する際に重要なポイントになります．

◆臨床症状
- 発熱の有無，熱型を観察しましょう．

◆看護のポイント
- 痰や尿，便，血液培養などは看護師が採取する機会が多いです．コンタミネーション（汚染）を最小限にした良質な検体を採取するためには，手指衛生と手袋着用，無菌操作が重要です．
- 痰を採取する前に，水道水で含嗽し口腔内の常在菌を減らすことや，尿を無菌的に採取するために陰部洗浄後消毒をして採取する，穿刺液や血液培養などは検体容器のゴム栓部分をアルコール消毒し，コンタミネーションを防ぎましょう．

◆ピットフォール
- 患者自身が採取した検体は，必ず確認し検体としての良し悪しをみましょう．例えば痰では，唾液のような検体では検査する意義がありません．膿性部分を含んだ白色や黄色の粘稠性のある痰がとれるよう指導を行いましょう．
- Geckler分類の4と5グループが優良な検体です．

Geckler分類による喀痰の品質評価

グループ	細胞数／1視野（100倍）	
	白血球（好中球）	扁平上皮細胞
1	<10	>25
2	10～25	>25
3	>25	>25
◎4	>25	10～25
◎5	>25	<10
6	>25	<25

（中根香織）

細菌培養・同定検査

bacterial culture and identification

> **検査のポイント**
> - ☑ 感染症の原因微生物を培養により検出し，菌種を同定する．
> - ☑ 推定菌種，検出目的菌種により培養条件（培地，温度，好気/嫌気など）が異なる．

基準値　常在菌や環境菌は培地上に生育してくる

代表的な常在菌

- 表皮ブドウ球菌［コアグラーゼ陰性ブドウ球菌（CNS）］：皮膚，腟
- 腸球菌：消化管，外陰部，腟
- α連鎖球菌，γ連鎖球菌：咽頭，口腔，下部消化管，外陰部
- ナイセリア属：咽頭，口腔
- プロピオニバクテリウム：皮膚
- コリネバクテリウム：鼻腔，咽頭，口腔，下部消化管，腟
- 大腸菌：下部消化管
- バクテロイデス：咽頭，口腔，消化管，外陰部
- フソバクテリウム：咽頭，口腔，消化管，外陰部
- 真菌類：口腔，腟

起炎菌として高頻度に分離される菌種

- 黄色ブドウ球菌：血液，膿
- 肺炎球菌：喀痰，髄液，膿
- A群連鎖球菌：咽頭粘液
- 大腸菌：尿，胆汁
- 腸球菌：尿，胆汁
- 緑膿菌：尿，膿，血液
- アシネトバクター・バウマニ：膿，血液
- インフルエンザ菌：喀痰，髄液
- モラクセラ・カタラーリス：喀痰
- クレブシエラ・ニューモニエ：尿，喀痰
- 結核菌：喀痰，胃液

検体の採取・取り扱い・保存上の注意点　検査をするまえに考えること

- 血液検体は，できるだけ抗菌薬投与前，または発熱時に採取します．
- 髄液検体は，ただちに37℃孵卵器に収容します．
- 尿，喀痰，下痢便を保存する場合は，冷蔵します．

何をみている？どんなときに検査する？　検査の根拠を考えよう！

- 塗抹染色で，形態と染色性での判定のついた細菌の同定を行います．
- 塗抹染色で陰性であっても，培養陽性のことがしばしばあります．

なぜ異常値になるか？（異常値が出るメカニズム）

- 血液培養では，1本のみの採血では陰性となることがあります．
- カテーテルからの血液培養では常在菌としてのCNS（コアグラーゼ陰性ブドウ球菌）が陽性となることがしばしばあります．
- 検体が適切に保存されないと，常在菌が過剰に増殖することがしばしばあります．

関連する検査項目と併せて解釈すべき検査項目

- 推定原因微生物の免疫学的検査結果がある場合は，併せて判断します．

（福地邦彦）

検査結果をアセスメントする

◆患者の観察項目，判読のポイント

- 通常5日以内に培養結果が報告されますが，発育速度が遅い結核菌や糸状菌などは数週間かかるものがあります．
- 血液培養は無菌的操作や手指衛生が適切に行われていないと，コンタミネーション（汚染）する可能性があります．培養結果で1セットのみからコリネバクテリウム，プロピオニバクテリウム，コアグラーゼ陰性ブドウ球菌などが検出された場合は，コンタミネーションの可能性があります．2セットから同一菌種が陽性となった場合は，菌血症の原因である可能性が高くなります．
- 同定された細菌によっては，感染症法に準じ，医師は保健所へ報告する義務があります．

◆臨床症状

- 発熱，膿性痰，尿混濁，膿尿，髄液混濁，滲出液の増加，膿汁，局所の発赤，圧痛，臭いなど，感染症を起こす部位により症状は変わります．

◆看護のポイント

- 感染症法による三類感染症の腸管出血性大腸菌や赤痢，コレラなどは，激しい下痢症状を起こすため，トイレの専有化または個室使用が必要です．糞便から二次感染する可能性があり，症状改善後，陰性確認のための便培養検査が必要です．患者や同居者への流水と石けんによる手洗いや飲食物や衣類の共有を避けるよう指導が必要です．

◆ピットフォール

- 培養検査が陰性であっても感染症が否定されたわけではありません．検体の採取方法や採取時期によって，検出されない場合があります．また，抗原検査を行うことで，より早く結果が得られ治療を開始することができます．　　（中根香織）

感受性検査

drug resistance/susceptibility testing

> **検査のポイント**
> ☑ 感染症治療の適切な抗菌薬選択を行うために検査する．
> ☑ 感受性（感性）（S：susceptible），中間（I：intermediate），耐性（R：resistant）の結果を得る．

> **基準値**
> ①ディスク法では，寒天培地上に菌を塗布し，薬をしみ込ませた濾紙でできたKBディスクを静置し，発育阻止円径（zone diameter）[mm]を測定する
> ②微量液体希釈法では，液体培地中に抗菌薬を加え，最小発育阻止濃度（minimal inhibitory concentration：MIC）[μg/mL]を測定する
> ③阻止円の大きさ，あるいはMIC値に基づき，SIR判定を行う

代表的な抗菌薬耐性菌
- MRSA：すべてのβ-ラクタム系抗菌薬，ニューキノロン，アミノグリコシド
- ESBL産生大腸菌，クレブシエラ：第3世代セファロスポリン耐性
- MDRP（多剤耐性緑膿菌）およびMDRAB（多剤耐性アシネトバクター・バウマニ）：カルバペネム系，アミノグリコシド系，ニューキノロン系の3系統
- VRE（バンコマイシン耐性腸球菌）：バンコマイシン
- PRSP（ペニシリン耐性肺炎球菌）：ペニシリン
- BLNAR（β-ラクタマーゼ陰性アンピシリン耐性ヘモフィルスインフルエンザ）：アンピシリン耐性
- CRE（カルバペネム耐性腸内細菌科細菌）：カルバペネム系に耐性のクレブシエラ，エンテロバクター，シトロバクターなど
- キノロン耐性大腸菌：ニューキノロン系

検体の採取・取り扱い・保存上の注意点　検査をするまえに考えること
- 単一菌株で判定する必要があります．
- 他の菌の混入により異なる結果となります．
- 菌株の植え継ぎや保存により，感受性の結果が変化することがあります．

何をみている？ どんなときに検査する？　検査の根拠を考えよう！
- 試験管内での抗菌薬の有効性を判定しています．

- 臨床効果とは乖離することがあります．

なぜ異常値になるか？（異常値が出るメカニズム）
- 抗菌薬耐性の獲得機構には，①耐性遺伝子を外部から獲得する機構と，②薬を使用することで菌のゲノムDNAが変異し耐性誘導される場合があります．

関連する検査項目と併せて解釈すべき検査項目
- 保有している抗菌薬耐性遺伝子の検査結果を参照します．

（福地邦彦）

検査結果をアセスメントする

◆患者の観察項目，判読のポイント
- 薬剤感受性検査をもとに，最適抗菌薬を選択します．S（感受性）であれば効果が期待できます．R（耐性）では，効かない可能性があり，他の抗菌薬への変更を検討します．緑膿菌やアシネトバクターのうち，広域β-ラクタム剤，アミノ配糖体，フルオロキノロンの3系統の抗菌薬に耐性を示すものは，多剤耐性と定義されています．

◆臨床症状
- 熱が下がっているか確認しましょう．培養検査と抗菌薬治療が開始され2～3日経過すると，治療効果が出てきます．熱が下がらず炎症反応が上昇している場合は，抗菌薬が合っていないか，他の部位の感染症を疑う必要があります．また，CVカテーテルや人工物の感染を起こした場合，挿入物を抜かないと改善しない場合があります．

◆看護のポイント
- 患者に検査結果を説明し，患者や面会者に手指衛生の方法を指導し，協力を得ます．
- MRSAや多剤耐性緑膿菌などの薬剤耐性菌は，人の手や医療器具などを介して交差感染します．患者に触れる前や触れた後，患者のベッド周囲の環境に触れた後の手指衛生が大切です．また，患者に使用する物（体温計や血圧計，聴診器など）は専用にするか，使用ごとに清拭しましょう．

◆ピットフォール
- 乾燥に強いアシネトバクターや芽胞菌のクロストリジウム・ディフィシルはカーテンやシーツなどのリネンやベッド回りの環境，トイレや汚物室などに長期間生息しています．人の手が触れる場所は，毎日清拭し，物理的に細菌を減らすことが重要です．

（中根香織）

細胞診

cytology

> **検査のポイント**
> - ☑ 形態学的な細胞検査・診断手法の一つである.
> - ☑ 生体の細胞・細胞塊を採取し,それをスライドガラス上に展開して標本を作製する.
> - ☑ 光学顕微鏡で観察し,細胞が採取された部位の病態を推定・判断する.
> - ☑ 医師と臨床検査技師(細胞検査士)が役割分担して進める.
> - ☑ 穿刺吸引細胞診の一部は確定診断となる.

主な疾患
良性腫瘍
悪性腫瘍:がんの発見・診断

その他の疾患
反応性変化:化生,再生など
内分泌疾患:ホルモン状態
炎症性疾患:急性炎症,慢性炎症
感染症:病原微生物

基準値 細胞を採取する部位における(解剖学的,組織・細胞学的に)異常のない細胞像(細胞の大きさ,形,染色性などの形態)を基準とする.いわゆる正常(基準)範囲内の細胞形態変化

- 剥離細胞診:固定までの時間経過による変化を考慮する.子宮頸癌のスクリーニング(検診),その他の補助診断
- 擦過細胞診・穿刺細胞診:新鮮な細胞が得られる.気管支粘膜,子宮体内膜,子宮頸部などの擦過可能な部分,乳腺・甲状腺などの穿刺による腫瘤性病変の細胞診断

検体の採取・取り扱い・保存上の注意点 〈検査をするまえに考えること〉

- 検体採取と直接塗抹は外科系,内科系,産婦人科などの医師によって行われるので,速やかに固定して(アルコールに浸けて)病理部に提出しましょう.
- 子宮頸部では擦過法(綿棒,ヘラ,ブラシ)で採取し,子宮体内膜では吸引法,擦過法が用いられます.
- 喀痰の細胞診では痰の直接塗抹法,集団検診に用いるポストチューブ法,サコマノ集細胞法などがあります.
- 気管支鏡を用いて擦過,洗浄,穿刺吸引の方法を行うこともあります.

- まれに血液疾患でギムザ染色を行うなど特殊な場合には，乾燥固定（冷風ドライヤー）する場合もあります．
- 胸水，腹水，心嚢液などはスピッツに入れてそのまま（採取後すぐに）病理部に届けると，集細胞法（遠心塗抹機を用いる）で塗抹してくれます．

何をみている？ どんなときに検査する？　検査の根拠を考えよう！

- 子宮頸癌のスクリーニングとして，扁平上皮・腺上皮の形態異常，がんの早期発見に使われています．
- 不正出血のある場合など子宮体部の腫瘍性疾患が疑われる場合に，子宮内膜増殖症やがんの有無を確かめる手段として用いられます．
- 喀痰や気管支鏡による細胞採取では，肺癌の有無を調べます．
- 乳腺や甲状腺などの穿刺吸引細胞診ではそれぞれの臓器の腫瘍性病変について，がんの有無や腫瘍の分類がわかります．
- 胸水，腹水，心嚢液などの体腔液貯留の原因（炎症性ならその原因，腫瘍性ならその種類）が推定できます．
- 尿の細胞診では血尿などの原因，特に膀胱・尿路のがんの有無の検索に役立ちます．

なぜ異常値になるか？（異常値が出るメカニズム）　統合力をつけよう!!

- 理論的には全身の臓器・組織・細胞の形態に異常があれば，その細胞の大きさ，形，染色態度などが異常となるため，細胞診で病気の種類について判断ができる可能性があります．
- 腫瘍細胞は正常細胞と比較して，発生する臓器に特徴的な細胞異型（正常からのずれ）があるので，その腫瘍の種類（分類）が推定できます．
- 腫瘍性疾患だけでなく，ホルモンの作用で細胞形態が変化することで，患者のホルモン状態を推定することや病原体そのものを同定することで炎症性変化の原因についても推定できます．

関連する検査項目と併せて解釈すべき検査項目

- 組織診は最終診断ですが，原則として細胞診は推定診断です．
- ただし，組織診の検体が得られないなど，特別な場合には細胞診が確定診断となることもあります．
- 細胞診で病気の有無をスクリーニングして，組織診で精査，確定診断することが一般的です．
- 腫瘍性疾患全般では，CT，MRIなどの画像診断や腫瘍マーカーの値を加味しながら細胞の観察を行うことにより，病態の把握に役立ちます．
- 穿刺細胞診では超音波検査などを併用して，目的とする病変部から確実に細胞を採取する方法もあります．

（九島巳樹）

病理・細胞診検査

病理組織診断（組織診）

diagnostic pathology

> **検査のポイント**
> - ☑ 対象はすべての疾患で，特に悪性腫瘍では最終診断となる．
> - ☑ 診断にとどまらず，病気の程度の評価や予後予測因子，薬剤への反応性などの情報が得られる．
> - ☑ 病理診断は，病理専門医によって病院内で行われる医行為である．
> - ☑ 病理組織診断には，①生検，②外科的に切除された臓器の組織診断，③術中迅速診断，および④剖検（病理解剖）がある．

生検

- 内視鏡などで病巣の一部をつまんだり，針で穿刺して組織片を採取します．
  検体：胃・大腸・食道・乳腺・前立腺・甲状腺・肺・肝臓・腎臓・子宮・皮膚・リンパ節・骨髄など
- 治療前の診断確定と治療方針の決定のために行われます．特に悪性腫瘍では，確定診断を得ることが治療の前提であり，必ず行わなければなりません．
- 内視鏡的切除術：早期の消化管悪性腫瘍の治療を目的とし，病理診断だけでなく，切除端における腫瘍の有無も判定します．
  内視鏡的粘膜切除（EMR），内視鏡的粘膜下層剥離術（ESD）

外科的切除

- 切除検体の病理組織診断のみならず，リンパ節転移の有無，断端での腫瘍の遺残の有無など，病変の進行度や悪性度を評価して，予後の推定や治療方針を決定します．
- 臨床検査技師による標本作製（通常，検体採取から約36時間で検鏡可能）
  検体採取→ホルマリン固定→切り出し→脱水・包埋→薄切→染色→検鏡
  →病理診断書作成
- 検体の取扱いの注意
  ＊検体採取後，ただちに固定することが必要で，絶対に乾燥させてはいけません．
  ＊固定液は，10〜20％のホルマリンを使用します．＊ホルマリンは，1時間に1mm程度しか浸透しないので，5mm以下のものはそのまま固定液に入れてもよいが，大きなものは必要に応じてメスで割を入れます．

術中迅速診断

- 手術中に行われる病理診断：病理診断の確定と病変の広がりを評価して，手術

方針を決定します．
- 組織を急速凍結して，クリオスタットとよばれる装置で標本を作製し，15分程度で検鏡可能となります．

剖検（病理解剖）診断

- 病死した人について，臨床診断の確認，病気の進行度や死因の究明，治療効果の判定，医事紛争における客観的データの提供などを目的として行います．
- 主治医が遺族の承諾を得て，厚生労働大臣が認定した死体解剖資格を有する医師・歯科医師が行い，臨床検査技師・看護師は執刀者の指導の下，解剖の介助をすることができます．
- 患者の臨床経過や検査所見とともに，解剖時の肉眼所見と組織標本を顕微鏡的に検討し，剖検報告書を作成します．
- 病理解剖の結果は，主治医と遺族に報告され，研修医を含めた臨床医と病理医の合同カンファレンス（CPC）で討議され，今後の医療に役立てます．
- 現在わが国では死体解剖は，＊病理解剖を含めて4種類あります．
    - ＊系統解剖：医学教育のため，大学医学部・歯学部の解剖実習で行われ，篤志家の方々の献体が対象となります．
    - ＊行政解剖：伝染病・中毒・事故死亡などで，都道府県知事の指示で監察医や法医学者が行います．
    - ＊司法解剖：司法当局（裁判所）の命令で，犯罪や変死などが対象で，法医学者が行います．

関連する検査項目と併せて解釈すべき検査項目

- 細胞診は，組織診断や術中迅速診断の補助診断として有用で，血液塗抹標本は，白血病細胞などのより詳細な形態学的診断を可能とします．
- 腫瘍マーカーにより，疾患特異性の悪性腫瘍の診断が可能となります〔例；肝細胞癌—AFP，肺非小細胞癌—サイトケラチン19フラグメント（シフラ），肺小細胞癌—ProGRP，前立腺癌—PSAなど〕．
- 血液や骨髄，リンパ節でのフローサイトメトリーや染色体・遺伝子検査により，悪性リンパ腫や白血病の詳細な診断が可能となります．

病理医とは

- 病理医は直接患者を診察したり，治療に関与することはありませんが，切除された組織や臓器の組織診断を介して，病理情報を迅速・正確に主治医に報告することで医療に貢献しています．

（瀧本雅文）

新生児期のスクリーニング

newborn screening examination

> **検査のポイント**
> - ☑ 血糖値，ビリルビン，C反応性蛋白（CRP）は新生児スクリーニングの必須項目である．
> - ☑ 異常値（高値ならびに低値）には早急な対応が必要となる．
> - ☑ 経時的変化をみることも大切である．

● 血糖値

高 ↑
主な疾患
医原性高血糖

基準値　50～150 mg/dL

低 ↓
早産低出生体重児，子宮内発育遅延児，SGA児，糖尿病母体児
感染症，呼吸障害，心疾患，低体温

　血液中のグルコース（以下血糖）は最も重要なエネルギー源であり，特に脳細胞にとって大切です．胎児は胎盤よりグルコースの供給を受けていますが，出生により胎盤からの供給が突然途絶することにより，児自らが肝臓のグリコーゲンを分解して血糖値を調節しなければならなくなります．グリコーゲンの蓄積は生後2～3時間で底をつき，一過性に血糖値は低下してしまいます．その後，各血糖値を上げるホルモンの分泌促進が起こり，乳酸やアミノ酸からの糖新生が起こります．

　新生児の血糖調整機構は未熟であり，出生後早期には，低血糖・高血糖がよく認められます．低血糖の症状は，泣き声の異常，易刺激性，傾眠傾向，チアノーゼ，無呼吸，けいれんなど多彩です．したがって，何か気になる症状があったら，まず「血糖値は？」と考えるくせをつけることが大切です．

低血糖のリスク因子
①早産低出生体重児，子宮内発育遅延児，SGA児：グリコーゲン貯蔵が少ない
②糖尿病母体児，SGA児：インスリンの血中濃度が高い
③感染症，呼吸障害，心疾患，低体温など：糖の利用が亢進

　高血糖は，新生児の耐糖能が低いことに起因します．すなわち，血糖値の変化に対するインスリン分泌能が悪く，組織におけるインスリン感受性も低いことが原因です．高血糖を認めたら，医原性の可能性も考慮してください，適切な糖濃

度の輸液が行われているかを確認します．手術や新生児仮死などのストレスでも血糖値は大きく変動します．

●ビリルビン

主な疾患
高ビリルビン血症

基準値　総ビリルビン：2～3 mg/dL 以下（生後 24 時間以内，生後 14 日以降）
直接ビリルビン：2 mg/dL 未満（全年齢，時期）

　ビリルビンをみれば，赤血球の分解亢進（溶血），肝臓での取り込み能，肝臓での抱合能，小腸への分泌障害などを判断することができます．黄疸の発症は，顔面より始まり，胸部へ広がり四肢末梢へ拡大します．したがって足底や手掌に黄疸を認めた場合は，黄疸が強度であることを示します．

　ビリルビン高値を認めたら，アルブミンも同時に測定し，低アルブミン血症の有無を判別する必要があります．生後早期の黄疸管理の目的は，ビリルビン脳症（核黄疸）の予防にあるからで，低アルブミン血症は核黄疸のリスクが増加するためです．

　視診だけで高ビリルビン血症のレベルを判断するのは危険であり，必ず検査で確かめる必要があります．高ビリルビン血症の検査法には，血液検査で調べる方法と経皮的ビリルビンモニターで調べる方法との2つがあります．経皮的ビリルビンモニターは非常に簡便であり，児への負担もないため産科病棟をはじめとして広く普及しています．

正期産児の病的黄疸
①早発黄疸：生後 24 時間以内の顕性黄疸
②ビリルビン値の急激な上昇：5 mg/dL/ 日以上の上昇
③血清ビリルビン値が高値
④遷延性黄疸（267 頁のコラム参照）

●尿検査（定性）

主な疾患

尿比重高値
　脱水，低 Na 血症，高 Na 血症
尿潜血陽性
　血尿，溶血性黄疸，新生児仮死，けいれん
尿ビリルビン陽性
　閉塞性黄疸
尿白血球陽性
　尿路感染

（高 ↑ 疾患）

基準値　比重：1.010 以下，pH：弱酸性（6 前後）
蛋白：陰性～陽性，尿糖：陰性，尿ケトン：陰性
潜血：陰性，ビリルビン：陰性，ウロビリノゲン：陰性，亜硝酸塩：陰性，白血球：陰性～陽性

　尿検査は非常に簡便であり，非侵襲性の検査ですが，新生児の場合，蓄尿はもちろん検査を行うのに十分な検体量を得るには，かなりの労力ならびに侵襲が加わります．そのため，尿沈渣や尿生化学検査をスクリーニングとして行うことは多くありません．したがって今回は，新生児における尿定性検査について説明します．

新生児の尿定性検査の特徴

尿の色：尿酸やシュウ酸塩が含まれ，赤からオレンジ色の尿となるため，血尿と勘違いしやすい．

尿比重：濃縮能が低いため，低値を示しやすい．高い比重は脱水を示唆する所見です．腎臓の濃縮，希釈能の指標であり，低 Na 血症や高 Na 血症などの診断の契機となることもあります．

尿蛋白：新生児では，正常でも出生後しばらくの間（3～4日）陽性を示すことがあります（生理的蛋白尿）．1週間以上持続するときは異常と判定します．

尿糖：血糖が 150～180 mg/dL を超えると，尿細管での再吸収能を超えるため，尿糖が陽性となります．耐糖能の低い新生児では，注意が必要です．

尿潜血：血尿以外でもヘモグロビン（溶血性黄疸）やミオグロビン（新生児仮死，けいれん）でも陽性となるため，陽性となった場合には沈渣が必要です．

尿ビリルビン：閉塞性黄疸を疑う所見ですが，生理的黄疸の強い新生児，特に光線療法を行っているときには陽性になることがあります．

尿白血球：尿路感染を示唆しますが，正常新生児でも尿中白血球は認めるため，沈渣の追加が必要です．

●電解質

主な疾患

高 ↑

Na，K，Cl 高値
　水電解質代謝異常，酸塩基平衡異常

基準値
Na：134〜146 mEq/L，K：3.9〜5.9 mEq/L
Cl：97〜110 mEq/L，Ca：8.9±0.8 mg/dL
P：8.1±2.8 mg/dL

Na，K，Cl 低値
　水電解質代謝異常，酸塩基平衡異常
Ca，P 低値
　低 Ca 血症

低 ↓

　体液・電解質管理は，新生児医療の基本です．新生児の輸液は，脱水の補正により，水電解質バランスを整えることが主目的となります．出生直後は1日に1〜2回，スクリーニングが必要です．超低出生体重児の生後数日間では，6〜8時間に1回は電解質を確認する必要があります．Na/K/Cl濃度は，水電解質代謝や，酸塩基平衡を把握するために必要です．Ca/P濃度は，新生児の骨代謝状態を把握することはもちろん，出生後早期には低出生体重児，新生児仮死など低Ca血症を認めることがあるため，緊急対応も必要になります．Ca値の異常にはPと併せての判定が必須です．

●血液ガス分析

基準値
pH：7.3〜7.45，PaO_2：50〜90 Torr
$PaCO_2$：30〜50 Torr，HCO_3^-：19〜26 mEq/L
BE：−4〜＋4

低 ↓

$PaCO_2$ 低値
　脳室周囲白質軟化症，過換気，難聴

　おおまかな目安を示していますが，新生児は，生後の急速な肺血管抵抗の低下や，呼吸機能の発達，腎機能の変化・成熟などにより，正常値も変化することを念頭におく必要があります．どのNICUでもスクリーニングできるものであり，

最近は血液ガスと同時に，血糖値，Hb，電解質，乳酸なども同時に測定でき，有用な検査です．CO_2 のモニタリングは，新生児医療においては非常に大切で，呼吸状態，循環動態が不安定な児においては，躊躇なく検査を実施すべきです．人工換気などによって $PaCO_2$ が低値になると，脳血管の収縮と，脳血流の減少が起き，脳室周囲白質軟化症をひき起こすことがあります．また，過換気と難聴にも関連があると指摘されており，注意が必要です．

超低出生体重児では，生後早期の人工換気は必須といえます．人工換気による肺損傷は，のちの新生児慢性肺疾患へとつながります．そのため，二酸化炭素の肺保護作用と，人工換気による肺損傷予防を期待して，最近は pH が保たれていれば，多少の高 CO_2 血症は許容する考え方が浸透してきました．しかし，過度の高 CO_2 血症は，頭蓋内出血の危険因子となることもあり，定期的な血液ガス分析が必要です．

●アンモニア・乳酸

主な疾患

アンモニア高値
　先天性代謝異常
乳酸高値
　循環障害，呼吸障害

基準値　アンモニア：150 μg/dL 以下
　　　　　乳酸値：2.6 ± 0.7 mmol/L

高アンモニア血症は多くの要因にて生じますが，アンモニアは細胞毒性が強く，放置すれば死亡，または神経学的後遺症を残す可能性が高い病態です．新生児期発症の代謝性疾患の臨床症状は，嗜眠傾向，哺乳不良，嘔吐，筋緊張低下，けいれんなど非特異的であり，スクリーニングの重要度は高いといえます．

一般に新生児の血中アンモニアは高値ですが，300 μg/dL 以上であれば，先天性代謝異常を疑います．最近は，新生児への静脈栄養が積極的に行われるようになっており，経静脈的アミノ酸投与のモニタリングとしてもアンモニア値が必須です．アミノ酸静脈栄養中は 150 μg/dL 以下に保つ必要があります．

乳酸は，嫌気性代謝によって体内に蓄積される物質であり，組織酸素化の指標としてスクリーニングされます．呼吸障害よりむしろ，循環障害の病態をよりよく反映するため，重症感染症や先天性心疾患などの心不全の場合には必須項目といえます．

●血　算

	主な疾患
高	感染症，周産期ストレス
基準値	白血球：絶対値ではなく変化をみる
低	（時に）重症細菌感染症

　白血球数と分画は，生体の防御反応の指標の一つです．感染症の有無や周産期のストレスについての情報が得られます．新生児期の白血球数は，生後の時間・日数により大きな変動を認め，正常値を定義することは難しいため，絶対値ではなく変化で感染を判断することのほうが日常的に行われます．重症な細菌感染症の際には，増加よりむしろ減少することをしばしば経験します．また，細胞数の増加減少のみでなく，どの分画が増減するかをみることも大切です．

	主な疾患
高	多血症：胎児低酸素血症，胎盤機能不全，糖尿病母体児，体内発育遅延児
基準値	赤血球数：$4.7 \pm 0.4 \times 10^6/\mu L$ Hb：16.5 ± 1.5 g/dL Ht：51 ± 4.5%
低	貧血症：出血，溶血

　赤血球・Hb・Htは，生体内の酸素運搬能の指標です．新生児の血液量と血球成分は，出生前後のさまざまな要因や出生後の呼吸・循環動態の変化・哺乳量などにより大きく変化します．慢性的な胎児低酸素血症が存在すると多血症になりやすくなります．それに対して，貧血は出生時の出血や病的要因による溶血が原因としては多いです．Ht値は，動脈血＜静脈血＜毛細血管血の順に高くなるため，診断・治療を行う前には，静脈または動脈血を用いて採血する必要があります．Ht 65％以上は多血と診断します．多血症の原因としては，胎盤機能不全，糖尿病母体児，体内発育遅延児があげられます．

> **基準値**　血小板：（成熟児）10〜28×10⁴/μL
> 　　　　　　　　（早産児）8〜36×10⁴/μL

低 感染症，壊死性腸炎（NEC），TORCH 感染症，SGA 児

　血小板数は，出生後早期にはやや低値にあり，生後1週程度で成人とほぼ同値になります．新生児では，分娩時の産道での圧迫や用手分娩などの機械的圧迫により，血小板数や凝固能に異常を認めなくても，点状出血（うっ血斑）を認めることがあります．しかし，出生後に増加・拡大傾向にあるときには，血小板数を確認する必要があります．感染症や NEC の初期の徴候として，血小板減少を認めることがあります．また，TORCH 症候群，SGA 児，新生児仮死においても血小板減少はよく認められます．

● 細菌培養検査

　新生児期は，弱毒菌といえども，容易に全身感染症として発現し，致命的になることも多いです．新生児敗血症の起因菌としては，早発型としては，B 群溶連菌，大腸菌，リステリアなどがあげられ，遅発性の原因菌としてはコアグラーゼ陰性ブドウ球菌（CNS），MRSA などがあります．

採取部位
血液：動脈・静脈いずれでもよい．末梢血管から採取します．
尿：カテーテル導尿，パック尿
胃液：生後6時間以内に胃管より引いた胃液の細菌培養は，垂直感染の起因菌同定に用いられます．出生時の胃液は子宮内環境，すなわち羊水環境を推定できます．
気管吸引物：下気道感染の起因菌推定
鼻腔・咽頭：最もとることが多い部位ですが，新生児期では感染症起因菌の推定には用いにくく，主に監視培養時に行われます．

● CRP

　新生児期は免疫機能が低く，児に定着した細菌や真菌は，容易に血行性に伝播して敗血症をひき起こすため，前述の細菌検査の結果を待つ間にも治療を開始したい．そのためには，より迅速で簡易な検査が不可欠です．新生児の全身感染症において CRP は 50〜90％の陽性率となり，感染症マーカーとして最も頻用され

ています．生後数日は，生理的に微増することがあるため，経時的変化をみることと，白血球や血小板，血糖値の併用にて感染を判断します．

● BUN・クレアチニン

| 基準値 | BUN：＜ 15 mg/dL，早産児＜ 25 mg/dL
クレアチニン：出生時 1 ～ 2 mg/dL
　　　　　　　1 週間で 0.2 ～ 0.5 mg/dL |

BUN・クレアチニンは，出生直後は高値を示すことが多く，正常新生児では生後 1 週間で，早産児では予定日までに漸減し，それ以降は 0.2 ～ 0.5 mg/dL と低値を示します．出生まで胎盤のサポートを受けていた新生児の腎臓は未熟で，発達段階にあり，生理的な腎機能低下状態にあるといってもよい．したがって新生児期の腎機能検査スクリーニングは，重要な意味をもちます．検査のタイミングにより，正常値が異なるため，在胎週数，出生体重，生後日齢，修正週数，経過を考慮して検査を繰り返す必要があります．

● AST・ALT・LDH・CK

主な疾患（高）
新生児仮死，ショック

| 基準値 | AST：62 ± 8 U/L，ALT：20 ± 2 U/L
LDH：333 ± 200 U/L，CK：216 ± 80 U/L |

ハイリスク新生児では，分娩前後の低酸素に伴う組織破壊の程度を知るために，逸脱酵素をスクリーニングします．新生児仮死やショックなどによる虚血によるエネルギー不足から組織崩壊を招き，逸脱酵素が上昇するのです．出生後より CK が高値である場合，apgar score が高く新生児仮死の診断がなくとも，胎児期から出生後の周産期ストレスが強かったことが想定されます．

●先天性代謝異常マススクリーニング検査

日本における全国的なマススクリーニングは，先天性代謝異常症，先天性甲状

腺機能低下症，先天性副腎過形成に対して公費にて実施されてきました．2011年に厚生労働省課長通達によって，タンデムマスが導入され，高アンモニア血症2つ，有機酸代謝異常症7つ，脂肪酸代謝異常症4つが追加され，合計19疾患がスクリーニングされるようになりました．

　生後4～7日のすべての新生児に対して（保護者の同意が必要）行われます．出生体重が2,000 g未満の場合には，体重が2,500 gを超えるか，生後1ヵ月ごろに再検査が必要になります．

〔三浦文宏〕

コラム/周産期の検査

クラミジア・HIV・トキソプラズマ

■クラミジア
　性行為感染症（STD）の主要な病原体の一つで，不顕性感染が多いです．女性では子宮頸管炎や卵管炎，骨盤腹膜炎を起こして不妊の誘因となります．クラミジアが子宮頸管など産道に存在する場合，分娩時に新生児に垂直感染し，児の結膜炎や肺炎を起こします．周産期のクラミジア感染症の予防は，妊婦のスクリーニングと治療であり，妊婦に対してはアジスロマイシン 1 g/ 日の 1 回経口投与が行われます．

■HIV
　日本における小児の HIV 感染の 80 〜 90％が母子感染です．妊娠中，周産期，母乳栄養期いずれにも母子感染を起こします．

HIV 母子感染予防対策
1.	妊娠初期において，HIV 抗体検査を実施する
2.	妊婦に ART（抗ウイルス療法）を実施し，分娩時のウイルス量を可能な限り少なくする
3.	陣痛発来前の予定帝王切開
4.	分娩時の母親に ART の点滴投与
5.	出生時における児の清拭と洗浄
6.	母乳中止
7.	出生児への AZT の 6 週間予防投与

〔國方徹也：HIV-1，HTLV-1 感染症．周産期医学 41（増刊号）：611，2011 より引用〕

■トキソプラズマ
　妊娠中の母子感染症である TORCH 症候群のうちの一つです．トキソプラズマは寄生虫であり，妊娠中に初めて経口摂取した場合，胎児に先天性トキソプラズマ症を発症することがあります．母体は無症状であることが多いですが，倦怠感，発熱，筋肉痛，斑状丘疹状皮疹や頸部リンパ節腫脹などの症状があることもあります．

　先天性トキソプラズマ症新生児は，低出生体重児，肝脾腫，黄疸や貧血，脳内石灰化，水頭症，小頭症，脈絡網膜炎などの症状がみられます．

　予防法としては，妊娠中は生肉を摂取せず，肉類はよく加熱する，野菜や果物はよく洗う，ガーデニングでは手袋をする，ネコの糞に気をつけるなどです．

（佐藤陽子）

索 引

■ A ■
ABO 式オモテ・ウラ不一致　254
ABO 式血液型　252
ADH　190
AFP　319
AG　163, 178
AIDS　279
Alb　101
ALP　20, 127
ALT　123, 353
ANA　234
ANP　212, 214
APS　239
APTT　84
APTT 延長　240
ASK　259
ASO　259
AST　123, 353
ATLL　281
A 型肝炎ウイルス　272
A 群 β 溶血性連鎖球菌　259

■ B ■
BAP　334
Basedow 病　244
BCA225　328
BE　174
Bence Jones 蛋白　27, 221, 228
BJP　221, 228
BNP　213, 214
BSP 試験　188
BT-PABA 試験　195
BUN　113, 353
BUN/Cr 比　114
B 型肝炎ウイルス　274
B 型肝炎母子感染防止事業　74
B 群溶連菌　352

■ C ■
C-ペプチド　159, 243
Ca　165
CA125　313, 330
CA15-3　328
CA19-9　313, 317
CA72-4　330
CD4　248
CD59　76
CD8　248
CEA　316
CGMS　154
ChE　131
CK　135, 353
CKD　115
Cl　162
CMV　283
CMV DNA　284
CMV 抗体　283
CNS　352

CO_2 ナルコーシス　181
cold activation　230
Coombs 試験　75
Cp　105
CRP　303, 304, 352
CRS　300
CSF　50
Cushing 症候群　199, 209
CYFRA21-1　324
C 反応性蛋白　304
C 型肝炎ウイルス　277

■ D ■
D-Bil　143
DIC　87, 89, 93
ds-DNA　234
Dubin-Johnson 症候群　188
Duke 法　82
DUPAN-2　318
D ダイマー　89

■ E ■
EBM　2
EBNA 抗体　286
EBV　285
EBV DNA　286
EDTA 塩　8
eGFR　115
ESR　302

■ F ■
Fanconi 症候群　193
FDP　89
Fe　171
FEUA　119
Fishberg 濃縮試験　190
FISH 法　96
FOBT　46
Friedewald（フリードワルド）の式　146
FSH　202
FT_3　206
FT_4　206

■ G ■
GA　156
GBS　179
Geckler 分類　337
GnRH　202

■ H ■
Ham 試験　75
HAV　272
HAV-RNA　272
Hb　63
HbA1c　29, 156
HBV　74, 274
hCG　19
HCO_3^-　175, 177, 180, 184
HCV　74, 277

HDL コレステロール　147
Helicobacter pylori　261
HIV　280
HIV 感染　284
HLA タイピング　250
HLA 抗原　250
Hp　109
HP　261
HPV　182
HP 抗体　262
Ht　63

■ I ■
I-Bil　143
ICG 試験　188
IgA　218
IgE　216
IgG　223
IgM　220
IGRA　311
IP　165
Ivy 法　82

■ K ■
K　162
KL-6　332

■ L ■
LD　125
LDH　353
LDL コレステロール　147
LH　202
Light の基準　55
Lp (a)　149

■ M ■
Menkes 病　105
MHC　250
MIC　340
Miller & Jones の分類　17
MRSA　254, 352
M 蛋白血症　228

■ N ■
N-アセチル-β-D-グルコサミニダーゼ　44
Na　162
NAG　44
NGSP　156
NH_3　120
NSE　324

■ O ■
OC　334

■ P ■
P1NP　334
$PaCO_2$　175, 180, 184
PaO_2　183
PCR 法　271, 284, 292

PCT 303, 305, 309	TP抗原法 265	アンモニア 120, 350
PF4 91	TRAb 244	■ い ■
PFD試験 195	TRH 197	胃液吸引 178
pH 174	TSAb 244	異化亢進 113
pH（尿） 22	TSH 197, 244	胃癌 141
PIVKA-Ⅱ 320	TTR 111	易感染患者 264
POCT 5	■ V ■	意識障害 164
proGRP 324	VD 165	意思決定値 4
PSA 326	Von Willebrand病 88	胃・十二指腸潰瘍 141
PSP 192	■ W ■	萎縮性胃炎 141
PSP試験 192	Wilson病 105, 170	異常蛋白 226
PT 84	■ ギリシア文字 ■	一次線溶 89
PTH 165	α-フェト蛋白 319	遺伝子検査 272
■ Q ■	α_1-MG 42	遺伝性疾患 96
QFT 311	α_1-ミクログロブリン 42	イムノクロマトグラフィ 5
■ R ■	β-D-グルカン 263	医療関連感染 271
RA 232	β-TG 91	インスリン 153, 159
rapid plasma reagin test 265	β-トロンボグロブリン 91	インスリン抵抗性 150, 161
RBP 111	β_2-MG 26, 42	インスリン分泌能 160
RF 232	β_2-ミクログロブリン 26, 42	インスリン分泌の不足 154
Rho（D）式血液型 252	γ-GT 129	インターフェロン治療 74
ROC曲線 2	■ 数字 ■	インターフェロンγ遊離試験 311
RPR 265	1,5-AG 156	インフルエンザウイルス 295
RS 295	1,5-アンヒドログルシトール 156	■ う ■
RSウイルス 295	1型糖尿病 154, 159, 242	ウイルス感染症 221
RTP 111	Ⅰ型呼吸不全 181	ウインドウピリオド 279
■ S ■	16S rRNA領域 270	ウロビリノゲン 30
SAA 303, 305, 306	2型糖尿病 150, 159	■ え ■
SAAG 58	2日法 46	栄養管理 110
SCC 324	Ⅱ型呼吸不全 181	栄養障害 102, 112
SD-A 332	24時間蓄尿 211	エリスロポエチン 64, 72
serological test for syphilis 265	Ⅳ型コラーゲン 322	塩基過剰 174
Sjögren症候群 232	■ あ ■	炎症 307
SLE 230, 234, 239	亜鉛 168	炎症反応 305
SMBG 8	亜鉛欠乏症 169	塩素 162
SP-D 332	悪性腫瘍 128, 331	エンドトキシン 298
Span-1 318	悪性貧血 141	エンドトキシンショック 298
SpO_2 185	アシドーシス 23, 174, 187	■ お ■
ss-DNA 234	亜硝酸塩 35	黄体化ホルモン 202
STS 265	アスピリン 83	黄疸 31, 267
■ T ■	アスペルギルス抗原 263	嘔吐 164
T, Bサブセット 249	アトピー性皮膚炎 216	温度変化 226
T-Bil 143	アニオンギャップ 163, 178	■ か ■
T-SPOT 311	アポ蛋白 149	外因系 85
TC 145	アポリポ蛋白 145, 149	海外渡航歴 49
Tf 107	アミラーゼ 133	化学法 47
TG 151	アミロイドーシス 306	喀痰 16
Tg 246	アルカリ性 22	ガス交換の障害 184
TIBC 171	アルカリ尿 23	家族性高コレステロール血症 145
TORCH症候群 201, 300, 352	アルカローシス 23, 174	家族歴 94
TP 99	アルコール性肝障害 129	カタル症状 221
TP latex agglutination test 265	アルブミン 101	活性型ビタミンD 165
TPLA 265	アルブミン（尿） 26	活性化部分トロンボプラスチン時間
TPO 246	アレルギー性鼻炎 216	

357

84
カットオフ値　2
カテコラミンに対する反応性低下　175
化膿性関節炎　61
可溶性 TM　94
カリウム　162
カリニ肺炎　280
カルシウム　165
肝炎　189
がん関連遺伝子産物　314
肝機能試験　188
肝機能障害　105, 107, 109, 126, 198
換気不全　184
眼球突出　198
肝硬変　30, 120, 189, 277
肝細胞癌　277, 319, 320
カンジダ　254, 264
肝実質障害　131, 320
間質性肺炎　332
感受性　340
感受性検査　340
肝障害　123, 128, 129
肝線維化マーカー　322
肝性脳症　120
関節液　61
間接ビリルビン　30, 143
関節リウマチ　232, 302, 306
感染症診断　7
感染症の遺伝子検査　270
感染症マーカー　352
感染症予防行動　307
感染性心外膜炎　60
感染予防　104
乾燥固定　343
がん胎児性抗原　314
がん胎児性蛋白　316
肝・胆道系障害　31
感度　2
がんの骨髄転移　78
寒冷凝集反応　268

き

偽陰性　26, 313
飢餓　34
気管支喘息　216
基準範囲　4
寄生虫　48
偽痛風　61
球状赤血球　76
急性炎症反応蛋白　87
急性骨髄性白血病　96
急性耳下腺炎　133
急性心筋梗塞　139, 215
急性膵炎　133
急性相反応蛋白　109
急性副腎不全　201
急変に備えた準備　176
胸腔穿刺　56

凝固時間の延長　240
胸水　14, 54
偽陽性　26, 280, 313
行政解剖　345
巨大分子蛋白　220
近位尿細管　29, 44
筋ジストロフィー　135

く

駆血帯　7
駆虫薬　49
くも膜下出血　50
グラム陰性桿菌　298
グラム染色　336
クリオグロブリン　226
グリコアルブミン　29, 156
クリーゼ　208
クリプトコックス抗原　263
クレアチニン　113, 115, 353
クレアチニンクリアランス　115
クレアチンキナーゼ　135
グロブリン　99

け

経口感染　262
経口鉄キレート薬　172
形質細胞　223
系統解剖　345
経皮的動脈血 O_2 飽和度　185
劇症肝炎　144
血液　6
血液ガス　187
血液ガス分析　349
血液型検査　252
血液酸素化能力の指標　184
血液疾患の遺伝子検査　96
結核　311
結核 PCR　271
結核菌　78
血管内皮細胞　93
血管内溶血疾患　109
血管壁　82
血算　18, 351
血漿　9
血漿 HCO_3^- 濃度　177
血漿重炭酸イオン濃度　177
血漿浸透圧　162
血小板系分子マーカー　91
血小板減少　70, 73
血小板数　69
血小板増加　70
血小板第 4 因子　91
血小板の因子　82
血清　9
血清 IgM 抗体　292
血清 HER2　328
血清アミロイド A　306
血清アルカリホスファターゼ　20
血清脂質　149
血清総蛋白　99

血清蛋白分画　100, 103
血清鉄　171
血清フェリチン　172
血栓準備状態　91
血栓症　91
血栓性素因　93
血沈　302, 305
血糖コントロール　154, 156
血糖測定　176
血糖値　29, 153, 346
血尿　38
血友病　78
ケトアシドーシス　34
ケトン体　33
下痢　102, 164
検体の採取　6
検体の保存　8
原発性甲状腺機能亢進症　197, 206
原発性甲状腺機能低下症　197, 206
原発性胆汁性肝硬変　237
顕微鏡的血尿　37

こ

コアグラーゼ陰性ブドウ球菌　352
抗 CCP 抗体　232
抗 EBNA 抗体　285
抗 GAD 抗体　242
抗 HIV 抗体　279
抗 HTLV-1 抗体　217, 281
高 LDL コレステロール血症　147
抗 M_2 抗体　237
高 TG 血症　150, 151
抗 TSH 受容体抗体　244
抗 VCA 抗体　285
抗核抗体　234
抗カルジオリピン抗体　239
抗凝固剤　8
抗菌薬耐性遺伝子　270
抗グロブリン法　255
高血糖状態　155
膠原病　227, 302, 306
抗甲状腺ペルオキシダーゼ抗体　246
抗サイログロブリン抗体　246
交差適合試験　255
甲状腺機能亢進症　112, 207
甲状腺機能低下症　145, 207
甲状腺刺激抗体　245
甲状腺刺激ホルモン　197, 244
甲状腺刺激ホルモン放出ホルモン　197
甲状腺疾患　111
甲状腺の腫れ　207
甲状腺ペルオキシダーゼ　246
甲状腺ホルモン　197, 206
甲状腺ホルモン濃度　245
抗ストレプトキナーゼ抗体　259

358

抗ストレプトリジン O 抗体　259
酵素　45
酵素免疫測定　290, 292
後天性疾患　96
後天性梅毒　266
後天性免疫不全症候群　279
高尿酸血症　62
紅斑　221
高比重尿　25
抗ヘリコバクター抗体　261
抗ミトコンドリア抗体　237
抗利尿ホルモン　190
抗リン脂質抗体症候群　94, 239
呼吸困難　56, 186
呼吸性アシドーシス　175, 177
呼吸性アルカローシス　175, 177
呼吸不全　214
個人の基準値　4
骨格筋疾患　123
骨格筋障害　135, 139
骨吸収マーカー　335
骨形成マーカー　334
骨髄生検　77
骨髄穿刺検査　77
骨粗鬆症　334
コリンエステラーゼ　131
コルチコトロピン放出ホルモン　199
コルチゾール　199, 209
コルチゾール分泌異常症　199
根拠に基づく医療　2
昏睡度分類　121
コンタミネーション　339

■ さ ■

細菌感染　304, 310
細菌感染症　305
細菌性敗血症　309
細菌培養検査　352
細菌培養・同定検査　338
採血　10
採血管の順序　11
採血針　10
採血法　10
最小発育阻止濃度　340
再生不良性貧血　72
臍帯血　187
臍帯動脈血ガス分析　187
サイトメガロウイルス　201, 283
採尿　12
細胞異型　343
細胞検査　342
細胞診　342
再溶解　228
サイログロブリン　246
ざ瘡　211
擦過細胞診　342
酸塩基平衡　23, 162, 174, 180
酸性　22
酸性尿　23

酸素療法　186
産道感染　74

■ し ■

子宮癌マーカー　330
子宮筋層炎　179
子宮頸癌　182, 330
糸球体　27
子宮体癌　330
糸球体腎炎　43
子宮胎盤循環不全　241
子宮内膜炎　179
自己血糖測定　8
自己免疫疾患　304
自己免疫性甲状腺疾患　246
自己免疫反応　233
脂質異常症　148
視床下部 CRH　199
システチン C　116
司法解剖　345
集細胞法　343
重症感染症　309
重症肝臓障害　121
術中迅速診断　344
重度の下痢　178
重度の呼吸不全　186
出血時間　82
腫瘍マーカー　313, 317, 330
消化器癌　317
常在菌　338
静脈血　8
静脈血栓塞栓症　94
除菌　262
褥瘡　102, 169
初尿　8
シリンジ採血　10
腎　193
心機能障害　214
腎機能　25, 116
腎機能検査　113
腎機能障害　111
腎機能低下　113
真菌検査　263
心筋梗塞　123, 126, 135, 137, 139
心筋障害マーカー　137
心筋特異性　138, 139
真空採血　10
神経疾患　52
人工透析　116
深在性真菌症　263
腎糸球体　39
滲出液　55, 58
滲出液と漏出液の鑑別基準　55, 58
滲出性胸水　55
滲出性腹水　58
新生児のスクリーニング　346
新生児の低血糖　176
新生児バセドウ病　245

真性赤血球増加症　96
腎性糖尿　28
心タンポナーデ　60
心電図異常　164
侵入防御　218
腎尿細管　43
心嚢液　60
心嚢水　14
心不全　212, 214
腎不全　45, 190, 212, 215
心房性ナトリウム利尿ペプチド　212, 214

■ す ■

髄液穿刺後頭痛　51
膵炎　196
膵癌　143, 317
膵癌マーカー　318
随時尿　8, 12
水痘　221, 300
膵島関連自己抗体　243
水痘・帯状疱疹　292
水疱　221
髄膜炎　52
髄膜刺激徴候　51
スクリーニング　343
ステロイドホルモン　145, 209
ステロイド療法　303
スプーン爪　173

■ せ ■

生検　344
成人 T 細胞白血病リンパ腫　281
性腺刺激ホルモン　202
性腺刺激ホルモン放出ホルモン　202
生理的変動　4
咳エチケット　269
赤沈　302
赤血球　38
赤血球凝集抑制反応　290, 292
赤血球検査　63
赤血球浸透圧脆弱性試験　75
赤血球数　63
赤血球増加症　63
赤血球沈降速度　302
接触者検診　312
セルロプラスミン　105, 169
線維化マーカー　332
前期破水　179
潜血　37
全血　9
穿刺液　14
穿刺細胞診　342
全身性エリテマトーデス　230, 234, 239
先天性 CMV 感染症　283
先天性代謝異常マススクリーニング検査　353
先天性風疹症候群　225, 288,

359

300
先天梅毒　266
線溶　89
前立腺癌　326
前立腺特異抗原　326

■ そ ■

造影剤　117
臓器移植　286
臓器特異的自己抗体　244
造血関連物質　72
総コレステロール　145
早産　179
早朝尿　8, 12
総鉄結合能　171
総ビリルビン　143
掻痒感　114
組織診　344
組織適合抗原　250
組織特異抗原　315

■ た ■

体液・電解質管理　349
体腔液　343
胎児性抗原　315
代謝性アシドーシス　175, 177
代謝性アルカローシス　175, 177
耐性　340
大腸癌　46
大腸菌　352
脱水　24, 102
多嚢胞性卵巣症候群　203
胆管癌　144
胆管閉塞　30
胆汁うっ滞　130
胆汁酸　145
胆汁色素　31
胆石　143
単純ヘルペス　292, 300
胆道癌　317
蛋白質の異化亢進　112
蛋白質の合成障害　102

■ ち ■

チアノーゼ　186
蓄尿　13
中間　340
中間尿　8, 13
中心性肥満　211
虫卵　48
中和反応　290, 292
蝶形紅斑　236
腸骨　77
長時間の嘔吐　178
超低比重リポ蛋白　151
直接塗抹　342
直接ビリルビン　30, 143
治療効果の判定　97

■ つ ■

痛風　62, 118

■ て ■

低 HDL コレステロール血症　147
低温　226
低血糖　346
低血糖症状　155
低酸素　186
低酸素血症　184
低酸素状態　73
低比重尿　25
低分子蛋白　42, 228
鉄欠乏性貧血　64
鉄代謝異常　107
鉄貯蔵量　171
鉄利用障害　171
電解質　349
伝染性単核症　286

■ と ■

銅　168
頭蓋内圧亢進　50
動悸　207
糖鎖抗原　315
同種移植　97
銅代謝異常　105
等張尿　24
導尿　14
糖尿病　27, 28, 33, 153
糖尿病合併症　156
糖尿病性ケトアシドーシス　33, 178
動脈血　8
動脈血 CO_2 分圧　180
動脈血 O_2 分圧　183
動脈血酸素飽和度　185
動脈血二酸化炭素分圧　175
特異度　2
毒素遺伝子　270
塗抹染色　338
塗抹染色検査　336
トランスサイレチン　111
トランスフェリン　107
トリグリセリド　151
ドレナージ　16
トロポニン　137
トロンビン　87
トロンボキサン　91
トロンボポエチン　72
トロンボモジュリン　93

■ な ■

内因系　85
内因性インスリン分泌能　160
ナトリウム　162

■ に ■

肉眼的血尿　37
二次線溶　90
日内変動　173, 200
乳癌マーカー　328
乳酸　350
尿　7, 9
尿検査　348
尿検体　8
尿細管機能　42
尿細胞診　40
尿酸　118
尿酸値　62
尿酸排泄率　119
尿浸透圧　24, 190
尿潜血　37
尿素呼気試験　261
尿素サイクル　121
尿素窒素　113
尿蛋白　26
尿中 C- ペプチド　159
尿中亜硝酸塩　35
尿中赤血球変形率　38
尿沈渣　39
尿糖　28
尿の濃縮力　24
尿比重　190
尿崩症　116, 191
尿量　25
尿路感染症　35, 39
尿路結石　40
妊娠糖尿病　19, 153
妊婦　280

■ ね ■

ネフローゼ症候群　26, 100, 103, 145, 190, 193
粘液水腫性昏睡　247
粘膜　218

■ の ■

脳性ナトリウム利尿ペプチド　212, 214
脳脊髄液　9
脳脊髄液検査　50

■ は ■

媒介　49
肺癌マーカー　324
敗血症　298, 309
敗血症性ショック　298
排泄障害　116
梅毒　265, 300
梅毒血清反応　265
培養　337, 339
ハイリスク新生児　353
剥離細胞診　342
橋本病　246
播種性血管内凝固症候群　87,

360

89, 93
発汗　　198, 207
白血球検査　　66
白血球数　　66
白血球分類　　66
発熱　　221
パニック値　　4
馬尾症候群　　4
ハプトグロビン　　109
パラアミノ馬尿酸クリアランス
　　193
パルスオキシメータ　　185
パルスフィールド電気泳動法
　　270
パルボウイルスB19　　321
汎下垂体機能低下症　　203

■ひ■

皮下出血　　211
比重　　24
微生物遺伝子検出法　　292
脾臓　　67
ビタミンC　　36
ビタミンK　　85
ビタミンKの吸収障害　　320
ヒト絨毛性ゴナドトロピン　　19
ヒト心臓型脂肪酸結合蛋白　　137
皮膚症状　　198
皮膚線条　　211
皮膚掻痒感　　238
皮膚粘膜症状　　173
病態識別値　　4
病的黄疸　　347
病理解剖　　344
病理組織診断　　344
日和見感染　　280
微量元素　　168
微量液体希釈法　　340
ビリルビン　　30, 143, 347
貧血　　63, 106, 173, 302
頻脈　　207

■ふ■

フィブリノゲン　　87
フィブリン　　87
フィブリン血栓　　87
風疹　　221, 288, 300
フェノールスルホンフタレイン
　　102
不規則抗体検査　　257
副甲状腺ホルモン　　165
副腎皮質機能低下症　　210
副腎皮質刺激ホルモン　　199
副腎皮質ステロイド薬　　233
腹水　　14, 57
不顕性感染　　284
浮腫　　102
不整脈　　164
不適合輸血　　255
ブドウ糖　　29

プリン体　　118
プロカルシトニン　　309
プロコラーゲンIIIペプチド　　322
プロテインC　　93
プロテインS　　93
プロトロンビン時間　　84
プロトンポンプ阻害薬　　261
ブロメリン法　　255
分杯尿　　13
糞便　　48

■へ■

平均血糖値　　157
閉塞性黄疸　　144, 145
閉塞性肝障害　　127
ペプシノゲン　　141
ペプシン　　141
ヘマトクリット　　80, 63
ヘム蛋白　　139
ヘモグロビン　　20, 27, 63, 110
ヘモグロビン尿　　37
ヘモグロビンの異常　　97
ヘモグロビン濃度　　80
便潜血反応　　46

■ほ■

母子感染　　74, 217, 281, 301
補正Ca濃度　　167
補体　　230
補体結合反応　　290, 292
発疹　　221
母乳性黄疸　　267
剖検　　344
ホルモン関連蛋白　　314

■ま■

マイコプラズマ肺炎　　268
麻疹　　221, 290
慢性肝炎　　277
慢性骨髄性白血病　　96
慢性腎臓病　　115

■み■

ミオグロビン　　27, 139
ミオグロビン尿　　37
ミオパチー　　135
味覚障害　　170

■む■

無顆粒球症　　198
無機リン　　165
ムンプス　　221

■め■

メタボリックシンドローム　　150, 151
メトヘモグロビン　　185
免疫　　230
免疫グロブリン　　99, 103, 218, 220, 223

免疫グロブリンA　　218
免疫グロブリンE　　216
免疫グロブリンG　　223
免疫グロブリンM　　220
免疫不全　　108
免疫不全患者　　263
免疫法　　47
免疫抑制薬　　233

■も■

毛細管血　　8
網赤血球数　　63
モノクローナル　　223

■や■

薬剤感受性検査　　341
薬剤耐性菌　　341
薬物　　67

■ゆ■

尤度比　　2
輸血　　281

■よ■

溶血性貧血　　30, 110, 123, 126
溶連菌　　259
翼状針　　10
予測値　　2

■ら■

卵巣癌　　330
卵胞刺激ホルモン　　202

■り■

リウマチ性多発筋痛症　　303
リウマトイド因子　　232
リステリア　　352
リフィーディング症候群　　167
リポ蛋白　　145, 147, 149, 151
良性婦人科疾患　　330
リンパ球サブセット　　248
リンパ節腫脹　　221

■る■

ループスアンチコアグラント
　　239
ループス腎炎　　234

■れ■

レイノー現象　　236
レチノール結合蛋白　　111

■ろ■

漏出液　　55, 58
漏出性胸水　　55
漏出性腹水　　58
ロタウイルス　　295

■わ■

ワルファリン　　85

361

アセスメントに役立つ！ 検査値ガイド

| 2016 年 3 月 24 日発行 | 第 1 版第 1 刷 |
| 2019 年 9 月 10 日発行 | 第 1 版第 2 刷 Ⓒ |

編　集　高木　　康
　　　　市川　幾恵

発行者　渡辺　嘉之

発行所　株式会社　総合医学社

〒101-0061　東京都千代田区神田三崎町 1-1-4
電話 03-3219-2920　FAX 03-3219-0410
URL：https://www.sogo-igaku.co.jp

Printed in Japan　　　　　　　　　　　シナノ印刷株式会社
ISBN978-4-88378-628-2

・本書に掲載する著作物の複製権・翻訳権・上映権・譲渡権・公衆送信権（送信可能化権を含む）は株式会社総合医学社が保有します．

・JCOPY ＜（社）出版者著作権管理機構　委託出版物＞
本書を無断で複製する行為（コピー，スキャン，デジタルデータ化など）は，「私的使用のための複製」など著作権法上の限られた例外を除き禁じられています．大学，病院，企業などにおいて，業務上使用する目的（診療，研究活動を含む）で上記の行為を行うことは，その使用範囲が内部的であっても，私的利用には該当せず，違法です．また私的使用に該当する場合であっても，代行業者等の第三者に依頼して上記の行為を行うことは違法となります．複写される場合は，そのつど事前に，JCOPY（社）出版者著作権管理機構（電話 03-5244-5088，FAX 03-5244-5089，e-mail：info@jcopy.or.jp）の許諾を得てください．